国家卫生健康委员会住院医师规范化培训规划教材

循证医学

Evidence-Based Medicine

第 2 版

主　审　王吉耀

主　编　王小钦　何　耀

副主编　徐佩茹　祁艳波　朱畴文　吴尚洁

人民卫生出版社

图书在版编目（CIP）数据

循证医学 / 王小钦，何耀主编．—2 版．—北京：人民卫生出版社，2020

国家卫生健康委员会住院医师规范化培训规划教材

ISBN 978-7-117-29385-3

Ⅰ. ①循… Ⅱ. ①王…②何… Ⅲ. ①循证医学 — 职业培训 — 教材 Ⅳ. ①R499

中国版本图书馆 CIP 数据核字（2019）第 297446 号

循 证 医 学

第 2 版

主　　编：王小钦　何　耀
出版发行：人民卫生出版社（中继线 010-59780011）
地　　址：北京市朝阳区潘家园南里 19 号
邮　　编：100021
E - mail：pmph @ pmph.com
购书热线：010-59787592　010-59787584　010-65264830
印　　刷：人卫印务（北京）有限公司
经　　销：新华书店
开　　本：850 × 1168　1/16　　**印张：**13
字　　数：440 千字
版　　次：2015 年 2 月第 1 版　　2020 年 4 月第 2 版
2025 年 1 月第 2 版第 5 次印刷（总第 9 次印刷）
标准书号：ISBN 978-7-117-29385-3
定　　价：49.00 元
打击盗版举报电话：010-59787491　E-mail：WQ @ pmph.com
质量问题联系电话：010-59787234　E-mail：zhiliang @ pmph.com

编者名单

编　　委　（按姓氏笔画排序）

王小钦　复旦大学附属华山医院
王吉耀　复旦大学附属中山医院
朱畴文　复旦大学附属中山医院
刘　玉　新疆医科大学儿科医院
刘　淼　中国人民解放军总医院
祁艳波　齐齐哈尔医学院
孙业桓　安徽医科大学
吴尚洁　中南大学湘雅二医院
何　耀　中国人民解放军总医院
金雪娟　复旦大学附属中山医院
姜林娣　复旦大学附属中山医院
徐佩茹　新疆医科大学儿科医院
黄悦勤　北京大学精神卫生研究所／北京大学第六医院

编写秘书　金雪娟　刘　淼

数字编委　（按姓氏笔画排序）

马莉莉　复旦大学附属中山医院
陈雅琴　中南大学湘雅二医院
姚业祥　齐齐哈尔医学院

出 版 说 明

为配合2013年12月31日国家卫生计生委等7部门颁布的《关于建立住院医师规范化培训制度的指导意见》，人民卫生出版社推出了住院医师规范化培训规划教材第1版，在建立院校教育、毕业后教育、继续教育三阶段有机衔接的具有中国特色的标准化、规范化临床医学人才培养体系中起到了重要作用。在全国各住院医师规范化培训基地四年多的使用期间，人民卫生出版社对教材使用情况开展了深入调研，全面征求基地带教老师和学员的意见与建议，有针对性地进行了研究与论证，并在此基础上全面启动第二轮修订。

第二轮教材依然秉承以下编写原则。①坚持“三个对接”：与5年制的院校教育对接，与执业医师考试和住培考核对接，与专科医师培养与准入对接；②强调“三个转化”：在院校教育强调“三基”的基础上，本阶段强调把基本理论转化为临床实践、基本知识转化为临床思维、基本技能转化为临床能力；③培养“三种素质”：职业素质、人文素质、综合素质；④实现“三医目标”：即医病、医身、医心；不仅要诊治单个疾病，而且要关注患者整体，更要关爱患者心理。最终全面提升我国住院医师“六大核心能力”，即职业素养、知识技能、患者照护、沟通合作、教学科研和终身学习的能力。

本轮教材的修订和编写特点如下：

1. 本轮教材共46种，包含临床学科的26个专业，并且经评审委员会审核，新增公共课程、交叉学科以及紧缺专业教材6种：模拟医学、老年医学、临床思维、睡眠医学、叙事医学及智能医学。各专业教材围绕国家卫生健康委员会颁布的《住院医师规范化培训内容与标准（试行）》及住院医师规范化培训结业考核大纲，充分考虑各学科内亚专科的培训特点，能够符合不同地区、不同层次的培训需求。

2. 强调“规范化”和“普适性”，实现培训过程与内容的统一标准和规范化。其中临床流程、思维与诊治均按照各学科临床诊疗指南、临床路径、专家共识及编写专家组一致认可的诊疗规范进行编写。在编写过程中反复征集带教老师和学员意见并不断完善，实现“从临床中来，到临床中去”。

3. 本轮教材不同于本科院校教材的传统模式，注重体现基于问题的学习（PBL）和基于案例的学习（CBL）的教学方法，符合毕业后教育特点，并为下一阶段专科医师培养打下坚实的基础。

4. 充分发挥富媒体的优势，配以数字内容，包括手术操作视频、住培实践考核模拟、病例拓展、习题等。通过随文或章节二维码形式与纸质内容紧密结合，打造优质适用的融合教材。

本轮教材是在全面实施以“5+3”为主体的临床医学人才培养体系，深化医学教育改革，培养和建设一支适应人民群众健康保障需要的临床医师队伍的背景下组织编写的，希望全国各住院医师规范化培训基地和广大师生在使用过程中提供宝贵意见。

融合教材使用说明

本套教材以融合教材形式出版，即融合纸书内容与数字服务的教材，读者阅读纸书的同时可以通过扫描书中二维码阅读线上数字内容。

获取数字资源的步骤

1. 扫描封底红标二维码，获取图书“使用说明”。
2. 揭开红标，扫描绿标激活码，注册 / 登录人卫账号获取数字资源。
3. 扫描书内二维码或封底绿标激活码随时查看数字资源。
4. 下载应用或登录 zengzhi.ipmph.com 体验更多功能和服务。

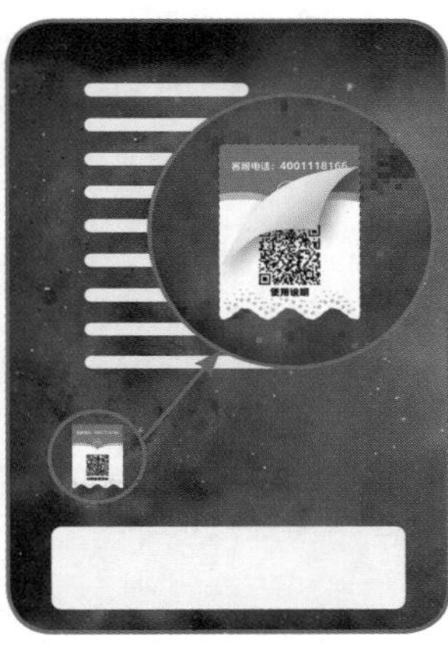

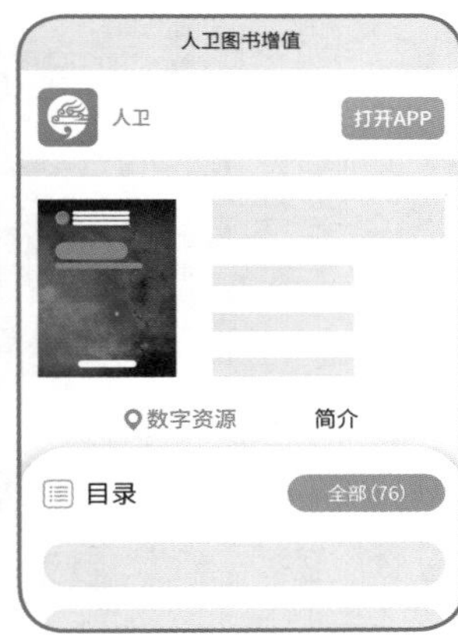

配 套 资 源

- **电子书：《循证医学》（第 2 版）** 下载“人卫 APP”，搜索本书，购买后即可在 APP 中畅享阅读。
- **住院医师规范化培训题库** 中国医学教育题库——住院医师规范化培训题库以本套教材为蓝本，以住院医师规范化培训结业理论考核大纲为依据，知识点覆盖全面、试题优质。平台功能强大、使用便捷，服务于住培教学及测评，可有效提高基地考核管理效率。题库网址：tk.ipmph.com。

主审简介

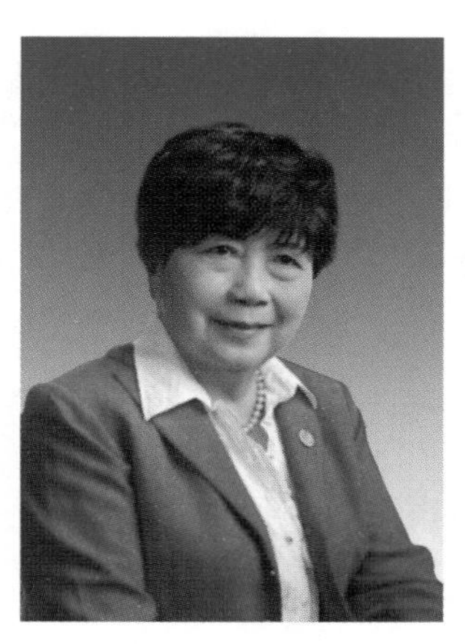

王吉耀

复旦大学内科学二级教授、博士生导师、主任医师，国内外著名的消化肝病和临床流行病学专家。复旦大学附属中山医院"终身荣誉教授"。曾任中山医院内科教研室主任、消化科主任、复旦大学学术委员会委员、复旦大学学术规范委员会委员、复旦大学上海医学院内科学系主任、中国临床流行病学网主席、中华医学会临床流行病学分会主任委员。现任复旦大学循证医学中心主任、国际临床流行病学工作网董事。第14~16版《实用内科学》主编。

长期致力于胃肠病及肝病的临床和研究，发表论文200多篇，SCI收录50多篇。研究成果分别获国家科技进步二等奖，上海市医学科技一等奖和三等奖，教育部科技进步二等奖，中华医学科技三等奖，上海市科技进步一等、二等和三等奖共10余个奖项。曾先后获得"上海市三八红旗手"、上海市优秀教育工作者、上海市高校教学名师、上海市高尚医德奖、"国之大医"、上海白玉兰医学巾帼成就奖等荣誉和"庆祝中华人民共和国成立70周年"纪念章。

从事教学工作50多年，主编的全国高等学校教材7年制《内科学》和国家"十五""十一五"规划教材7/8年制《内科学》《循证医学与临床实践》，分别获全国和上海市优秀教材奖。"循证医学"的教学成果获得上海市教学成果一等奖。

主编简介

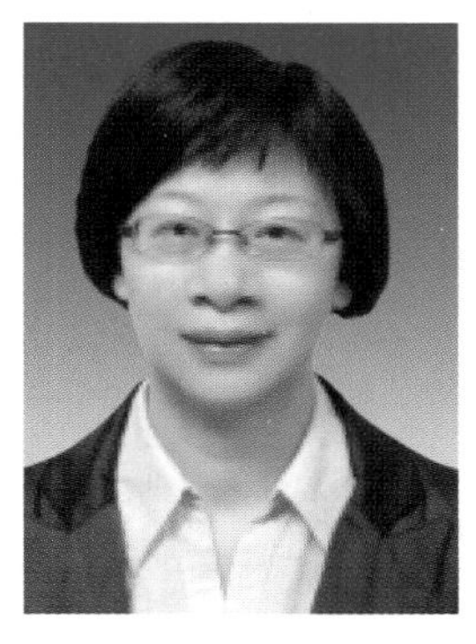

王小钦

复旦大学附属华山医院血液科副主任，教授，博士生导师。复旦大学循证医学中心副主任，中华医学会临床流行病学和循证医学分会候任主任委员，上海医学会临床流行病学与循证医学分会前任主任委员，中国老年医学学会血液学分会红细胞疾病学术工作委员会委员，中国临床肿瘤学会(CSCO)生物统计学专家委员会委员。

从事临床和教学工作30年。研究方向为血液学、临床流行病学和循证医学。负责多项大型国际合作课题、国家级和省部级课题。发表论文150余篇，其中SCI收录50余篇。主编和参加编写医学专著10余部。科研成果获得上海市科技进步三等奖和上海市医学奖三等奖，主编的教材获得上海市普通高校优秀教材奖。教学成果获得上海市教委教学奖一等奖。

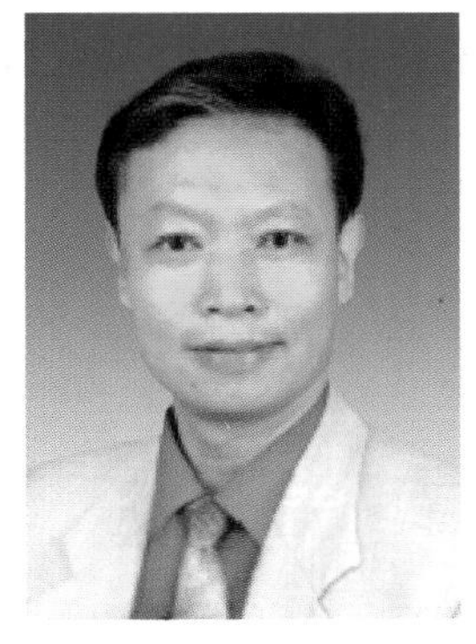

何　耀

北京市衰老与相关疾病研究重点实验室主任、香港大学公共卫生学院荣誉教授、解放军医学院/空军医科大学/南开大学博士生导师、中国老年医学学会副会长、中华预防医学会流行病学分会副主委、全军流行病学专业技术委员会副主委、国家疾病预防控制专家委员会成员、《中华流行病学杂志》副主编。

从事临床流行病学和循证医学教学工作30余年。在老年常见病、生活方式相关的代谢性疾病及烟草危害的流行病学研究、健康风险评估与健康管理、临床流行病学教学等领域取得多项研究成果，承担国家、省部级及以上课题20余项。发表中英文论著300余篇，其中SCI论文100余篇。相关成果以其重要的公共卫生意义被收录于世界卫生组织和美国卫生署的技术报告、英国医学年鉴、中国控烟报告，以及中国心血管病报告中。曾获省部级科技进步一等奖2项、二等奖3项，国际心脏病联盟4年评选1名的“青年研究者奖”，陕西省首届“青年科技奖”，第九届“吴阶平医学研究奖”等学术奖励。

副主编简介

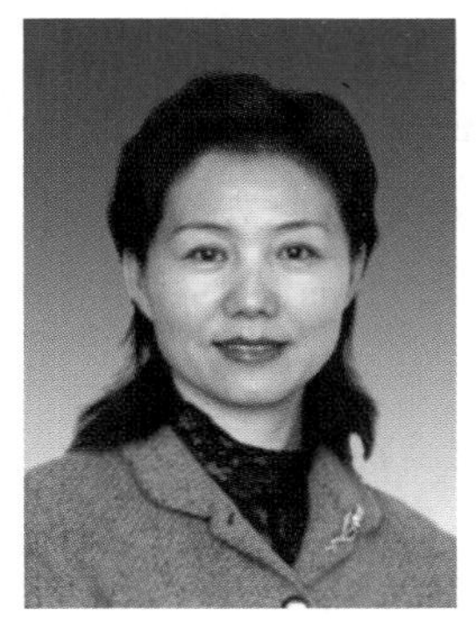

徐佩茹

新疆医科大学儿科医院院长、教授、博士生导师，新疆医科大学第一附属医院学术带头人，新疆维吾尔自治区循证医学研究所所长，中华医学会儿科分会委员，中华医学会儿科学分会人文建设委员会副主委，中国医师协会循证医学专委会常委，新疆医学会儿科分会主委。《中华实用儿科临床杂志》通讯编委，《临床儿科杂志》常务编委，《中国循证医学杂志》编委。

从事教学工作 40 余年，先后主持国家自然科学基金、新疆维吾尔自治区自然科学基金、国际合作及教育部多中心 10 余项课题。获宋庆龄儿科医学奖、新疆维吾尔自治区科技进步三等奖，先后发表论文 98 篇。

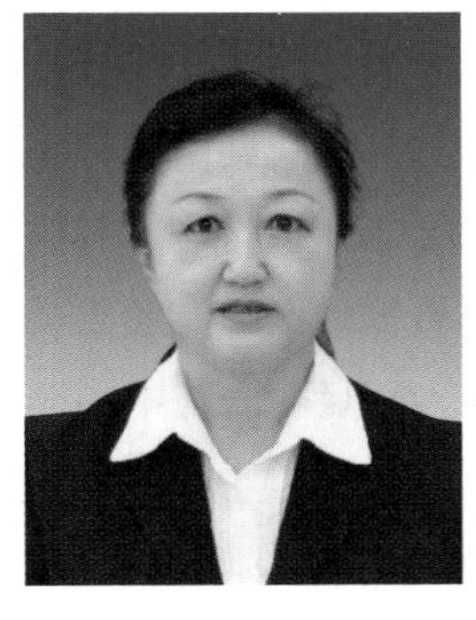

祁艳波

齐齐哈尔医学院公共卫生学院院长，黑龙江省预防医学会常务理事、黑龙江省医学会临床流行病学分会委员，齐齐哈尔市预防医学会副理事长。

从事教学工作 30 余年，担任省级重点专业预防医学专业负责人，省级精品在线开放课程"预防医学"负责人。曾获黑龙江省高等教育教学成果二等奖、齐齐哈尔医学院优秀教学成果奖、优秀教学质量奖、A 级教师等奖项。

副主编简介

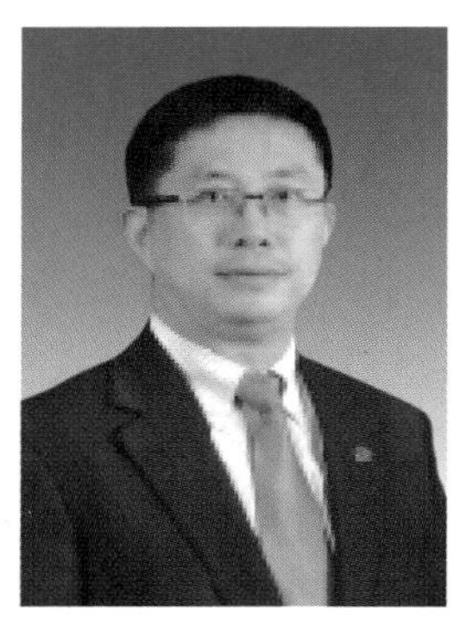

朱畴文

国际临床流行病学中国协作网络（INCLEN-China，ChinaCLEN）主席，复旦大学附属中山医院副院长，中国医师协会循证医学专委会常务委员，复旦大学教学指导委员会委员。

北京协和医学院八年制医学博士，内科（消化专业）医师，从事医学教学、临床实践近 30 年；获 INCLEN 资助，在泰国 Chulalongkorn 大学攻读临床流行病学 / 健康发展学理学硕士学位。从事临床流行病学、循证医学的教育、研究、推广 20 余年。参与编写《循证医学与临床实践》《实用内科学》等著作。曾担任复旦大学外事处处长多年，具有丰富的国内外教育及管理的实践经验。

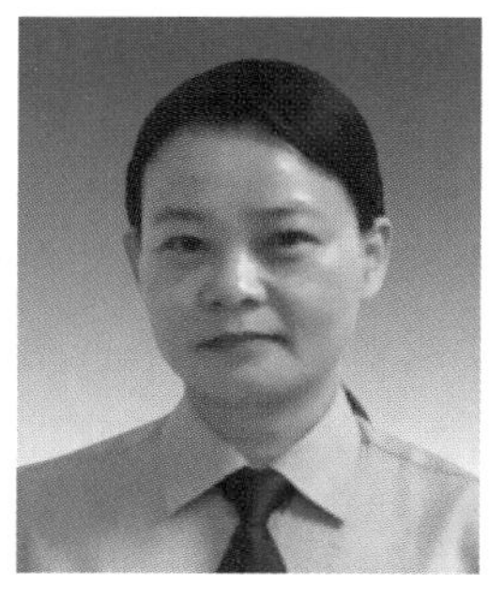

吴尚洁

中南大学湘雅二医院人力资源部主任、临床流行病学研究室主任，湖南省呼吸疾病诊疗中心副主任，教授、主任医师、博士生导师。中华医学会临床流行病学和循证医学专业委员会副主任委员，湖南省医学分会临床流行病学暨循证医学专业委员会主任委员。青海省“千人计划”领军人才。《国际呼吸杂志》通讯编委，《中国循证医学杂志》编委。

从事教学工作 40 余年，先后主持国家级、省部级科研 / 教学课题 9 项，获省部级科技奖 4 项。共发表相关专业论文 50 余篇，主编《循证医学与实践》等教材和专著 10 余部。

前　言

循证医学是临床医师进行临床决策时必备的理念和方法。为了培养住院医师的循证临床思维能力，发现问题、分析问题、解决问题的能力和循证临床决策能力，人民卫生出版社组织编写了住院医师规范化培训规划教材《循证医学》，并于2015年出版。经过几年的使用，启动本次修订。

第2版教材仍分为总论、各论和循证实践三部分，并沿袭上版教材以案例为引导的编写模式，使住院医师更容易理解和掌握证据寻找方法、文献评价原则，提高把新证据应用于循证临床决策的能力。同时，在原有的病因、诊断、治疗、预后、生命质量、临床经济学、系统综述、临床指南等内容基础上，结合上版教材的反馈意见，新增了循证临床决策的内容，更新了临床指南的概念，丰富了Meta分析的内容。特别是在第三篇“循证实践”中，更新并增加了相关临床案例。

本次修订还增加了数字资源，设有难点微课、案例微课、模拟自测题及拓展学习的内容，便于临床医师深入学习和复习巩固。

本书不仅可以作为住院医师规范化培训的教科书，也可以作为各级临床医疗卫生人员学习循证医学的推荐读物。

感谢主审王吉耀教授的指导和审阅，感谢各位编委与编写秘书金雪娟教授、刘淼教授的付出。

由于受篇幅和编者水平的限制，书中难免存在不足之处，恳请读者不吝赐教，使本书遵循循证医学与时俱进的理念不断完善。

王小钦　何　耀

2020年3月

目　录

第三篇　循证实践

模拟自测

第一篇 总　论

第一章　循证医学概论

临床问题：30 岁女性，妊娠 7 个月，发现血小板减少，计数为 35×10^9/L，但无出血倾向，胎儿健康。经检查后诊断为免疫性血小板减少性紫癜（idiopathic thrombocytopenic purpura，ITP）。应该给予什么治疗？是随访观察，还是药物干预？药物对胎儿有什么不良作用？如何进行循证临床决策？

第一节　循证医学的概念

循证医学（evidence-based medicine，EBM）是指把最佳的研究证据应用于临床实践，在充分考虑患者意愿和医疗条件的前提下，医务人员认真、明智、深思熟虑地结合证据和自己的专业知识、经验，进行临床决策，也就是循证临床决策。其内容可概括为 3 个基本要素：①有说服力的临床研究最佳证据；②临床医生的经验与技能；③患者的基本价值观与愿望（图 1-1-1）。

数千年来，传统临床思维方式一直以临床经验为基础，临床决策的依据往往是医生自己的临床经验和直觉，或者专家的意见和权威参考书中的观点。由于经验推理与专家意见缺乏严谨的科学研究设计方法学的保证，其所得到的结论有时会带有偏倚，从而可能会导致错误的临床决策。权威性参考书也存在一定弊端，如时间的滞后性，一些真正有效的新疗法未被编录，而一些实际无效甚至有害的疗法，因从经验和理论上推论可能有效，被长期广泛使用。循证医学是以"证据为基础"的临床医学思维方式，它更强调在对发表的文献证据进行严格分级的前提下，利用最新、最可靠的证据解决具体的临床问题，并充分考虑患者的需求和意愿进行取舍。因此，循证医学不同于传统经验医学（表 1-1-1）。

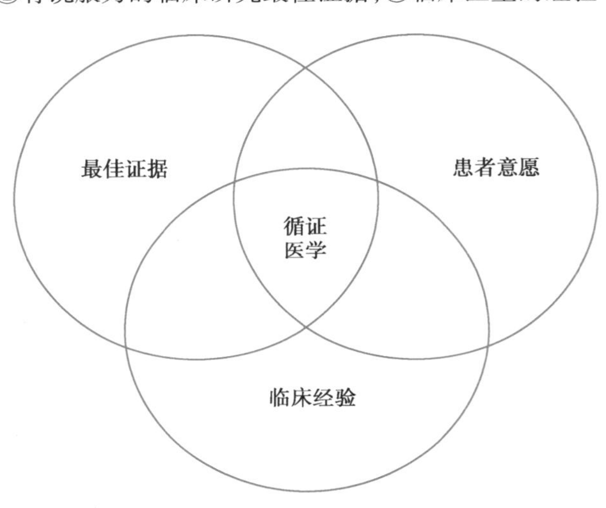

图 1-1-1　循证医学的概念

表 1-1-1　循证医学与传统医学的区别

项目	循证医学	传统医学
证据来源	强调系统全面的文献检索，并对相关研究进行科学的评价；强调证据分级；证据来源以多中心、大样本、随机双盲对照试验、前瞻性研究、科学的 Meta 分析、指南为主	以临床经验为基础，高年资医生的指导、权威专家的意见、药品说明书、个人主观推理及传统教科书与医学杂志上的零星研究报告
评价疗效的指标	患者的最终结果，如生存率、重要临床事件的发生率、致残率、生命质量、临床经济学指标等	通常以患者临床症状与体征的改善、实验室检查结果的变化等中间指标来评价疗效
临床决策的依据	对患者的诊治决策是结合当前可得到的最佳临床研究证据、医生的临床经验及患者的意愿进行取舍	对患者的诊治决策往往根据医生的临床经验与直觉，或听从专家的意见和权威参考书中的观点
临床决策的规范性	有序，规范化	无序，不规范

每个临床医生都非常重视自己的临床经验，这些经过日积月累的辛勤劳动所积累的临床经验非常宝贵，忽视临床经验是对待循证医学不正确的态度。一方面，权威专家在临床工作中积累的宝贵经验，使他们在病史、查体、诊断方面具有敏锐的洞察力。对患者无偏倚地观察、准确地判断，是循证医学的前提，缺少来自患者的第一手信息就可能导致错误的诊断，错误诊断引导下的最佳治疗证据没有任何价值。另一方面，缺乏临床实践经验的医生即使得到了最好的证据，也可能不会准确地使用，因为最好的临床证据在用于患者时必须因人而异，需要结合临床资料进行取舍。循证医学在重视经验的同时，更强调临床医生必须掌握寻找、评价和利用医学证据的技能，缺乏最好、最新的外部证据指导，临床医生可能采用已过时的方法，给患者造成损害。充分考虑患者的价值观与意愿，必须重视向患者提供医疗服务的证据和这些证据的说服力，这高度体现了医生对生命的尊重。一位优秀的临床医生，应该既具备丰富的临床经验，又能依据现有最好的科学证据来指导临床实践，同时具有人文关怀的精神，三者缺一不可。

目前，EBM 的理念和方法已涵盖到所有的临床医学学科和护理学、卫生事业管理、公共卫生、卫生决策等在内的各种学科，形成了以循证思维为主体的多个分支学科群。临床医师通过循证医学的学习，将学会批判性地评价不断涌现的新的医学研究信息，并把科学的研究证据运用到自己的临床实践中，学会处理临床实践中的不确定性。临床医生实践循证医学分为三个层次水平：

（1）接受者（replicators）：简单地接受专家关于已有的最佳证据的意见；

（2）使用者（users）：能够用高效率的方式检索到已有的最佳证据；

（3）践行者（doers），能够进行文献评阅，系统综述和 Meta 分析。

循证医学推动临床医学思维方式发生了深刻变化，掌握信息（information mastery，MI）、批判性评价（critical appraisal，CA）和知识的转化（knowledge translation，KT）已成为临床医生必须具备的 3 项技能。

近年来，精准医学、转化医学等新名词不断涌现，其与循证医学的关系是什么呢？循证医学是核心、基础，是实现精确医学和转化医学的必经之路，而后两者提供的证据是循证医学证据的重要部分，它们之间是互补关系，不是替代关系。

知识点

1. 循证医学基本概念　循证医学是指在充分考虑患者意愿的条件下，医务人员认真、明智、深思熟虑地把从科学研究中获得的最佳证据，结合自己的专业知识和经验运用到临床决策。

2. 循证医学的三个基本要素　①临床研究的最佳证据；②临床医生的经验与技能；③患者的基本价值观与愿望。

第二节　实施循证医学的步骤

临床医生可分 5 个步骤来实践循证医学：①提出临床问题；②寻找证据；③评价证据；④应用证据；⑤后效评价，即对实施结果进行追踪和再评估，修正错误，发现更好的方法。

一、确定一个需要回答的问题

提出一个恰当的临床问题是循证实践的第一步，也是关键所在。一个构架好的问题，可以帮助临床医生缩短寻找证据的时间，快速检索到适合的证据，并且易于评价和应用。常见的临床问题包括以下几个方面：

（1）病因：如何确定疾病的原因；

（2）预防：如何通过确定和改变危险因素来降低疾病发生的机会；

（3）诊断与鉴别诊断：为了肯定或排除某一诊断，在考虑待用诊断试验精确性、正确性、可接受性、费用、安全性的基础上，如何选择诊断试验并解释其结果；

（4）治疗：如何选择对患者有好处而伤害最小的治疗手段，从效果及费用来决定是否值得采用；

（5）预后：如何估计患者可能产生的临床过程及可能产生的并发症。

将在病因、预防、诊断、治疗、预后各方面的临床情况转换为一个来自具体患者的明确问题时，可采用国际上常用的PICO格式（表1-1-2）。

表1-1-2 临床问题的PICO格式

PICO	含义	内容
P population 或 participants	何种疾病或患病人群	何种疾病患者 何种年龄、性别、合并症人群等
I Intervention	干预措施	诊断 治疗 暴露（病因）等
C comparator 或 control	对比因素	无 安慰剂 其他治疗 “金标准（gold standard）”等
O outcome	与患者相关联的结果	生存率 重要临床事件发生率 生命质量 临床经济学指标等

案例1-1-1：本章篇首提出的临床问题中，P=特发性血小板减少性紫癜的妊娠妇女；I=药物治疗（糖皮质激素或静脉用丙种球蛋白）；C=不用药物治疗，随访观察；O=出血发生率是否存在差异。

二、寻找回答临床问题的最佳证据

（一）确定检索资源

互联网的发展和普及使查找和检索原始文献变得容易，大多数人习惯使用一个或多个不同的搜索引擎。网络的主要优势是可以迅速更新信息，然而，互联网上的医学证据质量可能存在问题，认识到这一点至关重要。对中国医生来说，目前最简单和经济的方法是使用循证医学网上信息资源，例如提供治疗证据的Cochrane图书馆的系统综述、ACP Journal Club（从100余种生物医学刊物中，按循证医学文献要求选择论著，对其进行摘要，并对这些文献的临床应用价值进行评论）和TRIP Database（可同时显示来自默克诊疗手册、治疗指南、Cochrane图书馆的Meta分析、PubMed中原始研究的相关文献，并直接与这些资料库进行链接，得到摘要或全文）等均可提供大量的循证信息。另外，临床实践指南（National Guideline Clearinghouse）集中了全世界不同国家所制定的治疗指南，直接将证据应用于指南中，并对证据进行了评价定级。我国中华医学会各学科分会颁布的国人特定疾病的临床实践指南也是提供循证医学证据的重要资源，可作为临床医生处理临床问题的参考性资料。如果查到新近的、标有证据级别、高质量的相关临床指南，可以省去文献评价的环节。

（二）制定检索策略

循证医学资源可划分为6个等级（参见第一篇第二章），包括计算机支持决策系统、证据综合、系统综述摘要、系统综述、原始研究摘要、原始研究证据。获取最佳证据的快捷途径应从等级资源的最高层开始，避免阅读不必要的文献。由于等级资源的最高层证据资源的不完善性，而且同一类资源库又有多种，逐个检索既费时又烦琐，可以使用跨文献库的检索引擎，如TRIP Database可以同时检索多种文献库。事实上，并没有单一的最佳证据来源，重要的是要了解各种可用的高质量、“最佳”的证据来源及他们的相对优点和缺点。临床医生必须具备证据检索的基本技能。

三、评价证据

对得到的证据进行真实性（validity）评估，并加以充分理解和掌握，才能更好地应用到临床实践。真实性指一项研究产生结论的正确性和可靠度，即所得的结果是否反映了欲进行研究结果的真实情况。真实性包括内部真实性和外部真实性。内部真实性是临床研究能正确反映研究人群中实际应该产生的研究结果，与研究设计的科学性相关。如果具有内部真实性的结果推广到研究人群以外的同类人群仍有效，则该项研究结果具有外部真实性，其常与样本的选择有关。

通过循证医学信息资源寻找得到的证据，通常都已经进行了评价定级，可以根据不同证据水平与推荐级别（见本章第三节）直接应用到临床实践。如今，每天有超过 2 000 篇新的医学研究论文出版，新的研究信息涌入意味着现代医疗实践在飞速改变和发展。这就要求临床医生能够熟练地浏览医学的新进展，批判性地看待研究报告，客观快捷地从浩瀚的医学信息海洋中提炼出科学的最佳证据。根据临床问题完成证据检索后，可针对研究要素对寻找到的文献进行快速评估，当评阅一项研究时，有几个关键问题必须先回答，如果答案是否定的，那么它可能不值得进一步阅读。表 1-1-3 列出了快速评阅不同临床问题证据真实性评估需要回答的关键问题。

表 1-1-3　快速评阅文献需要回答的关键问题

文献中临床问题的类型	关键问题
疗效	1. 研究类型为系统综述或随机对照实验（randomized control trial，RCT）吗？ 2. 是否实行随机分组和分配隐藏？ 3. 对患者的分组，医师和患者是否双盲？ 4. 除需要评估的治疗措施外，两组是否得到相同的干预？ 5. 被研究患者的随访是否完整？失访率有多高？ 6. 资料总结分析是否采用意向治疗分析？
不良反应	1. 研究类型是系统综述、RCT、队列研究、病例 - 对照研究、或与临床问题患者特征相同的单个患者随机对照试验（*N*-of-1）吗？（在不良反应研究中，RCT 研究比较少用，因为常常没有足够的样本量。） 2. 患者是否除特定的治疗不同以外，其他所有重要方面的特征都相近？ 3. 是否用同样的方式测量了两组的治疗和不良反应状况？ 4. 是否客观地评价了不良反应？评价不良反应是否采用了盲法？ 5. 随访是否足够长并且完整？ 6. 关于不良反应的研究结果是否满足了能确定因果关系的原则？
预后	1. 研究设计的类型为系统综述或队列研究吗？ 2. 患者是否具有代表性？ 3. 随访是否足够长并且完整？ 4. 失访是否严重？失访的原因是什么？ 5. 预后指标的定义是否明确？其测量有无偏倚？ 6. 比较时是否控制了混杂因素？
诊断与筛查	1. 研究类型是系统综述或横断面研究吗？ 2. 患者是否具有代表性？ 3. 试验是否与金标准试验进行了独立、“盲法”的比较？金标准的使用是否合理？ 4. 是否每个被测者都做参照试验进行评价？ 5. 所研究患者样本是否包括临床中将使用该诊断试验的各种患者？ 6. 是否提供了准确性指标估计值的精度？

四、把得到的证据应用到自己的患者

通过证据找寻证据评价，您是否找到了答案？您找到的答案是否是高质量的证据？结果的作用大小和精确性（95% 可信区间）如何？是否有临床意义？您的患者是否与研究证据中纳入的患者特征相似（考虑诊断标准、纳入和排除标准、临床特征等）？研究中的干预措施在当地可行性如何？是否受到条件限制（技术、经费、观念）？您能否对此做定量评价？患者和家属同意您的意见吗？将这些信息与临床专业知识与患者的期望进行整合，做出最佳的循证临床决策。

五、随访进行效果评价

不确定性是临床实践中不可避免的难题之一。在将证据与患者的个体因素结合做出医疗决策并予以实施后，更要对整个医疗过程进行总体评价，提高下一次循证实践的水平，在这个过程中要注意结果评定的客观性。循证医学的发展推进对证据强度的认识。随着医疗水平的发展和新干预措施的出现，最佳证据也会随着时代更新。

案例 1-1-2：上述临床问题妊娠合并 ITP 的患者，血小板为 35×10⁹/L，是药物治疗还是观察？经过检索临床实践指南，发现美国血液学会指南的推荐意见是：血小板 <30×10⁹/L 时需要给予治疗（推荐等级 2C，2C 表示弱推荐、低证据级别），>30×10⁹/L 一般不会发生大出血；妊娠妇女需要治疗时可以选择糖皮质激素或静脉用丙种球蛋白（推荐等级 1C，1C 表示强推荐、低证据级别），对胎儿基本无不良影响。中国专家共识也是类似的推荐，但未标注推荐等级和证据级别。目前血小板为 35×10⁹/L，可以密切随访，暂时不需要药物治疗。如果血小板下降，再应用药物治疗。药物有 2 种选择，静脉用丙种球蛋白不属于医疗保险范围，但如果患者和家属愿意承担这部分费用，并且需要药物干预，则首选丙种球蛋白。

知识点

循证医学可以分 5 个步骤来实施。①提出合适的临床问题，采用国际上常用的 PICO 格式；②寻找证据：获取最佳证据的快捷途径应从循证医学证据等级资源的最高层开始，无法解决则转向下一层；③评价证据：根据临床问题完成检索后，可针对研究要素对寻找到的文献进行快速评估；④应用证据：需要考虑患者是否与研究证据中纳入的患者特征相似，诊断试验或治疗是否受到技术、经费、患者的观念条件限制等对临床问题做出诊疗决策；⑤后效评价：随访患者，并对效果进行评价。

第三节 循证证据的分级

明确区分对待不同来源的证据是循证医学的重要内容之一。循证证据的分级包括证据水平（level of evidence）和推荐级别（class of recommendation）两个方面。证据水平是对某项干预措施证据强度的精确估计。推荐级别除需要考虑是否获益的证据强度外，还需要综合考虑风险和可能造成的损害大小，以及分别从临床医生、患者、政策制定者角度谨慎权衡利弊，做明确实用的诠释。高质量证据不一定意味着强推荐。

不同的临床问题，具有不同的特性，需要特定的标准来区分证据。而循证医学对于证据强度的认识有一个渐进的过程，因此在循证医学文献中，常出现不同的证据质量和推荐强度分级标准。尽管不同的证据分级系统之间有差异，但它们的目的相同：按质量从高到低对证据进行分级，帮助临床医生认识证据质量和干预措施的利弊关系。

目前，被国际上广泛接受和使用的证据等级划分标准主要有 2 个，一个是来自牛津大学循证医学中心（Oxford Centre for Evidence-based Medicine）在 2001 年制定的证据等级标准，2011 年进行了更新；另外一个是2004年“推荐分级的评估、制定与评价”工作组推出的将各个分级标准综合而形成的GRADE标准（grading of recommendation assessment，development and evaluation，GRADE）。

一、牛津循证医学中心的证据水平与推荐级别

牛津循证医学中心的证据水平分为 5 级，推荐建议分为 A、B、C、D 四级（表 1-1-4）。多数情况下高水平证据 1 为 A 级推荐，2、3 级证据为 B 级推荐，4 级证据为 C 级推荐，5 级证据为 D 级推荐，但是也要结合临床情况和患者情况具体决定，并非一一对应关系。

表 1-1-4　牛津循证医学中心证据水平分级与推荐依据

证据水平	临床问题(治疗)	临床问题(诊断)	临床问题(预后)	临床问题(疾病发生率)
1	基于 RCT 的系统综述，或 *N*-of-1 单病例随机试验	基于横断面研究的系统综述(应用统一的金标准和盲法)	基于起始队列研究的系统综述	当地的随机样本进行的普查或调查
2	RCT 或有很大效应值的观察性研究	单个的横断面研究(应用统一的金标准和盲法)	队列研究(属于起始队列)	与当地情况相符合的调查研究的系统综述
3	非随机分组的、有对照的队列研究 / 随访研究	非连续病例研究，或没有应用统一的金标准和盲法的研究	队列研究，或 RCT 中的对照组队列研究	非随机样本的调查
4	病例分析，病例 - 对照研究，历史对照研究	病例 - 对照研究，或低质量的研究，或没有独立的金标准的研究	病例分析，病例 - 对照研究，低质量的队列研究	病例分析
5	基于机制研究的临床推论	基于机制研究的临床推论	无	无

二、GRADE 证据水平与推荐级别

GRADE 系统将证据质量分为高、中、低、极低四级(表 1-1-5)。就干预措施效果而言，最可靠的证据来自多个 RCT 的系统综述，其次是单个 RCT。虽基于 RCT 得出的证据一开始被定为高质量，但 RCT 的证据等级可能会因为下面 5 个因素而降低：研究的局限性、研究结果不一致、间接证据、结果不精确及报告有偏倚。观察性研究(如队列研究和病例 - 对照研究)一开始被归为低质量研究，但若某干预措施疗效显著，证据显示存在剂量 - 效应关系，存在各种可能导致疗效显著降低的偏倚时，观察性研究证据的等级将可能提高。

GRADE 系统推荐级别只分为“强”“弱”两级，分别用 1 和 2 表示。当明确显示干预措施利大于弊或弊大于利时，将其列为强推荐。当利弊不确定或无论质量高低的证据均显示利弊相当时，则视为弱推荐。在推荐强度分级时，GRADE 除考虑证据质量外，其他一些因素也会影响推荐意见的强弱，包括患者价值观和意愿的不确定性或可变性，尽管该证据质量高，但不同价值观和意愿的患者选择会有不同，就不能确定为强推荐。另外，还考虑到资源的合理利用，推荐措施的获益程度与风险，以及成本比。例如，预防短暂缺血性脑卒中患者中风复发，阿司匹林成本低，为强推荐；氯吡格雷联合阿司匹林成本高，为弱推荐。

ER-1-1-1 GRADE 证据分级系统(难点微课)

表 1-1-5　GRADE 系统证据质量及其定义

证据级别	定义
高质量(A)	进一步研究不可能改变该疗效评估结果的可信度，非常确信真实的效应值接近效应估计值
中等质量(B)	进一步研究很可能改变该疗效评估结果的可信度，对效应估计值有中等的信心，真实值有可能接近估计值，但仍存在二者很不同的可能性
低质量(C)	进一步研究极有可能改变该疗效评估结果的可信度，对效应估计值的确信程度有限，真实值可能与估计值大不相同
极低质量(D)	任何疗效评估结果都很不确定，对效应估计值几乎没有信心，真实值很可能与估计值大不相同

案例 1-1-3：上述临床问题 ITP 美国指南推荐意见：①血小板 <30×10^9/L 时需要给予治疗(推荐等级 2C)。C 表示低质量证据级别，说明只有观察性研究证据，没有 RCT 等高级别的证据，2 表示弱推荐，说明 30×10^9/L 这个治疗阈值并非绝对正确，可以根据临床需要决定治疗阈值。②妊娠妇女需要治疗时可以选择糖皮质激素或静脉用丙种球蛋白(推荐等级 1C)。C 表示低质量证据级别，1 表示强推荐，虽然没有 RCT 等高质量证据的支持，但是由于丙种球蛋白安全性高、不良反应少、临床应用广泛，所以还是作为强推荐。

知识点

1. 证据水平 证据水平是对某项干预措施证据强度的精确估计。

2. 推荐级别 推荐级别除需要考虑是否获益的证据强度外，还需要综合考虑风险和可能造成的损害大小，以及分别从临床医生、患者、政策制定者角度谨慎权衡利弊，做明确实用的诠释。高质量证据不一定意味着强推荐。

3. 常用的证据等级划分标准有牛津大学循证医学中心的证据等级标准和GRADE系统标准。

（王小钦 王吉耀）

推荐阅读资料

[1] 王吉耀 . 循证医学与临床实践 .4 版 . 北京科学出版社，2019 :3，13.

[2] 唐金陵，李立明 . 关于循证医学、精准医学和大数据研究的几点看法 . 中华流行病学杂志，2018，39(1):1-7.

[3] GUYATT GH，OXMAN AD，VIST GE，et al.GRADE：an emerging consensus on rating quality of evidence and strength of recommendations.British Medical Journal，2008，336(7650):924-926.

第二章　根据临床问题获取最佳证据

ER-1-2-1 根据临床问题获取最佳证据（案例微课）

第一节　提出需要解答的临床问题

案例 1-2-1：患者，男性，40 岁，以“反复腹痛腹泻伴便血 4 年加重 3 天”入院。患者自诉 4 年前因工作压力加大连续加班出现腹痛腹泻，每日最多达 15~20 次，水样稀便，自服诺氟沙星等药物疗效欠佳，症状无改善且开始出现便血症状，暗红色血便，每次出血量估计 10ml 以上。行电子结肠镜能否确诊溃疡性结肠炎。

在临床中，患者、住院医师和专家都会提出各种临床问题。根据提出问题不同分为病因、诊断、治疗和预后四种类型。运用 PICO 原则构建临床问题是将初始临床问题转变为医学科研可以回答的临床问题，有利于住院医师就某一临床问题进行文献检索。运用 PICO 原则构建临床问题是循证临床实践的第一步，为循证临床实践提供方向。住院医师对患者的诊治过程就是一个不断提出问题、寻找证据、解决问题的过程，所以，住院医师恰当运用 PICO 原则构建临床问题，在循证临床实践中至关重要。PICO 原则详见第一篇第一章。

一、病因问题的构建

案例 1-2-2：患者，男性，镉矿作业工人，自述患有高血压，收缩压 150mmHg，舒张压 100mmHg，血镉水平高，无吸烟史。

原始问题：镉矿作业和高血压有关系吗？

剖析问题：根据询问病史了解到，患者因工作环境的原因，接触重金属镉元素，导致血镉水平高，据相关系统综述文献报道，血镉水平与高血压风险具有相关性，高水平血镉是高血压的危险因素之一。

构建问题：高水平血镉会增加高血压发病风险吗（表 1-2-1）？

表 1-2-1　构建后的病因问题

PICO	信息
患者 / 人群（P）	镉矿作业工人
暴露因素（I）	镉暴露（高水平血镉）
对照因素（C）	非镉暴露
结局（O）	高血压

二、诊断问题的构建

案例 1-2-3：患者以“突发胸痛半小时”入院。患者家属诉患者于发病前半小时与家人争吵情绪激动突发胸痛，发病时患者以右手捂左胸，停止言语伴大汗淋漓面色苍白，呼吸急促，旋即站立不稳。家属扶其坐下休息约 5min 症状仍不能缓解，遂急送医，急测血压 85/50mmHg，心音遥远，脉搏细速，口唇发绀，面容倦怠，胸部听诊未闻及干湿啰音。病程中，无恶心呕吐，无大小便失禁。行多层螺旋 CT 血管成像诊断为胸痛三联征，临床诊断为急性心肌梗死。是否需进一步检查？

原始问题：多层螺旋CT血管成像的结果准确吗？

剖析问题：侵入性血管造影检查虽是血管性疾病诊断的金标准，但毕竟是有创检查，检查费用高且一次性造影只能显示一部分血管。据相关系统综述报道，多层螺旋CT血管成像对诊断胸痛三联征具有较高的敏感性和特异性，且患者经济困难。故考虑选用多层螺旋CT血管成像诊断急性心肌梗死。

构建问题：多层螺旋CT血管成像诊断胸痛患者为胸痛三联征（急性心肌梗死）的把握度有多大（表1-2-2）？

表1-2-2 构建后的诊断问题

PICO	信息
患者/人群（P）	胸痛患者
干预措施（I）	多层螺旋CT血管成像
对照措施（C）	数字减影血管造影检查或血管灌注成像
结局（O）	胸痛三联征

三、治疗问题的构建

案例1-2-4：患者以“胸痛、胃灼热、反酸三年”入院。患者自诉于3年前开始出现胸痛、反酸症状，胸痛为胸骨后烧灼样疼痛，反酸剧烈时可反流至口腔，每于饭后及躺卧时显著。病程中，常伴腹胀、嗳气及吞咽困难，无胸闷气短及腹痛腹泻等。诊断为胃食管反流症。

原始问题：用什么药物治疗？

剖析问题：根据案例，了解到治疗的对象确诊为胃食管反流症，铝碳酸镁联合质子泵抑制剂治疗胃食管反流症的疗效是有效的，而患者和住院医师更多关注的是铝碳酸镁联合质子泵抑制剂和单用质子泵抑制剂相比，孰优孰劣？

构建问题：铝碳酸镁联合质子泵抑制剂单用与质子泵抑制剂相比能提高胃食管反流症患者的疾病缓解率吗（表1-2-3）？

表1-2-3 构建后的治疗问题

PICO	信息
患者/人群（P）	胃食管反流症患者
干预措施（I）	铝碳酸镁+质子泵抑制剂
对照措施（C）	质子泵抑制剂
结局（O）	疾病缓解率

四、预后问题的构建

案例1-2-5：患者，35岁，2年前确诊为心肌梗死，经治疗出院，现确诊为抑郁症。患者选择什么药物治疗抑郁症，治疗药物是否会增加心血管事件的发生率？

原始问题：是否采用新一代抗抑郁剂？

剖析问题：对心肌梗死伴抑郁患者，在选择用药时，采用既能改善抑郁症状，又能降低患者心肌梗死发生率的药物为最佳。有系统评价研究结果为新一代抗抑郁剂[包括选择性5-羟色胺（5-HT）再摄取抑制剂、5-HT及去甲肾上腺素（NE）再摄取抑制剂、NE等]可显著改善心肌梗死伴抑郁患者的抑郁症状，降低非致命心脏事件的发生率。

构建问题：新一代抗抑郁剂与常规治疗相比能降低心肌梗死伴抑郁患者非致命心脏事件的发生率

（表 1-2-4）？

表 1-2-4　构建后的预后问题

PICO	信息
患者 / 人群（P）	心肌梗死伴抑郁患者
干预措施（I）	新一代抗抑郁剂
对照措施（C）	常规治疗
结局（O）	非致命心脏事件的发生率

知识点

了解 PICO 原则的重要性，掌握临床问题构建的 PICO 原则。PICO 原则包括患者 / 人群（patient/population，P）、干预措施（intervention or exposure，I）、对照措施（comparison，C）、临床结局（outcome，O）。

第二节　常用的循证医学证据资源

目前，大量循证医学证据资源涌现，高质量的临床研究、系统综述、文献摘要、循证指南、信息系统等日趋增加和完善，住院医师可以就自己感兴趣的问题检索，并利用最新的信息，为临床诊疗服务提供证据。但是，住院医师繁忙的工作与浩瀚的医学文献海洋之间形成了矛盾，使住院医师难以跟上知识信息时代的发展步伐。通常表现为住院医师没有足够的精力花费大量时间查寻和筛选所需信息。所以，如何才能从医学文献中高效和准确地获取自己需要的最佳的科学证据，是目前摆在我们面前的一个非常重要的问题。

"6S" 等级结构（图 1-2-1）把循证医学证据划分为 6 个等级，包括计算机支持决策系统、证据综合、系统综述摘要、系统综述、原始研究的精要、原始研究证据等。按照证据等级从上至下进行查找，原则上如果从上一级数据库的文献检索解决了提出的临床问题，则无需继续检索下一级数据库。

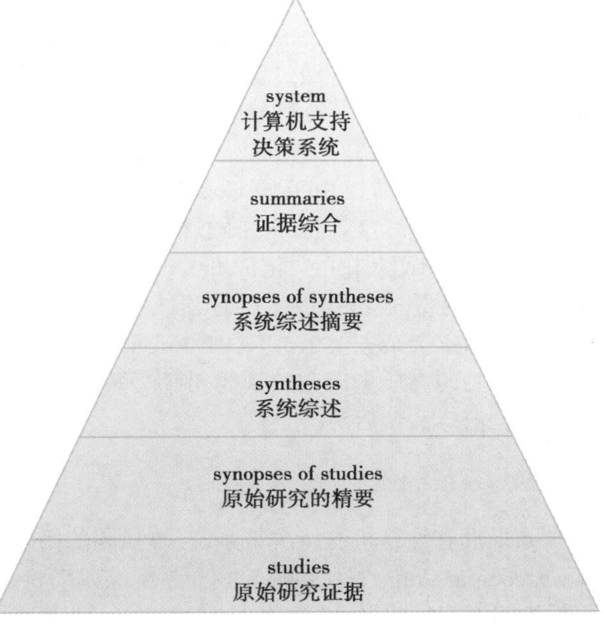

图 1-2-1　循证医学证据资源 "6S" 模式图

一、计算机支持决策系统

计算机支持决策系统是循证医学证据资源的最高等级，它勾勒了一个超速、便捷的计算机医学信息人机对话系统。一个完美的计算机支持医学信息决策系统包含完整且精准的医学信息，能够提供智能信息。通过住院医师和计算机的简答互动过程，能够解答住院医师在临床中遇到的各种重要问题。住院医师在循证临床实践时，通过给予计算机支持决策系统某种链接或命令，把临床问题输入计算机支持决策系统，计算机支持决策系统获得指令后，通过搜索医学信息，最终输出最佳的临床诊断决策，为住院医师循证临床实践提供证据。

二、证据综合

目前，尽管有很多书都采用"循证医学"一词，但对其真正含义却不够了解，或不能审慎地理解真正的循证医学内容；所以，不是每一本教科书都符合证据综合的要求。证据综合要求至少一年修改一次，每一个章节或部分应该有最近修改日期；采用明确的方法用于选择和评价证据，详尽介绍所使用的方法和程序，使其具有可重复性；在推进某种临床实践的时候，应给出相应的证据，以便于读者查找原始出处和研究细节，从而了解支持论述证据的详尽内容。

临床证据（clinical evidence）由英国医学杂志（*British Medical Journal*，www.clinicalevidence.com）出版集团出版，临床证据中的医学信息以高质量的医学证据作为依据，并定期对每一个医学主题进行更新。2009 年起，其提供了升级版本的临床实践（best practice）。这是一个以提供治疗最佳证据为主的数据库，现已成为临床诊疗辅助系统。不仅可以查阅到需要查找问题的医学信息，而且其部分证据属于最新的循证证据。当代（UpToDate，www.uptodate.com）以光盘和网络形式发行，每个季度更新，有广泛的参考信息，UpToDate 未对纳入的文献进行质量评价，但收录了 Medline 摘要等信息。医师信息与教育资源（the physician's information and education resource，PIER，http://pier.acponline.org/index.html）是由美国医师学会（American College of Physicians，ACP）提供的一本供住院医师阅读的在线证据综合，明确提供了有关内科和初级保健的证据等级。以上推荐的证据综合均来自国外，不管是在线版还是中文翻译版，在运用证据综合进行循证医学临床实践的时候，均要符合中国当前的国情、医院的条件和患者的实际情况。

三、系统综述摘要

在没有现成的计算机支持决策系统和证据综合的情况下，住院医师可以通过查询相关问题的研究和综述，获得很好的信息资源。但是，由于住院医师工作繁忙，很难有时间查找和使用原始的循证医学资源，原始研究和综述的详细文章内容又是住院医师需要阅读的部分。如何才能解决这一矛盾？系统综述摘要是一种把系统综述提炼成固定格式的摘要，它能够帮助住院医师在最短的时间内获取相关问题的医学信息。*Evidence-Based Medicine* 杂志提供的就是系统综述摘要。系统综述摘要及其题目，均尝试着为查询者提供简单且足够的信息，如系统综述“血管紧张素受体阻滞剂与血管紧张素转化酶抑制剂治疗冠心病患者有效性和安全性的 Meta 分析”。通过检索 *Evidence-Based Medicine* 杂志等查阅到相关题目，如果题目中不能获得足够的信息，则可以通过阅读循证摘要获取。住院医师通过阅读系统综述摘要，即使不清楚全文信息，也能够采取相应的措施，为患者提供最佳临床诊疗。

Cochrane 图书馆由英国 Cochrane 中心委托 Wiley InterScience 公司出版，是一个提供高质量证据的数字化文献库。Cochrane 图书馆主要包括 Cochrane 系统综述全文库、Cochrane 有效评价文摘库、Cochrane 临床试验中心登记库和 Cochrane 评价方法学文献库等数据库。其中，Cochrane 系统综述全文库收录了几乎覆盖医疗卫生所有领域的有关医疗卫生服务效果的系统综述（systematic reviews，SR）。美国内科医师学会杂志俱乐部（ACP Journal Club）为小型数据库，收集了内科领域约 140 种杂志上发表的与临床最相关的高质量研究的摘要，其优秀的检索引擎确保读者易于查寻到任何该领域的信息，包括疾病病因、诊断、治疗和预后等。

四、系统综述

如果没有计算机支持决策系统，查找到的摘要又不能提供更多的详细信息，可以通过 Cochrane 图书馆（www.cochrane.org）查找系统综述。系统综述主要针对当前的预防和治疗问题，为卫生保健的干预措施效果提供简明扼要的信息。系统综述是通过广泛收集全球已发表和未发表的证据并对其严格评价，定量合成，定性分析得到的科学综述。如果 Cochrane 图书馆中没有感兴趣的题目，Medline 是另一个选择。Ovid 的《循证医学综述》（EBMR）能够提供对 Cochrane 系统综述的一站式检索。如想了解“环孢素对肾病综合征的作用”，对 Cochrane 系统综述数据库（Cochrane database of systematic reviews，CDSR）、循证综述摘要数据库（database of abstracts of reviews of evidence，DARE）进行综述检索，用“环孢素”（cyclosporine）和“肾病综合征”（nephrotic syndrome）作为检索词，可得到 5 条系统综述的记录。

五、原始研究的精要

如果没有更好的途径找到所需要的信息，我们可以采用原始研究的精要。在 Embase 可以找到独立的试验研究的摘要。这里原始研究的精要和上面提及的循证摘要类似，不同在于原始研究的精要还包括独立的试验研究摘要。这些信息是以一些高质量研究的结构摘要的形式描述，不仅符合严格的质量评级标准，并且以临床相关问题和兴趣的形式收集成册。

六、原始研究

建立计算机支持决策系统、提炼摘要、合成证据均需要时间和精力。建立完美的计算机支持决策系统仍是循证临床实践的理想状态。根据质量要求不同，提炼摘要和合成证据通常需花费半年至数年的时间。如果找不到计算机支持决策系统、证据综合、循证摘要、系统综述和原始研究的精要，那我们必须开始寻找原始研究。我们可以在检索网络数据库获取相关医学信息，如原始文献数据库 Medline、Ovid、中国知网（CNKI）、PubMed、Cochrane Central。

总之，住院医师在床旁循证时，可针对提出的循证问题的需要，根据“6S”证据等级先后顺序，进行证据检索，通过高效快速获得最高级别的信息资源来寻找证据，开展临床实践。“6S”证据考虑了临床医生工作繁忙、时间有限、工作条件和环境制约等诸多因素，把循证医学理念和临床实际状况相结合，是循证临床实践的现实版证据模型，也是对循证医学未来发展的展望。

知识点

了解循证医学证据资源：“6S”模式。

第三节　获取证据的策略

随机对照临床试验结论是循证医学最高级别的证据，也是权威临床指南最重要的证据基础。由于循证医学中的核心部分是运用当前最佳证据，它的证据获取方式与一般临床研究不同，只要针对问题找到最佳证据即可，因此获取证据的策略是依据证据等级金字塔从高到低依次检索。问题不同，证据等级由高到低排列也不同。下面就不同的问题一一举例。

一、病因学问题证据获取的策略

案例 1-2-6：患者，女性，56 岁，退休职工，2 型糖尿病病史 10 年，因体检发现促甲状腺激素（TSH）偏高，游离三碘甲状腺原氨酸（FT_3）、游离甲状腺素（FT_4）正常，诊断为“亚临床甲状腺功能减退症”。患者目前血糖可控制，亚临床甲状腺功能减退无任何症状，但患者偶有心慌胸闷不适。2 型糖尿病合并亚临床甲状腺功能减退症是否更容易患心血管疾病？

【提出问题】根据 PICO 原则提出问题，2 型糖尿病合并亚临床甲状腺功能减退症是否更容易患心血管疾病？

P（patient）：2 型糖尿病患者

I（intervention）：有亚临床甲状腺功能减退症的 2 型糖尿病患者

C（comparison）：无亚临床甲状腺功能减退症的 2 型糖尿病患者

O（outcome）：心血管疾病的发生率

【本问题属于病因学问题】证据等级由高到低依次为随机对照的系统综述、随机对照研究、队列研究的系统综述、队列研究或质量较差的随机对照研究、病例 - 对照研究的系统综述、病例 - 对照研究、生态学研究、病例报告、专家意见或评论。

【获取证据文献检索策略】选择合适的数据库，包括万方、维普、CNKI、PubMed、Elsevier-ScienceDirect、Web of Science。最后所得证据来源于万方数据库和 Elsevier-ScienceDirect。检索时间从 2012—2017 年。

【制定中文检索词及检索式】中文检索词为“亚临床甲状腺功能减退症”“2 型糖尿病”“心血管危险因素”“心血管疾病”“促甲状腺素”。中文检索式制定“亚临床甲状腺功能”AND“2 型糖尿病”AND“心血管危险因素”；“亚临床甲状腺功能”AND“2 型糖尿病”AND“心血管疾病”；“促甲状腺激素”AND“2 型糖尿病”AND “心血管危险因素”;“促甲状腺激素”AND “2 型糖尿病”AND “心血管疾病”。并根据检索词库相应调整。

【制定英文检索词及检索式】英文检索词“subclinical hypothyroidism”“type 2 diabetes”“cardiovascular risk factor”“cardiovascular disease”“thyroid-stimulating hormone”。英文检索式制定“subclinical hypothyroidism” AND “type 2 diabetes” AND “cardiovascular risk factor”;“subclinical hypothyroidism” AND “type 2 diabetes” AND “cardiovascular disease”;“thyroid-stimulating hormone” AND “type 2 diabetes” AND “cardiovascular risk factor”;“thyroid-stimulating hormone” AND “type 2 diabetes” AND “cardiovascular disease”。并根据检索词库相应调整。

病因学问题证据检索步骤见图 1-2-2、图 1-2-3、图 1-2-4。

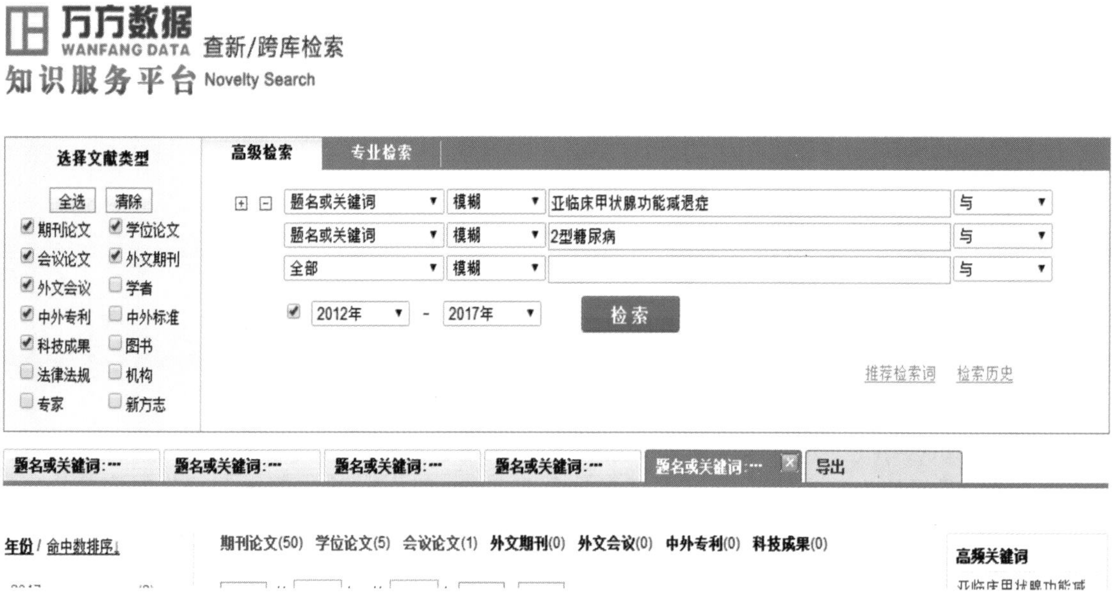

图 1-2-2　万方数据库病因学问题检索关键词输入

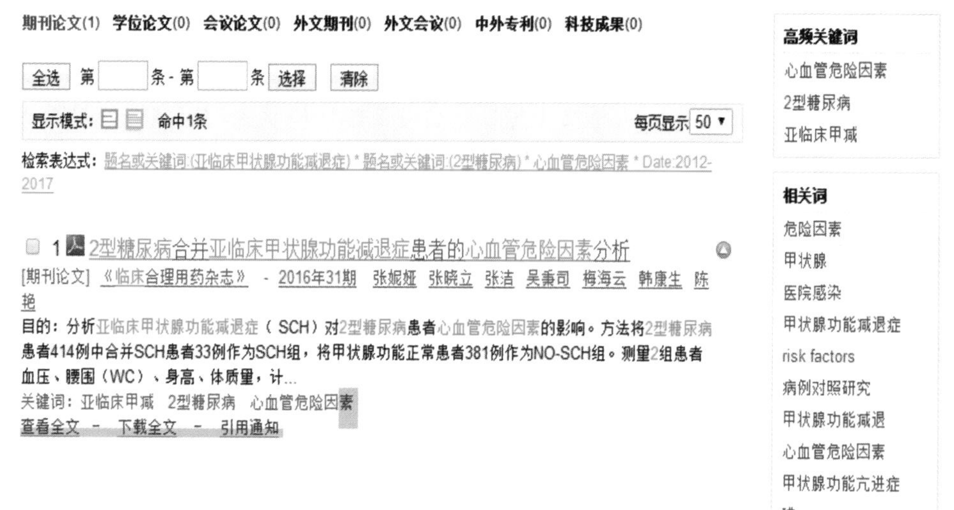

图 1-2-3　万方数据库病因学问题检索结果显示

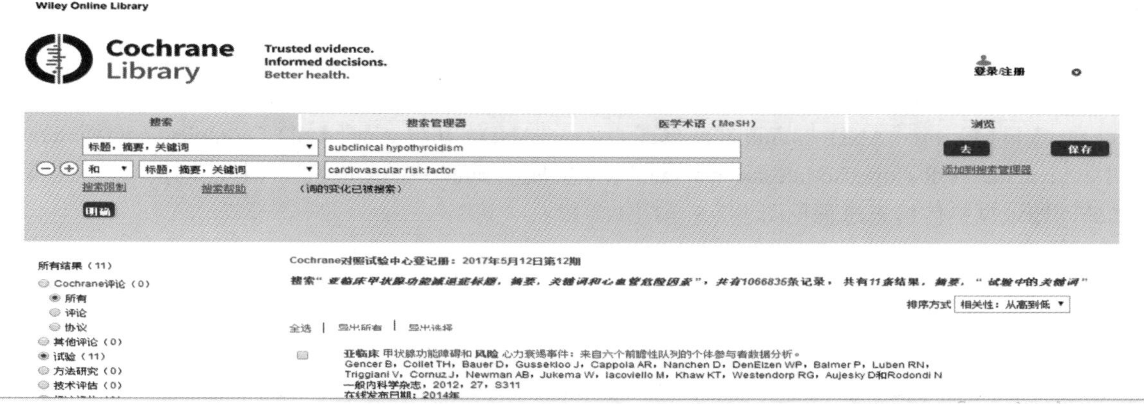

图 1-2-4　Cochrane Library 数据库病因学问题检索关键词输入及检索结果显示

【文献检索策略结果】初检出 61 篇文献，经初筛选出文献 13 篇，进一步阅读全文及剔除重复或数据不全的文献后，最终纳入以下 4 个研究。

[1] 张妮娅，张晓立，张洁，等 .2 型糖尿病合并亚临床甲状腺功能减退症患者的心血管危险因素分析 . 临床合理用药杂志，2016，9(31)：125-126.

[2] TAGUCHI T，IWASAKI Y，ASABA K，et al.Myxedema coma and cardiac ischemia in relation to thyroid hormone replacement therapy in a 38-year-old Japanese woman.Clinical Therapeutics，2007，29(12)：2710-2714.

[3] Chaker L，Ligthart S，Korevaar T I M，et al.Thyroid function and risk of type 2 diabetes：a population-based prospective cohort study.BioMed Central Medicine，2016，14(1)：150.

[4] FURUKAWA S，YAMAMOTO S，TODO Y，et al.Association between subclinical hypothyroidism and diabetic nephropathy in patients with type 2 diabetes mellitus.Endocr J.2014；61(10)：1011-1018.

二、诊断问题证据获取的策略

案例 1-2-7：患者，男性，19 岁，学生，8 个月前因头痛、视物不清至当地医院就诊，查头颅 MRI 未见明显异常，血常规示白细胞：1.5×10^9/L，红细胞 1.8×10^{12}/L，血红蛋白 61.3g/L，血小板 156×10^9/L。为进一步诊疗，行骨髓穿刺术及白血病免疫分型检查，结果符合急性髓系白血病 M_2 型（acute myeloid leukemia，AML-M_2）。1 个月前至我院给予柔红霉素 + 阿糖胞苷（DA）方案化疗，此次为强化治疗。建议进行 *WT1* 基因定量检测来评价及监测微小残留病（MRD）。患者及家属提出临床问题：*WT1* 基因定量检测能否真实评价急性髓系白血病 MRD 肿瘤负荷，并应用于急性髓系白血病 MRD 动态监测？

【提出问题】根据 PICO 原则提出问题，*WT1* 基因定量检测能否真实评价 MRD 负荷并应用于急性髓系白血病 MRD 动态监测？

P（patient）：急性髓系白血病患者

I（intervention）：微小残留病 *WT1* 基因

C（comparison）：细胞形态学或流式细胞术或细胞遗传学

O（outcome）：完全缓解率、总生存率、无病生存率和复发率

【本问题属于循证诊断问题】证据等级由高到低依次为：基于横断面研究的有合适的金标准和盲法的诊断试验的系统综述，有合适的金标准和盲法的横断面研究的诊断试验，非连续病例或金标准不一致的诊断试验，病例 - 对照研究或金标准不合适的诊断试验，机制研究。

【获取证据文献检索策略】选择合适的数据库，中文数据库有万方、维普、CNKI，外文数据库有 PubMed、Elsevier-ScienceDirect、Web of Science。最后证据来源于万方数据库和 Elsevier-ScienceDirect。检索时间从 1994—2017 年。

【制定中文检索词及检索式】中文检索词为“急性髓系白血病”“微小残留病”“*WT1* 基因”“完善缓解率”“总生存率”“无病生存率”“复发率”。中文检索式制定“急性髓系白血病”AND“微小残留病”AND“*WT1* 基因”AND“完善缓解率”OR“总生存率”OR“无病生存率”OR“复发率”，并根据检索词库相应

调整。

【制定英文检索词及检索式】英文检索词为“acute myeloid leukemia”“minimal residual disease”“*WT1* gene”“complete remission rate”“overall survival rate”“disease-free survival rate”“relapse rate”。英文检索式制定“acute myeloid leukemia” AND “minimal residual disease” AND “*WT1* gene” AND “complete remission rate” OR “overall survival rate” OR “disease-free survival rate” OR “relapse rate”并根据检索词库相应调整。

诊断问题证据具体检索过程见图 1-2-5 至图 1-2-12。

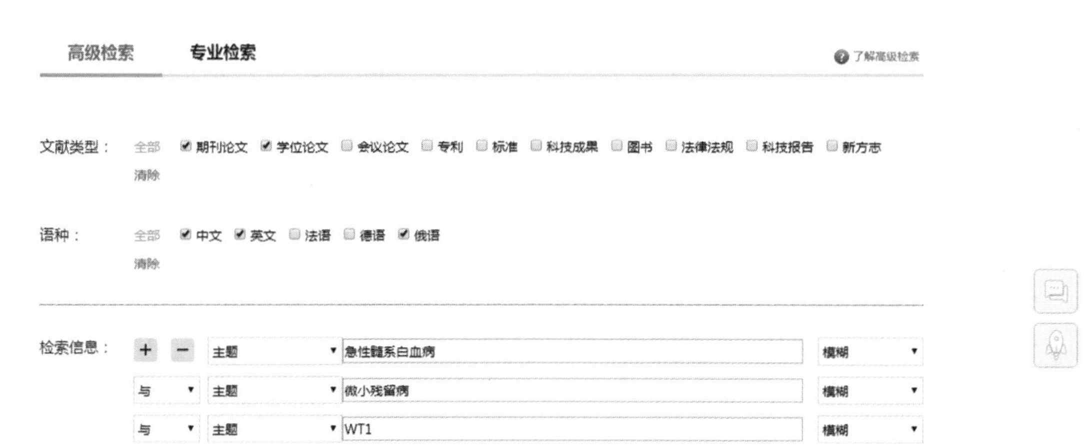

图 1-2-5 在万方数据库诊断问题关键词输入

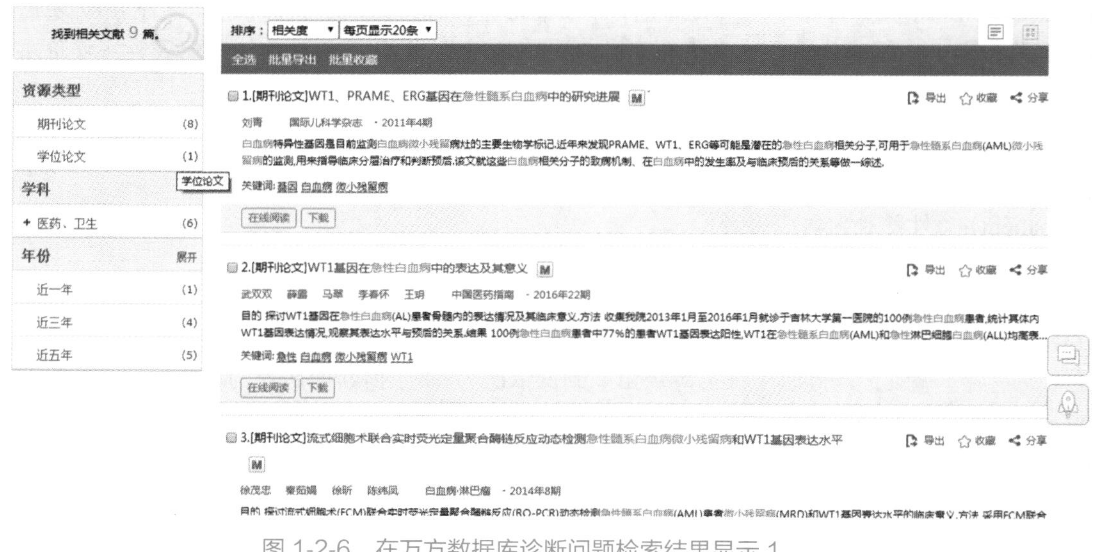

图 1-2-6 在万方数据库诊断问题检索结果显示 1

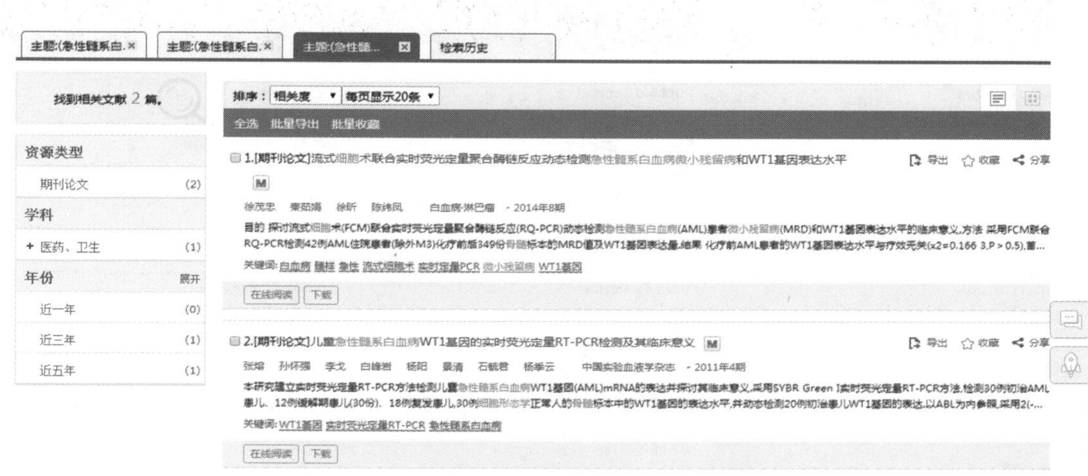

图 1-2-7　在万方数据库诊断问题检索结果显示 2

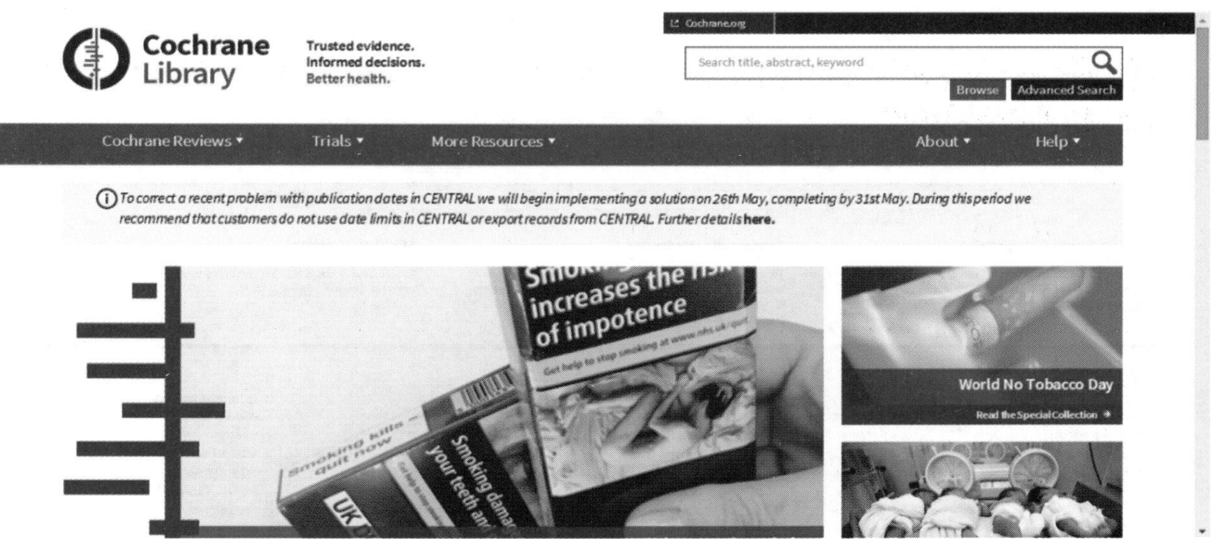

图 1-2-8　CochraneLibrary 数据库主页

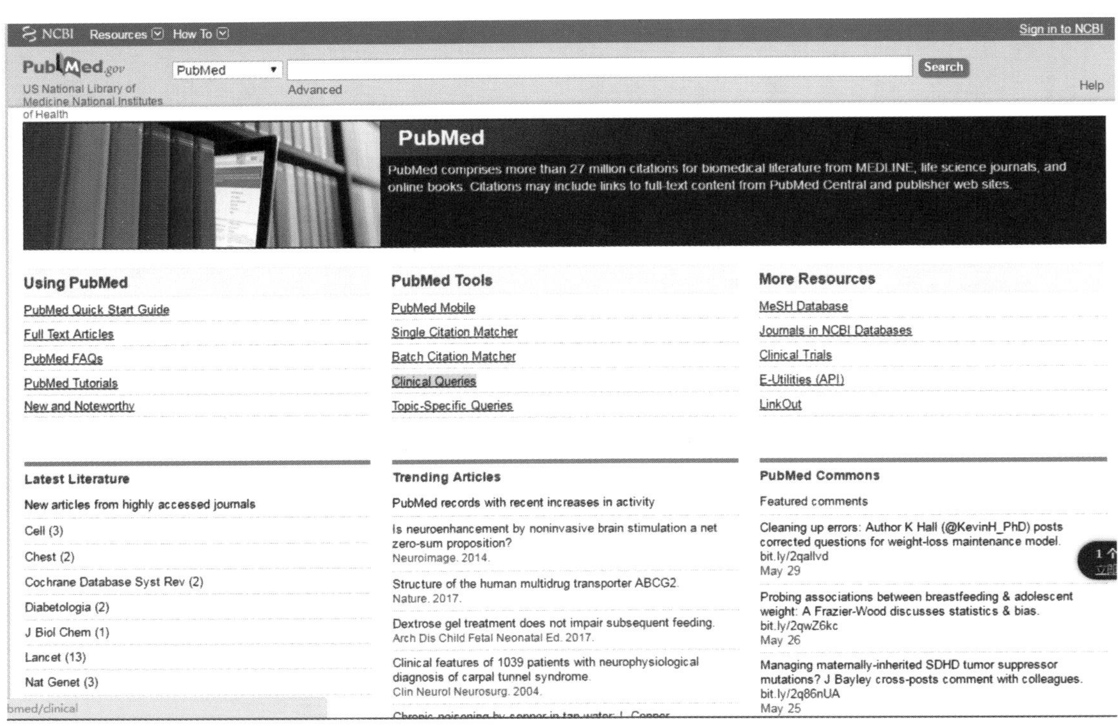

图 1-2-9 Pubmed 数据库主页

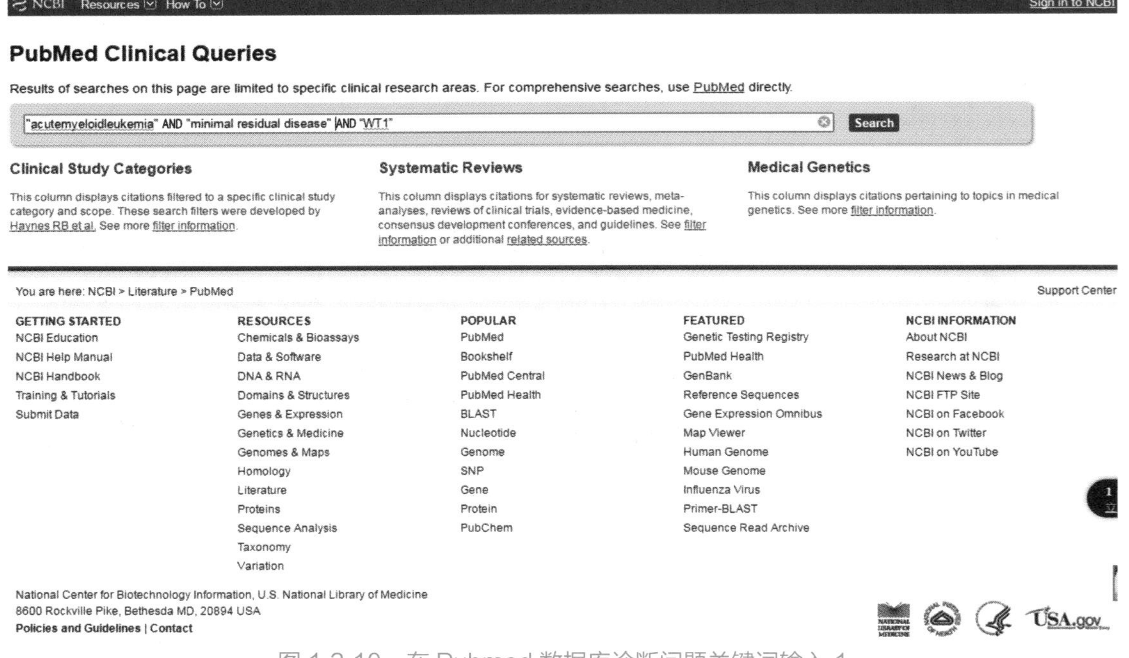

图 1-2-10 在 Pubmed 数据库诊断问题关键词输入 1

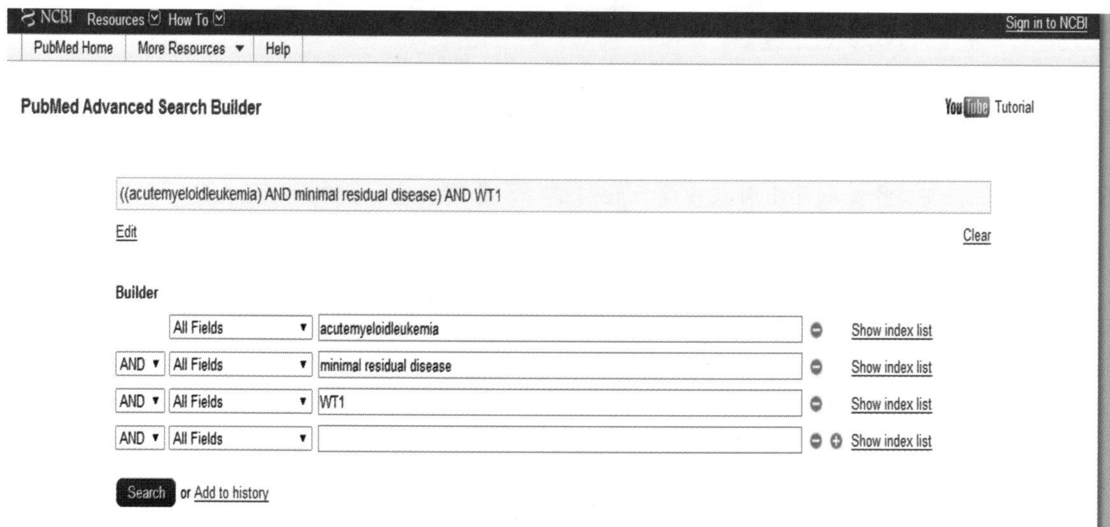

图 1-2-11　在 Pubmed 数据库诊断问题关键词输入 2

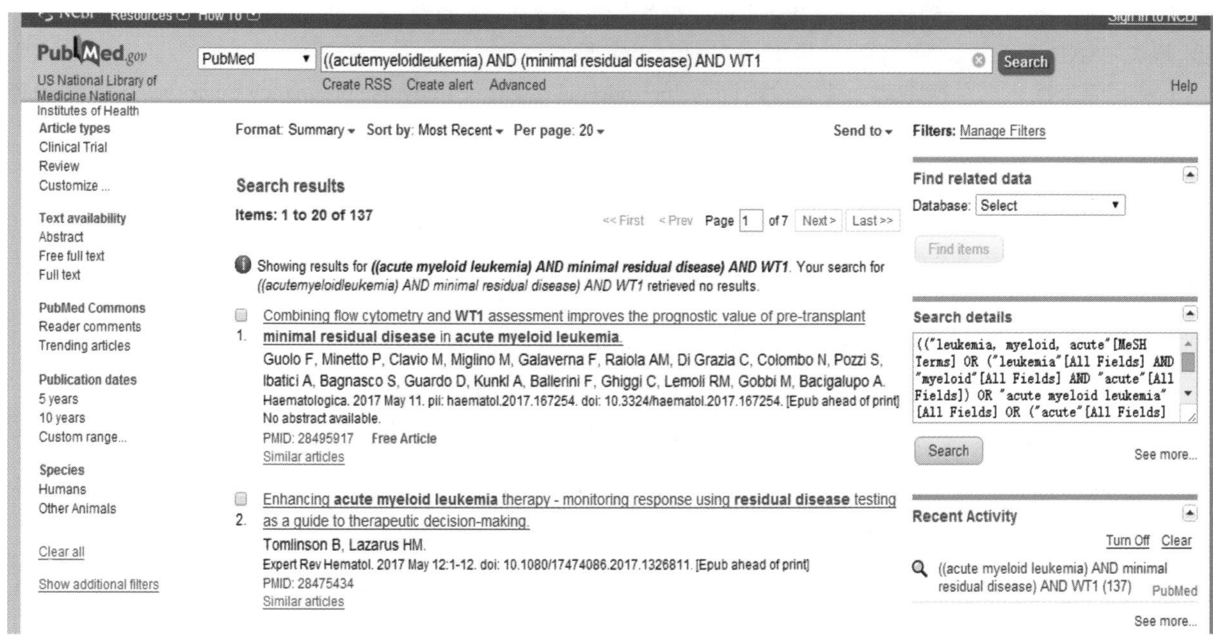

图 1-2-12　在 Pubmed 数据库诊断问题检索结果显示

【文献检索策略结果】初检出 50 篇文献，经初筛选出文献 13 篇，进一步阅读全文及剔除重复和数据不全文献后，最终纳入以下 4 个研究。

［1］徐茂忠，秦茹娟，徐昕，等．流式细胞术联合实时荧光定量聚合酶链反应动态检测急性髓系白血病微小残留病和 *WT1* 基因表达水平 .2014，23（8）：472-475.

［2］CANDONI A，DE MARCHI F，ZANINI F，et al.Predictive value of pretransplantation molecular minimal residual disease assessment by *WT1* gene expression in FLT3-positive acute myeloid leukemia.Exp Hematol.2017，49：25-33.

［3］GUILLAUMET-ADKINS A，RICHTER J，ODERO MD，et al.Hypermethylation of the alternative *AWT1* promoter in hematological malignancies is a highly specific marker for acute myeloid leukemias despite high expression levels.J Hematol Oncol.2014，7：4.

[4] MARANI C, CLAVIO M, GRASSO R, et al. Integrating post induction *WT1* quantification and flow-cytometry results improves minimal residual disease stratification in acute myeloid leukemia. Leuk Res. 2013, 37(12): 1606-1611.

三、预后研究证据获取的策略

案例 1-2-8：患者，女，27岁，孕2产1，孕23周，于3年前自然分娩一女婴，本次怀孕规律产检，B超提示：宫内单活胎，三维彩超筛查示胎儿正常。尿常规检查未见明显异常，血HCG及黄体酮未见明显异常。今日患者因口腔异味，牙龈红肿及刷牙出血来我院口腔科就诊。专科检查：口腔卫生差，全口牙结石Ⅱ度，牙结石的程度(BI)＝2，牙周带的深度(PD)为3~5mm。诊断：孕2产1，孕23周；牙龈炎。医生建议行牙周规范化治疗。

【提出问题】根据PICO原则提出问题，如果不进行牙周基础治疗会有什么影响？

P(patient)：妊娠合并牙周疾病患者

I(intervention)：愿意配合牙周规范化治疗的孕妇

C(comparison)；不愿意配合牙周规范化治疗的孕妇

O(outcome)：不良妊娠结局的发生率

【本问题属于循证预后问题】证据等级由高到低依次为基于起始队列研究的系统综述，起始队列研究，队列研究，病例 - 对照研究，病例分析。

【获取证据文献检索策略】选择合适的数据库：超星 Medalink(百链图书馆——外文)，PubMed，万方数据库，百链数据库，检索时间从2013—2018年。

【制定中文检索词及检式】中文检索词为“妊娠期牙龈炎”“不良妊娠结局”。中文检索式制定为“妊娠期牙龈炎”AND“不良妊娠结局”并根据检索词库相应调整。

【制定英文检索词及检索式】英文检索词为“periodontal disease”“adverse pregnancy outcomes”“systematic review”，英文检索式制定为“periodontal disease”AND“adverse pregnancy outcomes”AND“systematic review”，并根据检索词库相应调整。

预后研究证据具体检索过程见图1-2-13至图1-2-15。

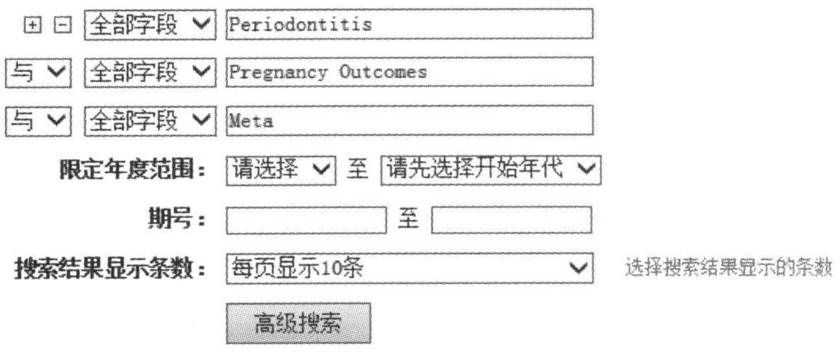

图1-2-13 在中国全文期刊数据库预后问题检索关键词输入

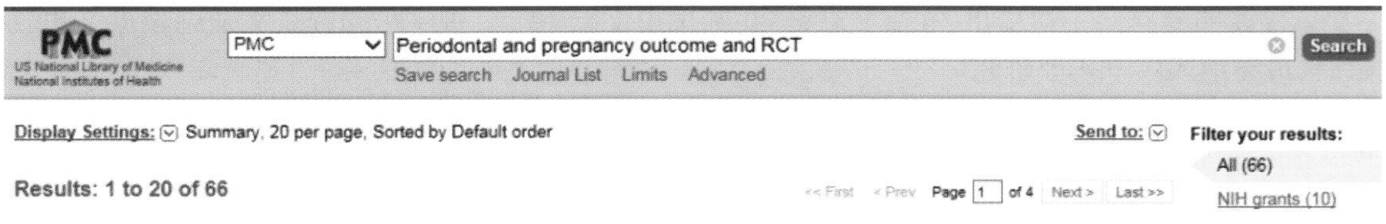

图1-2-14 在PMC数据库预后问题检索关键词输入

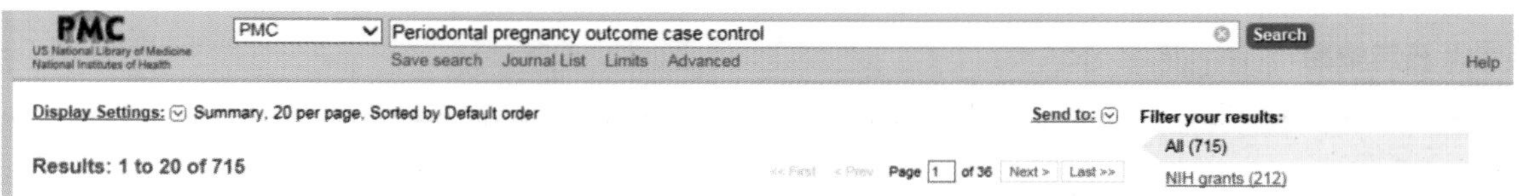

图 1-2-15 在 PMC 数据库预后问题检索结果显示

【文献检索策略结果】初检出文献 776 篇，经初筛选出文献 532 篇，进一步阅读全文及剔除重复和数据不全的文献后，最终纳入以下 6 个研究。

[1] JIANG H, XIONG X, SU Y, et al.A randomized controlled trial of pre-conception treatment for periodontal disease to improve periodontal status during pregnancy and birth outcomes.BMC Pregnancy Childbirth.2013, 13 :228.

[2] JIANG H, XIONG X, SU Y, et al.Use of mouth rinse during pregnancy to improve birth and neonatal outcomes: a randomized controlled trial.BJOG.2016, 123 Suppl 3 :39-47.

[3] OITTINEN J, KURKI T, KEKKI M, et al.Periodontal disease and bacterial vaginosis increase the risk for adverse pregnancy outcome.Infect Dis Obstet Gynecol.2005, 13(4):213-6.

[4] EBERSOLE JL, HOLT SC, CAPPELLI D.Periodontitis in Pregnant Baboons: Systemic Inflammation and Adaptive Immune Responses and Pregnancy Outcomes in a Baboon Model.J Periodontal Res.2014, 49(2):226-36.

[5] WU YM1, LIU J, SUN WL, et al.Periodontal status and associated risk factors among childbearing age women in Cixi City of China.J Zhejiang Univ Sci B.2013, 14(3):231-9.

[6] CORBELLA S, TASCHIERI S, FRANCETTI L, et al.Periodontal disease as a risk factor for adverse pregnancy outcomes: a systematic review and Meta-analysis of case–control studiesOdontology.2012, 100(2):232-240.

四、治疗证据获取的策略

案例 1-2-9：患者，女性，40 岁，在某医院行剖宫产手术，术后 3 天合并左下肢深静脉血栓，医生建议尿激酶溶栓治疗，考虑到溶栓风险，主张使用小剂量尿激酶在抗凝基础上对其进行治疗。

【提出问题】根据 PICO 原则提出问题，小剂量尿激酶与传统抗凝药物结合治疗深静脉血栓是否有效且安全？

P(patient)：下肢深静脉血栓的患者

I(intervention)：常规抗凝治疗 + 小剂量尿激酶

C(comparison)：常规抗凝治疗

O(outcome)：溶栓疗效

【本问题属于循证治疗问题】证据等级由高到低依次为随机对照的系统综述，随机对照或有很大效应值的观察性研究，队列研究或较差质量的随机对照研究，病例 - 对照研究，历史对照研究，病例分析。

【获取证据文献检索策略】选择合适的数据库：中文数据库有万方、维普、CNKI，外文数据库 PubMed、Elsevier-ScienceDirect，Web of Science。

【制定中文检索词及检索式】中文检索词为“深静脉血栓”“尿激酶”“抗凝治疗”。制定中文检索式为“深静脉血栓”AND“尿激酶”AND“抗凝治疗”，并根据检索词库相应调整。

【制定英文检索词及检索式】英文检索词为“deep venous thrombosis”“urokinase”“anticoagulant therapy”。制定英文检索式为“deep venous thrombosis”AND“urokinase”AND“anticoagulant therapy”，并根据检索词库相应调整。

治疗证据的具体检索过程见图 1-2-16 至图 1-2-18。

万方数据 WANFANG DATA 知识服务平台 V2.0 返回旧版

高级检索 专业检索 了解高级检索

文献类型： 全部 清除 ☑期刊论文 ☑学位论文 ☑会议论文 ☐专利 ☐标准 ☐科技成果 ☐图书 ☐法律法规 ☐科技报告 ☐新方志

语种： 全部 清除 ☑中文 ☑英文 ☑法语 ☑德语 ☑俄语

检索信息： + − 主题 小剂量尿激酶 模糊

与 主题 深静脉血栓 模糊

与 主题 抗凝 模糊

发表时间： 2010年 - 至今 更新时间： 不限

检索 检索历史

图 1-2-16 在万方数据库治疗问题关键词输入

主题:(小剂量尿...
检索历史
找到相关文献 27 篇。
排序： 相关度 每页显示20条
全选 批量导出 批量收藏
资源类型
期刊论文 (19)
学位论文 (8)
学科
+ 医药、卫生 (14)
年份 展开
近一年 (2)
近三年 (8)
近五年 (18)
1.[期刊论文]小剂量尿激酶溶栓联合抗凝治疗中危肺栓塞并下肢深静脉血栓的效果观察
2.[期刊论文]小剂量尿激酶溶栓联合抗凝治疗中危肺栓塞合并下肢深静脉血栓的近期疗效探讨
3.[期刊论文]小剂量尿激酶溶栓联合抗凝治疗中危肺栓塞合并下肢深静脉血栓的近期疗效
在线阅读 下载

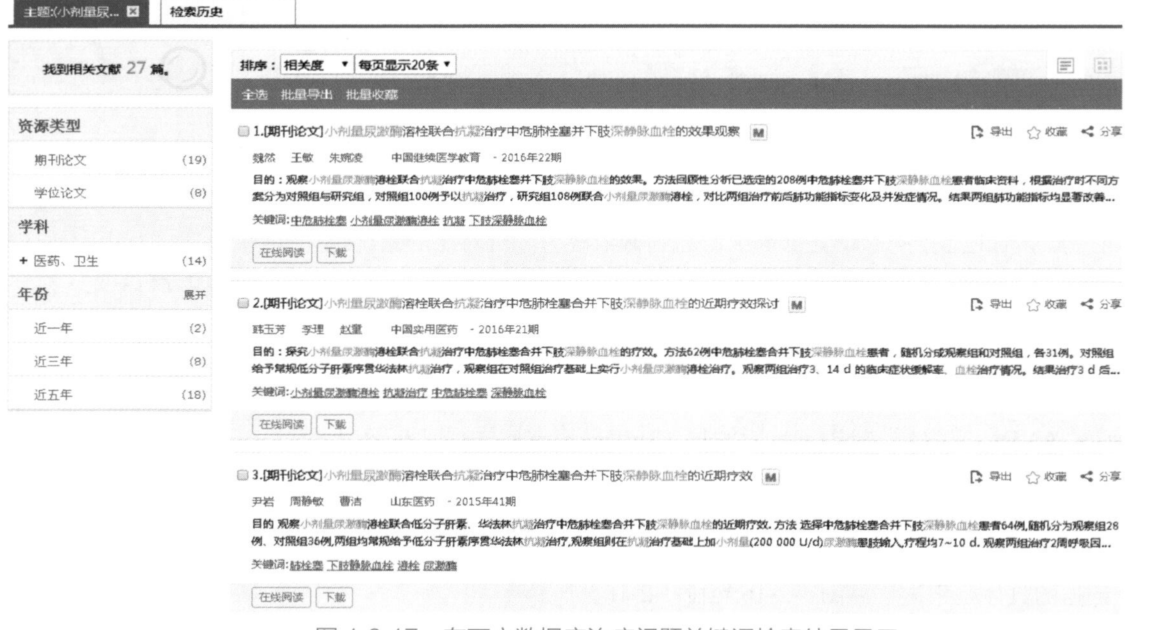

图 1-2-17 在万方数据库治疗问题关键词检索结果显示

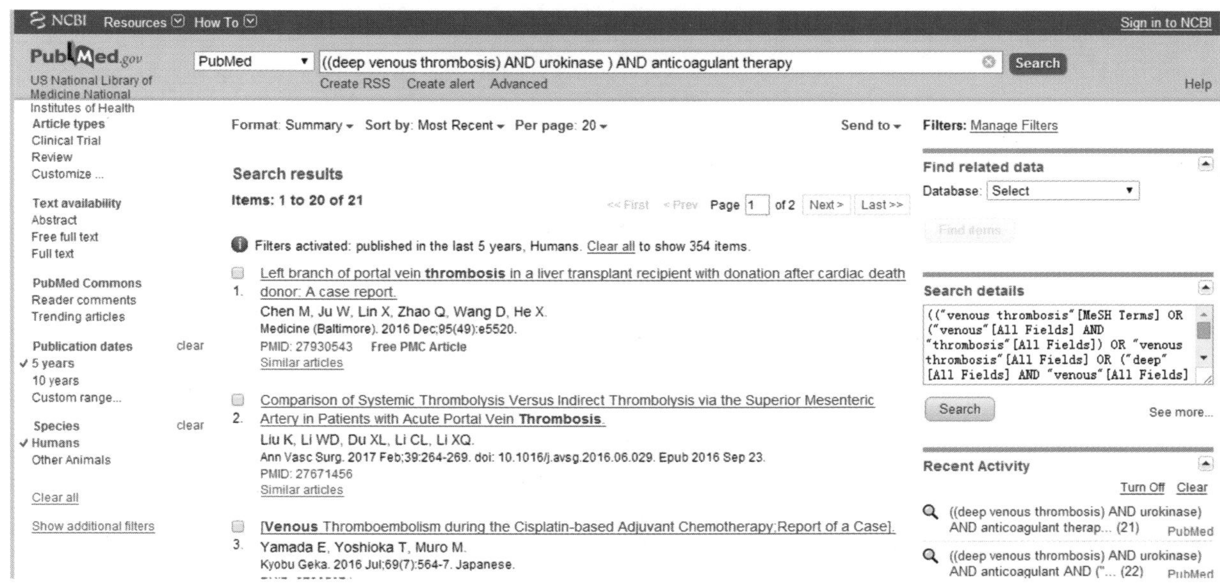

图 1-2-18　在 Pubmed 数据库治疗问题关键词及检索结果显示

【文献检索策略结果】检索到相关文献共计 27 篇，进一步阅读全文及剔除重复和数据不全文献后，最终纳入以下 5 个研究。

[1] 李伟 戚文涛 杨志强，等．溶栓联合抗凝治疗下肢深静脉血栓疗效评价．中外医疗，2015，12：119-120.

[2] BOON GJAM，VAN DAM LF，KLOK FA，et al.Management and treatment of deep vein thrombosis in special populations.Expert Rev Hematol.2018；11（9）：685-695.

[3] MCCULLOUGH M，KHOLDANI C，ZAMANIAN RT.Prevention of deep vein thrombosis and pulmonary embolism in high-risk medical patients.Clin Chest Med.2018；39（3）：483-492.

[4] DE STEFANO V，FINAZZI G，BARBUI T.Antithrombotic therapy for venous thromboembolism in myeloproliferative neoplasms.Blood Cancer J.2018；8（7）：65.

[5] WAKAKURA S，HARA F，FUJINO T，et al.Comparison of direct oral anticoagulants and warfarin in the treatment of deep venous thrombosis in the chronic phase.Int Heart J.2018；59（1）：126-135.

知识点

检索式没有统一标准，应根据临床问题灵活运用。问题不同，证据等级不同，检索策略也不相同。同一疾病，同一网站，没有统一的检索式。不同网站，不同检索库，逻辑符不同，检索模式也不相同。

（徐佩茹　刘　玉）

推荐阅读资料

[1] 董碧蓉．循证临床实践．北京：人民卫生出版社，2008.

[2] 詹思延．循证医学实践与教学．北京：北京大学医学出版社，2006.

[3] STRAUS SE，GLASZIOU P，RICHARDSON WS，et al.Evidence-based medicine.How to practice and teach it.4th edition. Churchill Livingstone Elsevier.2011.

第二篇
各　论

第一章　病因及危险因素

临床问题：诊疗过程中，临床医师经常需要回答某种因素是否是某种疾病的病因，或某项治疗措施对患者是否有害的问题。例如，吸烟是否增加患肺癌的危险？口服避孕药是否增加患乳腺癌的危险？而在互联网高速发展的当代，患者获取有关疾病信息的途径更加便捷，常会基于网上新闻和医学报道提出问题，如一名正在服用钙通道阻滞剂的高血压患者就曾携带文献询问医师“钙通道阻滞剂是否增加患癌症的危险”。

要回答这些问题，就需要在有关病因学研究（或治疗措施副作用研究）的信息中寻找证据，那么这些证据的真实性如何？重要性怎么判断？患者的情况是否适用？结论又是否可信呢？

第一节　基本概念

疾病的病因及危险因素研究一直都是医学探索的一个重要领域。病因和疾病的关系，从本质上讲，属于哲学上的因果关系（causal relation or cause and effect association）；从广义上讲，探索疾病的病因和危险因素、评估医学干预措施的效果和安全性，都属于寻找和验证因果关系的研究。现代医学从群体的角度，应用概率论因果观和流行病学方法，探索疾病的病因和疾病发生的影响因素，推动了病因概念的发展和病因研究的深入，有助于疾病的预防，帮助做出合理的医学决策。

一、病因与危险因素

人类对因果关系的认识一直处于发展之中。从古希腊学者亚里士多德（Aristotle）提出四原因说，到近代培根（Bacon）和休谟（Hume）提出决定论因果观和经验论因果观，走过了漫长的路程。然而，上述的因果论皆不能完美地解释生命现象中的因果关系。现代科学产生了概率论的因果观，或称广义因果律（law of causation）。概率论的因果观认为，原因就是使结果发生概率升高的事件或特征，即一定的原因可能导致一定的结果。该观点为解释生命科学中的因果关系奠定了理论基础。从概率论的因果观层面，病因（causation of disease）定义为能使人群中发病概率升高的因素，当其中的一个或多个因子不存在时，人群中疾病频率就会下降。概率论因果观层面的病因一般称之为危险因素（risk factor），体现了多病因论的思想，不仅具有病因理论上的科学性和合理性，而且具有重要的公共卫生学意义。

目前，慢性非传染性疾病已是危害人类健康的主要疾病。由于发病比较隐匿，病程缓慢，病因复杂，难以从单一的患病个体去研究疾病病因，因此，需要以相应群体作为研究对象对有关的发病因素进行宏观分析探讨，危险因素这一概念的提出契合了概率论因果观层面的病因观。流行病学调查资料认为，与健康及其相关状态有关联，并有重要预防意义的一些个人行为特征或生活方式、环境暴露、一些先天性或遗传性特征等，都可称之为危险因素。危险因素一词的使用范围相当广，具有下列任何一种含义者即可称为危险因素：①某个因素或暴露状态与特定结果（如疾病的发生）的概率增大有联系，但不一定是因果联系，该因素为危险标记；②一种能增加某种疾病或其他特定结局发生概率的因素，该因素为决定因素；③一种决定因素能通过干预措施改变其影响和作用，并通过这种干预降低疾病或其他特定结局发生的概率。为了避免混淆，这种决定因素可以称为可预防危险因素。值得注意的是，危险因素虽与疾病的发生、消长有一定的因果关系，但缺乏充分依据能阐明其明确的致病效应。

案例 2-1-1：20 世纪 60 年代，美国心脑血管病的死亡率居高不下，经研究发现高血压为其主要危险因素，于是在全国开展了大规模的高血压防治研究和人群防治运动。约 10 年后，高血压控制率大大提高，脑血管病死亡率大大降低，但冠心病死亡率下降不显著，于是又在全国开展了高脂血症的教育与防治。目前全民高脂血症得到了显著控制，心血管疾病死亡率呈现明显下降趋势，这些病因和危险因素研究符合概率论的因果观，结果表明了其对于疾病防治实践的重要指导意义。

再如，有研究提示，缺乏体育锻炼的人群当中肥胖率较体育锻炼较多的人群为高，且当这些人群增加运动时间，改善运动习惯后其肥胖率会有所下降，故缺乏体育锻炼是肥胖的危险因素，且属于可预防的危险因素。

另有研究发现，在 A 型性格人群中冠心病的发病率较普通人群为高，A 型性格是冠心病的危险因素之一。

二、病因学研究的测量指标

（一）发病率与效应指标

发病率（incidence）是病因研究的基础，即暴露有关可疑病因或危险因素后，发病人数占可能发病总人数的百分比；效应（effect）就是暴露或治疗对结局作用的大小，多用暴露组和非暴露组间结局事件发生率的差别或治疗组与对照组的差别来表达。用于测量效应大小的指标叫效应指标（measure of effect）。如在临床试验里，分析的目的可能是估计治疗可以降低死亡的百分数及其可信区间。这个治疗引起的在有益结局上的变化就是效应指标。效应指标的种类有很多，病因学研究最常用的是基于结局是二分类变量的各种相对和绝对指标（表 2-1-1）。在计算效应大小时，一般将暴露组或治疗组的发病率（广义的可称为事件发生率）用作分子或被减数，非暴露组或对照组的事件发生率作为分母或减数。另外，效应指标的临床意义还取决于结局事件的性质，因为对同一个指标的解释，有益事件与不良事件的临床意义刚好相反。下面将根据表 2-1-1，阐述常用的效应指标的计算和解释。

表 2-1-1　结局是二分类变量的效应指标计算数据总结表和效应指标估计公式

比较组	结局发生情况			累积发病率
	发病人数	未发病人	总人数	
暴露组或治疗组	a	b	n_e	$I_e=a/n_e$
非暴露组或对照组	c	d	n_0	$I_0=c/n_0$

效应测量指标	
相对指标	绝对指标
相对危险度 $RR=I_e/I_0$	归因危险度 $AR=I_e-I_0$
比值比 $OR=ad/bc$	• 大于 0 的 AR 称此为绝对危险增加（ARI）
归因危险度百分比 $ARP=(I_e-I_0)/I_e$	• 小于 0 的 AR 称此为绝对危险减少（ARR）
• ARP 大于 0 称为相对危险增加率（RRI）	• 需治疗人数 $NNT=1/AR$
• ARP 小于 0 称为相对危险减少率（RRR）	人群归因危险度 $PAR=I_t-I_0$
人群归因危险度百分比 $PARP=P_e(RR-1)/P_e(RR-1)+1$	

（二）相对危险度

相对危险度（relative risk，RR）：又叫危险度比（risk ratio）或率比（rate ratio）。测量的是暴露与疾病（或结局事件）关联的相对强度。在队列研究和随机对照试验研究中，是指暴露组（干预组）发病或死亡的危险性与非暴露组（对照组）发病或死亡的危险性之比，即病因暴露组的发病率与未暴露组发病率的比值，或治疗组副作用的发生率与非治疗组副作用发生率的比值，其反映的是病因对疾病危险作用的相对大小，或治疗对结局事件作用的相对大小。

若结局是不良事件，*RR* >1 时，表示暴露增加疾病的危险，是疾病的危险因素；*RR*<1 时，表示暴露可降低疾病的危险，是疾病的预防因素或称之为保护性因素；如 *RR*=1，表示暴露与疾病无关联。同理，在治疗试验里，*RR* >1 时，表示治疗可增加结局事件的概率；*RR*<1 时，表示治疗可降低结局事件的概率；*RR*=1，表示治疗与对照的效果无区别。当结局为有益事件时，*RR* 的意义则刚好相反。

案例 2-1-2：以“孕妇服用反应停（沙利度胺）是否会增加其子女患海豹肢畸形的危险”为例，将随机对照研究或队列研究的结果总结于下列四格表（表 2-1-2）。

表 2-1-2　反应停致海豹肢畸形效应回顾性队列研究结果

反应停	海豹肢畸形儿童数			肢体缺陷发病率 /%
	+	−	合计	
孕 8 周内有服用反应停史者	a(10)	b(14)	n_e(24)	42.00
孕早期无服用反应停史者	c(51)	d(21 434)	n_0(21 485)	0.24

以该表为例，服用反应停的海豹肢畸形发生率是 $a/(a+b)$（即 I_e），未服用组海豹肢畸形发生率是 $c/(c+d)$（即 I_0），相对危险度即为：

$$RR= I_e/I_0=(10/24)/(51/21\ 485)= 175.5$$

RR 越远离 1，表明暴露与结局事件的关联强度越大。在上述服用反应停是否增加后代患海豹肢畸形危险的队列研究中 *RR*=175.5，其意思是服用反应停的孕妇后代患海豹肢畸形的机会是未服用反应停组的 175.5 倍。

（三）比值比

比值比（odds ratio，*OR*）：队列研究和临床试验的数据多可以直接计算相对危险度，但一般病例 - 对照研究数据则只能估计比值比。当结局事件发生率比较低时（如低于 10%），比值比的大小和临床意义与 *RR* 相同，可将比值比当作 *RR* 的近似值来解释和应用，其意义表示病例组中暴露于该因素者与未暴露者的比值为对照组中该项比值的倍数。

案例 2-1-3：仍以“服用反应停是否增加后代患海豹肢畸形的危险”为例，将病例 - 对照研究的结果总结于下列四格表（表 2-1-3）。

表 2-1-3　反应停致海豹肢畸形效应病例 - 对照研究结果

反应停	病例组（海豹儿的母亲）	对照组（正常儿的母亲）
既往曾服用	a(12)	b(2)
既往未曾服用	c(188)	d(298)

$$OR = ad/bc=(12\times 298)/(2\times 188)=9.5$$

表示海豹儿母亲的暴露率（服用反应停）是正常儿母亲的 9.5 倍，可解释为既往服用反应停的孕期妇女产出海豹肢畸形患儿的危险是未服用者的 9.5 倍。

（四）归因危险度

归因危险度（attributable risk，*AR*）又叫特异危险度，危险度差（risk difference，*RD*）、率差（rate difference，*RD*）和超额危险度（excess risk），是暴露组发病率与对照组发病率相差的绝对值，它表示危险特异地归因于暴露因素的程度。

ER-2-1-1 *RR* 值和 *OR* 值（难点微课）

临床试验里，常把 *AR* 叫作绝对危险降低（absolute risk reduction，*ARR*）。

若结局是不良事件，*AR* 是暴露组与非暴露组发病率差别的绝对值，即暴露者单纯由于暴露而增加的发病危险的绝对数。*AR*=0 时，说明两组之间无差异；*AR*<0 时，说明暴露能降低不良事件发生的危险，是保护因素；*AR*>0 时，说明暴露可增加不良事件发生的危险性，是危险因素。若事件为有益事件时，*AR* 的公共卫生和临床意义则刚好相反。

$$AR= I_e-I_0$$

由表 2-1-2，服用反应停致海豹肢畸形发生的归因危险度为：

$$AR=(10/24)\times 100\%-(51/21\ 485)\times 100\%= 42\%-0.24\%=41.76\%$$

表示服用反应停发生海豹肢畸形的危险特异地归因于反应停的程度是 41.76%。

由于，$RR=I_e/I_0$，$I_e=RR\times I_0$；所以，$AR=RR\times I_0-I_0 = I_0(RR-1)$。

案例 2-1-4：再以表 2-1-4 为例，从 *RR* 看，吸烟者患肺癌的危险是不吸烟者的 10.7 倍，患心血管疾病的危险是不吸烟者的 1.7 倍，吸烟对肺癌的作用较大，病因联系较强；但从 *AR* 看，与不吸烟者比，吸烟增加 45.43/10 万人年的肺癌死亡率、126.43/10 万人年的心血管疾病死亡率，吸烟对心血管疾病的作用较大，控烟对预防心血管疾病死亡所取得的社会效果将更大。也就是说 *RR* 和 *AR* 分别反应了病因学研究的意义和公共卫生实践意义的大小。

表 2-1-4　吸烟与肺癌和心血管疾病的 *RR* 与 *AR* 比较

疾病死亡率	吸烟者 (1/10 万人年)	非吸烟者 (1/10 万人年)	*RR*	*AR* (1/10 万人年)
肺癌	50.12	4.69	10.7	45.43
心血管疾病	296.75	170.32	1.7	126.43

(五) 归因危险度百分比

归因危险度百分比(attributable risk proportion or percent，*ARP*，*AR%*)又称为病因分值(etiologic fraction，*EF*)或归因分值(attributable fraction，*AF*)，是指暴露人群中的发病或死亡归因于暴露的部分占全部发病或死亡的百分比。

案例 2-1-5：$ARP = [(I_e-I_0)/I_e]\times 100\%$ 或 $ARP = [(RR-1)/RR]\times 100\%$

以表 2-1-4 为例计算肺癌的归因危险度百分比。

$ARP = [(50.12-4.69)/50.12]\times 100\%= 90.6\%$，说明吸烟者中发生的肺癌有 90.6% 可归因于吸烟。

(六) 人群归因危险度与人群归因危险度百分比

人群归因危险度(population attributable risk，*PAR*)是指总人群发病率中归因于暴露的部分；人群归因危险度百分比(*PARP*，*PAR%*)也叫人群病因分值(population etiologic fraction，*PEF*)或人群归因分值，*PAR%* 是指 *PAR* 占总人群全部发病(或死亡)的百分比。

PAR 和 *PAR%* 的计算公式如下：

$$PAR= I_t-I_0$$

$$PAR\%= [(I_t-I_0)/I_t]\times 100\%$$

I_t 代表全人群的率，I_0 为非暴露组的率；

另外，*PAR%* 亦可由下式计算：

$$PAR\%= [P_e(RR-1)/(P_e(RR-1)+1)]\times 100\%$$

式中 P_e 表示人群中有某种暴露者的比例，从该式可看出 *PAR%* 与相对危险度及人群中暴露者的比例关系。

案例 2-1-6：继续以表 2-1-4 的数据来源资料为例，已知非吸烟者的肺癌年死亡率为 0.0469‰ (I_0)，全人群的肺癌年死亡率为 0.2836‰ (I_t)，则

(1) $PAR=I_t-I_0$=0.2836‰ –0.0469‰ =0.2367‰

(2) $PAR\%$= [(0.2836‰ –0.0469‰)/0.2836‰] × 100%=83.5%

从计算结果可知，虽然吸烟导致肺癌的 *AR*% 达 90.6%，但因人群中只有部分人吸烟，故其 *PAR*% 仅为 83.5%。

(七) NNH/NNT

还有一种对于临床医师和患者来说更直观、更易理解的指标，就是 *NNH*(number need to harm)，其含义是导致额外一例疾病的发生需要暴露在可疑危险因素中易感个体的人数(或是导致一例副作用的发生需要接受治疗措施的患者数，而这种治疗措施被怀疑与副作用的发生有关)。另一个与之计算方法相同的指标是 *NNT*(number need to treat)，其含义是为了避免或预防 1 例不良事件或获得 1 例有益事件需要治疗的患者总数。对 *NNH* 计算，一般是进行副作用的研究，则：

$$AR\%=(\text{试验组事件发生率}-\text{对照组事件发生率})/\text{试验组事件发生率}$$

含义是事件的发生归因于暴露于试验因素的百分比，又称相对危险增加率(relative risk increase, *RRI*)。

$$AR=\text{试验组事件发生率}-\text{对照组事件发生率}$$

含义是与对照组相比，试验组发生事件的绝对危险增加的水平。此处是副作用的研究，因此又称为绝对危险增加(absolute risk increase, *ARI*)。

而 *NNH* 即为 *AR*(*ARI*)的倒数，即

$$NNH=1/ARI$$

案例 2-1-7：钙通道阻滞剂是否增加患癌症危险的队列研究中，用药组癌症发生率为 3.03%，未用药组癌症发生率为 2.17%。即：

$$RRI=(3.03\%-2.17\%)/3.03\%=28.03\%$$

$$ARI=3.03\%-2.17\%=0.86\%$$

$$NNH=1/0.86\%=116$$

含义是需要 116 人服用钙通道阻滞剂才导致额外一例癌症的发生。

该案例是研究治疗药物副作用的，故其指标为 *NNH*。

如果研究治疗措施的保护作用，则一般选择 *NNT* 作为计算指标，此时：

$$AR=\text{对照组事件发生率}-\text{试验组事件发生率}$$

含义是与对照组相比试验组发生事件的绝对危险减少的水平，此处是有益结局事件的研究，因此又称为绝对危险降低(*ARR*)。

而 *NNT* 即为 *AR*(*ARR*)的倒数，即：

$$NNT=1/ARR$$

血管紧张素转化酶抑制剂治疗急性心肌梗死(AMI)可使病死率(治疗 4 周)与安慰剂比较有所降低，其试验组病死率为 9.1%，安慰剂对照组病死率为 9.7%。

$$ARR=9.7\%-9.1\%=0.6\%$$

$$NNT=1/0.6\%=167$$

表示采用血管紧张素转化酶抑制剂治疗 167 例 AMI 患者可挽救 1 例死亡。

(八) 估计可信区间

由于随机误差的存在，以上效应的点估计不能代表效应的真实值，可信区间(confidence interval, *CI*)可用来表达由随机误差引起的效应估计的不确定性，一般用 95% 可信区间表达。从实践意义上讲，可信区间是真实效应可能存在的区间。95% 可信区间的含义是真实效应有 95% 的可能在这个区间之内。传统的显著性检验和相应 *P* 值的临床意义不易解释，因此应尽可能避免单独使用它们来评估研究结果。

三、病因学研究的主要方法与设计方案

病因学研究探索的是疾病发生的原因及相关因素间的相互作用，和各因素对疾病发生、发展的影响。在病因学研究中，必须强调的一个概念是任何与结局(疾病)有联系的原因性暴露都必须发生在结局之前，但是

发生在结局(疾病)之前的暴露未必就是真正的原因(病因)。病因学的研究可为临床诊断、治疗和预防提供依据,同时也可以为制定相应的医学决策提供依据,从而获得疾病防治的最大效益。本章就临床常用的病因学研究类型进行概述(表 2-1-5)。

表 2-1-5 常用病因学研究设计类型简表

研究设计类型			特点	用途
观察性研究	描述性研究	病例报告	快,无对照,无设计	用于提供病因线索
		横断面研究	有设计,无对照	描述分布,寻找病因线索
	分析性研究	病例 - 对照研究	由果及因,按有无疾病分组	初步验证因果关系
		队列研究	由因及果,按暴露状况分组	验证因果关系
实验性研究		随机对照试验	随机化分组,人为干预	验证因果关系,研究疗效、副作用

下文以一种原因不明的晶体后纤维增生症的病因研究过程为例介绍常用的病因学研究方法。

(一) 病例报告

病例报告(case reports)是有关单个病例或少数病例的详尽临床报告,是对罕见病进行临床研究的主要形式。病例报告常是发现某药物临床应用中发生严重或罕见不良反应的第一线索。

案例 2-1-8:1942 年,美国眼科医师 Terry 首先报道了发生在波士顿早产儿中的一种原因不明的晶体后纤维增生症(retrolental fibroplasia,RLF) 6 例,他对患者的临床特征和组织病理特征都进行了详细描述和报告,发现致盲的原因是晶状体后的纤维组织块,它的出现与以前已知眼病的特征不符合,该病例报告提出了一种原因不明的致盲性疾病,引起了研究者的关注。随后,欧美一些国家也报告了类似病例。1949 年 Owens 详细描述了 RLF 的临床表现。这是早产儿出生不久发生的疾病,其表现可见于出生后头一个月,很少在出生后 3 个月的婴儿中发生。本病的发展是进行性的,发展的速度可不一致。通常双眼同样受累。一般可分为三期:①急性期,发病开始表现为视网膜血管扩张与弯曲,眼底外围出现许多小血管,形成一些灰色小纤维组织斑,新生血管及瘢痕组织向眼球腔生长,视网膜逐渐粘连。②消退期,本期可开始于急性期的任何阶段,如果恢复较早,则可痊愈。若到视网膜发生粘连后才进入消退期,则会留下不同程度的后遗症。③瘢痕期,由急性损害所形成的永久性瘢痕,导致视力减弱直至完全失明。

(二) 横断面研究

横断面研究(cross-sectional study)又称现况研究、患病率研究(prevalence study)、疾病频率调查(disease frequency study)。通过对特定时点(或期间)和特定范围内人群中的有关因素与疾病或健康关系的描述,即调查这个特定群体中的个体是否患病、是否具有某些特征的情况,从而描述所研究的疾病(或某种健康状况)及有关因素在目标人群中的分布,为进一步的研究提供线索和病因学假设。

案例 2-1-9:接续上例,研究者进一步查阅不同地区病因不明的失明患儿分布的相关资料。发现继波士顿之后,美国其他城市、其他国家也有报告,但发病率差别大:英、法、瑞典和澳大利亚病例较多;设备较好的医院、教学医院病例较多。表 2-1-6 描述了基于美国 1951 年儿科学会议材料的不同城市、医院和人种 RLF 的分布情况。

表 2-1-6 不同城市、医院和人种 RLF 发生情况

城市	医院类型	白色人种			有色人种		
		早产儿数	RLF 数	RLF 发病率 /%	早产儿数	RLF 数	RLF 发病率 /%
新奥尔良	慈善医院	90	0	0	210	0	0
	私人医院	100	9	9	31	0	0

续表

城市	医院类型	白色人种			有色人种		
		早产儿数	RLF 数	RLF 发病率 /%	早产儿数	RLF 数	RLF 发病率 /%
纽约	部分免费医院	1 541	188	12	759	2	0.3
芝加哥	公费医院	600	2	0.3	600	2	0.3
	教学医院	100	35	35	30	3	10
普洛维顿斯	部分免费医院	115	10	8.7	67	0	0
合计		2 446	244	10	1 697	7	0.4

Fletcher 等(1955)调查了不同出生体重早产儿中的 RLF 失明发生率(表 2-1-7)。Zacharias 等报道了不同孕周早产儿与 RLF 病情严重程度的关系(表 2-1-8)。发现 RLF 绝大多数发生在早产或低体重儿中，且体重愈低，发病率愈高或病情愈重。

表 2-1-7　不同出生体重婴儿的 RLF 发生率

出生体重 /g	婴儿数	正常	RLF	RLF 发病率 /%
2 001~2 500	31	29	2	6.45
1 701~2 000	52	46	6	11.54
1 501~1 700	146	122	24	16.44
1 251~1 500	130	88	42	32.31
1 001~1 250	75	31	44	58.67
<1 000	28	10	18	64.29
合计	462	326	136	29.44

表 2-1-8　不同孕周早产儿与 RLF 的严重性

病情程度	早产儿平均周龄 / 周
正常	33.4
轻度	31.9
中到重度	30.7

根据以上横断面研究的结果，可以看出这种新发的 RLF 多出现在条件较好、医疗条件较先进的医院和城市地区，且在低体重儿中多发，提示其病因可能与新兴的医疗措施有关。

（三）病例 - 对照研究

病例 - 对照研究(case-control study)，既往又称回顾性研究(retrospective study)，是分析性研究中最基本的研究类型之一，其基本设计原理是以一组已确诊的患有某种特定疾病的患者作为病例组，以一组不患有该病但具有可比性的个体作为对照组，通过询问、实验室检查或复查病史，搜集既往各种可能的危险因素暴露史，测量并比较病例组与对照组中各因素的暴露比例，经统计学检验，若两组某因素的组间比较差异有统计学意义，则可认为该因素与疾病之间存在着统计学上的关联。在评估了各种偏倚对研究结果的影响之后，再借助病因推断技术，推断出某个或某些暴露因素是否为疾病的危险因素，从而达到探索和检验病因假说的目的。这是一种回顾性的、由结果探索病因的研究方法，是在疾病发生之后去追溯假定的病因和检验病因假说的一种研究方法。

案例 2-1-10：美国眼科医师 Kinsey 和 Zachanias 回顾性地调查了 1938—1947 年在波士顿医院出生的低出生体重儿 372 例，发现其中 RLF 53 例，并从患儿亲友、经治医师及病历中收集相关可疑危险因素的资料（当时尚未采用规范的病例对照研究）。结果显示，一胎或多胎、性别、有无先天畸形、白细胞计数、X 线、输血、眼部或非眼部感染等因素无意义，护理因素与 RLF 的关系如表 2-1-9。

表 2-1-9　早产儿护理情况与 RLF 的关系　　单位：天

护理情况	正常婴儿	RLF 婴儿
平均护理天数	46	56
在暖箱平均天数	12	19
平均输氧天数	12	21

作者进一步将病例按两个时期（1938—1942 年，1943—1947 年）分别统计研究，结果后一时期 RLF 病例显著增多，护理上增加应用铁剂，维生素 A、维生素 D 改为水溶剂，并更多给早产儿输氧。

上述案例并不是一个典型的病例 - 对照研究，但是采用了病例 - 对照研究的基本研究思路。一个典型的病例 - 对照研究应该如何设计呢，就本案例而言，选择一组患 RLF 的早产儿作为病例组，在同一医院或地区选择同期的眼睛正常的患或不患其他疾病的早产儿作为对照组，回顾性收集两组患儿的人口学特征，医疗措施接触史，尤其是根据上文案例提示的应用铁剂，维生素 A、维生素 D 及输氧等的具体接触剂量、时间，以及他们母亲的相关病史，测量并比较病例组与对照组中各因素的暴露比例，计算相关指标（如 *OR* 及其 95% 可信区间）并进行统计学检验，从而判断和验证哪些或者哪种新近引入的医疗措施是可能导致 RLF 的病因。

ER-2-1-2 病因及危险因素（案例微课）

（四）队列研究

队列研究（cohort study）是分析性研究中的重要方法之一，类似的名称还有前瞻性研究（prospective study）、随访研究（follow-up study）和纵向研究（longitudinal study）。队列研究验证病因假设的论证强度优于病例 - 对照研究。其基本设计原理是基于暴露情况将特定人群分为暴露于某因素与未暴露于某因素的两组人群或不同暴露水平的几组亚人群，追踪观察期内研究对象的发病结局并比较两组或各组间的发病率或死亡率，从而判定暴露因子与发病有无关联及关联程度大小的一种分析性研究方法。依据研究对象进入队列时间及终止观察的时间不同，队列研究分为前瞻性队列研究、回顾性队列研究和双向性队列研究。

案例 2-1-11：不同地区学者均注意到 RLF 发病与婴儿输氧方式的关系，分别进行了回顾性队列研究，例如 Campbell（1951）在澳大利亚墨尔本，Chase 和 Evans（1952）在美国伯明翰某医院的调查，结果见表 2-1-10 和表 2-1-11。

表 2-1-10　墨尔本三个单位 RLF 发病率

机构	供氧情况	婴儿数	RLF 病例数	发病率 /%
A	40%~60% 氧气常规	123	23	18.7
B	发绀时应用	44	3	6.8
C	发绀时应用	14	1	7.1

表 2-1-11　某医院不同时期 RLF 发病率

时期（供氧情况）/ 年	婴儿数	存活婴儿		RLF	
		例数	发病率 /%	例数	发病率 /%
1931—1948（很少用氧）	412	132	32.0	1	0.8
1949—1950（广泛用氧）	69	26	37.7	5	19.2
1950—1951（按需供氧）	54	24	44.5	0	0.0

可以看到，当时的研究者也是采用了队列研究的设计思路，将入院的早产儿按照不同的给氧情况分组，观察不同组间 RLF 发生率的差别，从而判断给氧和 RLF 发病之间是否存在关联及关联程度的大小。

（五）随机对照试验

随机对照试验是在人群中进行的、前瞻性的、用于评估医学干预措施效果的实验性研究。它把研究对象随机分配到不同的比较组，每组施加不同的干预措施，然后通过适当时间的随访观察，比较组间重要结局发生频率的差别，以定量估计不同措施的作用或效果的差别。除对照和随机分组外，随机对照试验通常还会采用分组隐匿、安慰剂、盲法、提高依从性和随访率、使用维持原随机分组分析等降低偏倚的措施。随机对照试验是目前评估医学干预措施效果最严谨、最可靠的科学方法。

随机对照实验的特点如下：

（1）属于前瞻性研究：干预在前，效应在后，因果论证强度高；

（2）随机分组：采用随机的方法把研究对象分配到实验组或对照组，以控制研究中的偏倚和混杂；

（3）具有均衡可比的对照组：实验流行病学研究中的对象均来自同一总体的样本人群，其基本特征、自然暴露因素等应相似；

（4）有人为给予的干预措施：是与观察性研究（自然状态）的根本不同点。

案例 2-1-12：为了进一步证明早产儿给氧与 RLF 发病的因果关系，一些学者进行了实验流行病学研究（干预性研究、临床试验）。如 Patz 等（1952）在华盛顿某医院将出生体重在 1 575g 以下的婴儿按入院顺序交替分为两组：第一组给予 65%~90% 供氧 4~7 周；第二组只给予 40% 供氧 1~2 周，其他治疗与护理完全相同，追踪观察其 RLF 发生情况，结果如表 2-1-12。

Kinsey 和 Hamphi（1954）报告了美国 18 个医院合作研究的结果。他们将体重 1 500g 及以下的早产儿按入院顺序随机分为两组：一组为高氧组，给予 50% 供氧 28 天，另一组按需要供氧，结果如表 2-1-13。

表 2-1-12　不同浓度氧气治疗与 RLF 的关系

组别	婴儿数	正常婴儿数	RLF 例数		
			轻度	中度	重度
1	23	11	3	7	2
2	37	31	4	2	0

表 2-1-13　不同剂量的氧气对 RLF 发生的影响

治疗	正常 /%	异常 /%	1 级	2 级	3 级	4 级	5 级
			急性 RLF/%				
高氧组	28.0	72.0	25.0	23.0	13.0	9.0	2.0
按需供氧组	70.0	30.0	15.0	8.0	5.5	1.0	0.5
			瘢痕 /%				
高氧组	75.4	24.6	5.7	3.8	3.8	3.8	7.5
按需供氧组	94.0	6.0	1.6	1.6	0.8	1.6	0.4

注：分级愈高，病情愈重。

此外还发现，给氧的天数愈长，则 RLF 的发生率愈高。

综上，多种研究设计类型均可用于病因学研究，但不同设计类型的论证强度是不同的，一个较好的研究设计类型除了满足上述的时间顺序和可重复性要求外，还要能较好地控制各类偏倚的干扰，所获结论不易被后来的研究所否定。一般而言，在因果论证强度上，实验性研究大于观察性研究，有对照的研究大于无对照的研究，以个体为分析单位的研究大于以群组为分析单位的研究（生态学研究）。防治效应的因果关系研究最好采用随机对照试验。病因研究最好采用前瞻性队列研究，如果有去除病因的干预试验则更好。当然，研究设计类型的选择同研究所处的进展阶段、研究者的资源条件和医学伦理有关。实验性研究尤其需要考虑伦理问题，有时会因为伦理问题难以进行。实验性研究控制偏倚的能力大于观察性研究，研究结论本身更可靠，但实验的条件可能脱离真实生活环境，使推论到现实情况时受限。而观察性研究因为更接近真实生活环境，推论到现实情况时更可信，但其研究结论本身较容易受到混杂因素的干扰。研究者可根据实际条件和需要，选择适宜的设计类型进行病因学研究探索。各种病因学研究的论证强度比较见表 2-1-14。

表 2-1-14　不同病因研究设计类型的论证强度

研究设计类型	性质	可行性	论证强度
随机对照试验	前瞻性	差	++++
队列研究	前瞻性	较好	+++
病例 - 对照研究	回顾性	好	++
横断面研究	断面	好	+
叙述性研究	前瞻 / 回顾	好	±

知识点

病因和危险因素的区别：病因需要经过因果推导的严格验证，而危险因素是流行病学上发现的增加疾病发生概率的因素。可以说，寻找危险因素是发现病因的前期阶段。

RR 与 *OR* 的区别：*RR* 和 *OR* 都是表示研究因素与疾病结局间关联强度的指标，其区别在于，*RR* 一般用于前瞻性队列研究或临床试验研究中，而 *OR* 值是在病例 - 对照研究和横断面研究中运用的 *RR* 的替代性指标，是 *RR* 的近似估计值。

RR 与 *AR* 的区别：*RR* 与 *AR* 都是表示关联强度的重要指标，彼此密切相关，但其流行病学意义却不同。*RR* 说明暴露者与非暴露者比较相应疾病危险增加的倍数；*AR* 则是指暴露者与非暴露者比较，所增加的疾病发生的数量，如果暴露因素消除，就可减少这个数量的疾病发生。前者具有病因学的意义，后者更具有疾病预防和公共卫生学上的意义。

RR 与 *PAR*、*PAR* 与 *PAR%* 的区别：*RR* 和 *AR* 是通过比较暴露组与对照组，说明暴露的生物学效应，即暴露的致病作用有多大；而 *PAR* 和 *PAR%* 则是通过比较暴露组与全人群，说明暴露对一个具体人群的危害程度，以及消除这个因素后该人群中的发病率或死亡率可能降低的程度，它们既与 *RR* 和 *AR* 有关，又与人群中暴露的比例有关。

常用病因学研究设计类型见表 2-1-5。

各种病因学研究的论证强度比较见表 2-1-14。

第二节　评价原则

疾病病因与危险因素研究结果是否能够确定病因？病因学研究的科学性和研究结论的可信度如何？其研究的水平和价值多大？前人总结了具有指导性意义的评阅标准，为后来者检验自身及他人病因学研究提供借鉴，以提高研究的效率和准确性。从循证医学实践的角度，需要从真实性、重要性和实用性三个方面进行评价。

一、真实性评价

1. 研究对象是否有明确的定义，各组除了暴露因素外，其他重要的方面是否相似和可比。在病因学研究中，对于研究对象应有明确的定义，纳入的研究对象、病例组和对照组分别是如何选择的，可以代表哪类群体，这关系到研究结果的外推性和外推范围的判定，同时也关系到研究对象内部真实性的判定。另外，需要注意的是，除暴露因素外，病例组或试验组与对照组在人口学特征，如年龄、性别、职业、教育程度等重要因素应相似可比，其目的是避免由于这些重要的非研究因素的组间分布不均衡而造成研究偏倚。这里的非研究因素即所谓的混杂因素，它们可能是已知的，也可能存在未知，其对病因研究影响颇大。因此，在拟探讨的暴露因素之外，应注意在病例组或试验组和对照组中是否存在混杂及混杂的程度，是否采用了适当的控制或消除办法。

案例 2-1-13：病例组选自 1989 年 12 月—1992 年 11 月在西安市三所医科大学附属的教学医院中的女性冠心病患者，其诊断标准为世界卫生组织（WHO）诊断标准确诊的心肌梗死患者或经冠状动脉造影确诊的冠心病患者。

对照组有三个来源：入院初可疑为冠心病，后经冠脉造影证实的冠脉无狭窄者；排除冠心病症状、更年期综合征、心律失常和非心源性胸痛等疾患的内科门诊患者；按国际上推荐方法所设的普查人群中随机抽样的非冠心病对照组。

对三种来源的对照进行人口统计学特征的组间比较，其差异均无显著性意义。因此，三种对照合并为一组，与病例组进行下面的分析。经统计检验显示病例组和对照组在婚姻状况、职业和教育程度方面类似，但病例组年龄偏大。病例组的平均年龄为 58.0 ± 5.39，大于对照组的平均年龄 55.0 ± 5.05（t=3.69，P=0.002），所有对象均在西安居住二十年以上。

该文献对于病例组和对照组的选择均有明确的描述，包括如何选择、入组时间和判断标准。而后在结果中对除暴露因素（被动吸烟）外的其他重要因素，如婚姻状况、职业和教育程度及年龄都进行了比较，发现病例组和对照组在年龄上存在差异，故而在之后的结果分析中应注意由年龄差异造成的偏倚，将年龄作为混杂因素进行校正，比如引入多元统计分析方法进行控制，再看暴露因素对结局的影响。

2. 试验组和对照组有关暴露和结局的测量方法是否相同——是否采用盲法或客观的方法测量暴露和结局。在病因学研究中，对于所致疾病的诊断标准和结果指标的测量方法，在试验组和对照组间应保持一致，而且观测方法宜为盲法，这样才能保证结果的真实性。这是因为，观察者可能不自觉地更关心试验组或病例组的对象，更主动、更详尽地随访追查是否发生了疾病或既往有无暴露。同样，发生了疾病的受试对象也更关注自己的病况，更容易回忆过去曾经接触的暴露因素。如果观察者和受试者都不知道研究假设、不知道研究分组的情况，即以盲法如实观测记录结果，就能避免上述偏倚造成的影响，增加结果的真实性。

案例 2-1-14：文献中有关病例组和对照组的相关描述，病例组选自 1989 年 12 月—1992 年 11 月在西安市三所医科大学附属教学医院中的冠心病患者，其诊断标准为 WHO 诊断标准确诊的心肌梗死患者或经冠状动脉造影确诊的冠心病患者。冠状动脉造影采用 Judkins 技术，并由两名经验丰富的放射科医师分别诊断。确诊冠脉病变的标准是：冠状动脉造影显示至少一支主要冠脉狭窄 ≥ 50%；两名放射科医师诊断的一致率在 90% 以上；冠脉狭窄 ≤ 50% 者未纳入本研究。

对照组有三个来源：入院初可疑为冠心病，后经冠脉造影证实的冠脉无狭窄者；排除冠心病症状、更年期综合征、心律失常和非心源性胸痛等疾病的内科门诊患者；和一个按国际上推荐方法所设的普查人群中随机抽样的非冠心病对照组。后两组经 WHO 诊断标准排除冠心病，并且经心电图平板运动试验检查为阴性。

家庭被动吸烟定义为与吸烟的丈夫共同生活长于 5 年；单身女性的暴露状态与丈夫不吸烟的妻子同视；工作场所被动吸烟定义为不吸烟的女性与某个 / 些吸烟的同事在同一办公室或车间共同工作长于 5 年；长期远离工作场所烟草暴露环境者视为无工作场所暴露。所有研究对象的无暴露或暴露年限均大于 5 年。

对 10% 研究对象的调查过程进行同期录音；对 1/3 住院研究对象的丈夫进行再次调查，核对调查数据的可靠性；单盲双人重复调查约 30% 医院对照。此外，26 名误诊患者（入院时按冠心病者调查，后经冠脉造影排除的非冠心病者）作为误诊组，与一般对照组和病例组分别进行被动吸烟暴露史的比较，以检验调查者在询问调查中的主观偏倚。

可以看到，在该案例文献中，作者对病例组和对照组的结局变量——冠心病和暴露因素（被动吸烟），均有客观统一的评价标准，采用了单盲的方法进行了信息调查，并采用双人重复抽查的方式控制调查质量，对丈夫和妻子的问答进行录音核对，有效地避免了调查偏倚，较好地保证了研究信息的真实性。

3. 随访时间是否足够长，随访是否完整。任何致病因子引起人体发病都有一个致病的时间效应关系，急性及自然病程短的疾病则致病效应期短，如急性传染病。对于慢性非传染性疾病则其致病效应期较长，因此，研究慢性非传染性疾病发病危险因素的致病效应时，往往需要足够时间才能观察到结果的发生，观察期过短会获得假阴性结果。以“吸烟增加肺癌危险”为例，如果受试者仅被随访了几周，则无法区分阴性结果的真实性，是吸烟的确没有增加肺癌罹患的风险？还是随访期短、癌症还没有表现出来？

另外，在随访期间失访过多会影响研究结论的真实性（一般失访率不应 >20%），因为中途退出的研究对象可能在某些特征上与仍然留在研究中的研究对象存在差别。

案例 2-1-15：有一项研究钙通道阻滞剂是否增加患癌症危险的队列研究平均随访了 3.7 年，在服用钙通道阻滞剂的人群中共随访了 1 549 人 / 年，但仅发生 47 例癌症。

可见类似研究如果仅随访几周是不会有理想结果的。

4. 结果是否满足因果推断标准

（1）是否因在先，果在后，满足因果时间顺序。致病因素引起发病，必然是因在前，果在后，时序性是构成因果关系的基础。在评价某一病因学研究时，如果能明确危险因素（或治疗措施）的出现早于疾病（或副作用）的发生，则研究结果的真实性高。如果结局和研究因素同时出现在一个人身上，谁是因、谁是果，必须持慎重的态度。如糖尿病患者往往有心血管疾病，对谁先谁后不能草率下结论。因果效应时相顺序的确定有赖于前瞻性研究（如队列研究或干预性研究），而回顾性、横断面调查等则不能确定因果效应的时相顺序。也因此，干预性研究和队列研究的因果推断强度强于病例 - 对照研究和横断面研究。

案例 2-1-16：某研究高血压与高血脂关系的文献描述如下，正常胆固醇（TC）与高胆固醇血症人群高血压（HBP）患病率比较的调查结果显示，高胆固醇血症患病率为 18.89%；高胆固醇血症人群 HBP 患病率为 40.80%，明显高于正常 TC 人群 HBP 患病率（31.40%），各年龄组患病率随年龄升高而上升，差别均有统计学意义（$P<0.05$）（表 2-1-15）。

表 2-1-15 各年龄组正常胆固醇和高胆固醇血症人群高血压患病率

年龄组 / 岁	高胆固醇血症患病率 /%	高血压患病率 /%	
		正常胆固醇	高胆固醇
15~	7.27	1.96	0.00
25~	13.11	7.55	6.25
35~	14.22	12.57	13.79
45~	23.35	24.87	38.33
55~	22.83	41.55	52.38
65~	21.23	64.54	68.42
75~	19.04	80.39	50.00
合计	18.89	31.40	40.80

该文献是一个横断面研究，采用了整群随机抽样方法，对比了两类人群中高血压的患病率差别，发现高血脂的人群中高血压的患病率也高，但是并不能说明高血脂与高血压何者发生在前，何者发生在后，即不能明确区分两调查因素的时间顺序，故无从判断二者之间的因果关联，也不能下何者是何者病因的结论。

（2）是否存在剂量效应关系。剂量效应关系是指暴露因素（危险因素或治疗效应）的剂量、程度或暴露时间与疾病发生的进展和程度存在显著的相关关系。也就是说当病因可以分级处理时（根据量化或特征），等级的变化可以影响疾病在人群的发病率变化。这种关系可以制成相关图，得一形如阶梯的曲线，称剂量效应反应曲线。

在医疗实践中，治疗措施的疗效和毒副作用往往存在剂量效应关系，在治疗剂量时，可显现疗效，但过量时，则出现中毒反应。当病因学研究（或治疗措施副作用研究）呈现剂量效应关系时则结果的真实性较高。

案例 2-1-17：某市发生的一起甲型肝炎暴发流行，表 2-1-16 报告了不同暴露水平（食毛蚶量）与甲型肝炎发病的关系，显示随食入毛蚶数量的增加，患急性甲肝危险性也增高。此存在剂量效应关系的研究结果，增加了食入毛蚶是本次甲型肝炎暴发原因真实性的论证强度。

表 2-1-16　食毛蚶数量与甲型肝炎发病关系

食毛蚶量 / 只	调查人数	病例数	罹患率 /‰	*RR*
0	1 094	7	6.4	1.00
1~	150	9	60.0	9.38
10~	258	43	166.7	26.05
30~	147	36	244.9	38.27
累计	1 649	95	57.6	–

（3）是否有停止暴露或减少暴露后发病率下降的研究。疾病在人群中的分布特点和消长的变化，往往与相关的危险因素消长的变化相吻合。当危险因素存在时，该病的发病率和患病率往往较高；反之，当其减弱或消除时，该病的发病率及患病率也随之下降。治疗措施的副作用研究符合流行病学规律，表现为终止治疗措施伴随副作用的减弱或消失，重新开始治疗措施时，副作用再次出现。

案例 2-1-18：反应停销售高峰时，海豹肢畸形的出生率随后也达高峰，当采取干预措施停止生产和销售反应停后，该畸形的发生率也随之明显下降，这就是流行病学研究病因致病的规律。

所以，当病因学研究（或治疗措施副作用研究）结果符合流行病学规律，即暴露减少后，发病也减少时，则其研究的暴露因素与结局因素因果关系较可信。

（4）有无在其他不同研究中反映因果联系的一致性。对某危险因素与某种疾病关系的研究，如果在不同地区、不同时间、不同研究者和不同设计方案的研究中都获得一致结论的话，这种病因学的因果效应就较可信。

案例 2-1-19：吸烟引起肺癌，在世界上不同国家和不同时间至少有 10 次以上的队列研究、50 余次的病例 - 对照研究得出相似的结论，说明吸烟与肺癌的因果关系较为真实。

尽可能收集相同性质高质量研究结果，并进行系统评价和 Meta 分析，可以定量评价结果，真实性较高。

（5）生物学合理性：如果病因学研究（或治疗措施副作用研究）揭示的因果关系有生物学的可解释性（病理生理的改变），则可增加因果联系的证据强度和结果的真实性。在上述钙通道阻滞剂是否增加患癌症危险的队列研究中，研究者提出这样的假设：钙通道阻滞剂可能干扰细胞的凋亡，从而导致癌症的发生。但如果缺乏生物学上的合理解释，则否定因果关系时要慎重，因为受科学发展水平的限制，现在无法合理解释的因素，若干年后可能会在其他研究中得到解释。

案例 2-1-20：1747 年 Lind 发现海员的坏血病与食用水果蔬菜有关，百年后才分离出维生素 C，最终确定坏血病是维生素 C 缺乏所致。

同样源于上述 RLF 病因学研究：为了进一步验证给氧与 RLF 发病的关系，研究者还开展了动物实验。选择出生后数周的小鸡，其视网膜血管的发育类似临产前胎儿。将小鸡暴露于 60%~80% 的氧气中数天，发现这样浓度的氧对小鸡视网膜产生严重损害。当小鸡移置于一般空气中，部分血管又得以重新开通。

这个实验从生物学上证明了给氧的确会导致婴儿眼睛的损害，使之罹患 RLF，给予了高浓度给氧是 RLF 病因以生物学证据的支持。

随着当代生命科学的飞速发展，把流行病学或临床流行病学的宏观研究结果与分子生物学、分子病理学、遗传学和免疫学等微观研究结果相结合，将促进病因学研究的深化，也将使我们对疾病有更加清晰的认识。

二、重要性评价

通过上述真实性的分析与评价，假设一个病因学研究的结果有着良好的真实性，那么我们应该进一步地评价这个研究结果是否具有重要的临床意义和价值，在评价重要性方面应有量化的相应指标。

（一）因果联系强度的大小

评价病因学研究结果的重要性常借助于一些反应暴露与疾病的因果关联强度的效应指标。如在临床试验和队列研究中，定性指标有事件发生率（如病死率、生存率、治愈率等）、相对危险度、归因危险度百分比（*ARP*，*AR*%）、人群归因危险度（*PAR*）与人群归因危险度百分比（*PAR*%）以及 *NNH* 等。病例 - 对照研究则多用比值比（*OR*）进行评价。对于定量指标，则较为单一，主要是计算组间均数差值。

在判断 *RR* 和 *OR* 的意义时，有必要进行敏感度分析（sensitivity analysis），这有助于对潜在的混杂因素影响进行“调整”或“修正”。当 *RR*（或 *OR*）大于 1 时，如果调整后的 *RR*（或 *OR*）较调整前的 *RR*（或 *OR*）明显变小（趋向 1）；或当 *RR*（或 *OR*）小于 1 时，如果调整后的 *RR*（或 *OR*）较调整前的 *RR*（或 *OR*）明显变大（趋向 1），则应该怀疑原来的结果。相反，如果调整后的 *RR* 或 *OR* 与调整前相比保持不变或比调整前明显增大，则可以更确信该因果关联的真实性。

有关主要的定性指标的定义和计算方法已在相关章节中进行了探讨，下面以文献中的实例描述来看如何通过量化的效应指标来评价一篇病因学研究。

案例 2-1-21：1954 年至 2009 年间，共有 69 995 例住院及门诊的癫痫患者被纳入此项研究。通过年龄及性别配对，与 660 869 例正常人群和 81 396 例癫痫患者的健康亲属进行对照分析。在性别、年龄、癫痫类型、是否合并精神症状及癫痫后的诊断时间等方面进行了敏感性分析，从而评价各因素的区别。

随访共发现 6 155 例（8.8%）癫痫患者死亡，平均年龄为 34.5 岁；癫痫患者死亡危险比大幅度增加（与正常人群的死亡危险比 *OR* 值为 11.1，与健康亲属相比为 11.4），死亡时间明显提前。过早死亡的患者（972 例）中 15.8% 为外因引起，非车祸因素（5.5）及自杀风险（3.7）明显增加。在这些外因死亡的患者中，75.2% 的患者合并有精神疾病、抑郁以及药物滥用情况。

这项研究提示，对于癫痫患者的治疗与管理，应将降低外因导致的过早死亡作为首要任务。精神合并症状在癫痫患者的过早死亡中扮演了重要角色。

该文献采用的是定性资料效应指标 *OR* 值来表明研究因素在患者过早死亡中的重要性，文中描述：与正常人群相比的 *OR* 值为 11.1，与健康亲属相比为 11.4，表明合并精神症状的癫痫患者其早死的危险是正常人群的 11.1 倍，是其健康亲属的 11.4 倍，该文献还可报告 *ARP* 和 *PAR*% 来进一步说明预防该研究因素的人群保护意义。

在讲述 *RR* 和 *OR* 值的概念时，我们曾说 *RR* 或 *OR* 值越远离 1，则越有价值。一般来说，根据他们的值判断因果关联强度的大小（表 2-1-17）。

表 2-1-17　*RR/OR* 值及其所表示的关联强度

RR/OR 值		关联强度
0.9~1.0	1.0~1.1	无
0.7~0.8	1.2~1.4	弱
0.4~0.6	1.5~2.9	中
0.1~0.3	3.0~9.9	强
<0.1	>10	很强

据此我们可以看出，文献中的研究因素与过早死亡之间的关联是很强的。值得注意的是，现在研究的慢性病大多是诸多因素共同作用导致的，所以其单个病因的 *RR/OR* 值并不会很大，如其值达到 2~3，则可认为关联强度较强。

(二) 研究结果的精确性，即可信区间是否较窄

除评价因果关系的联系强度点估计强度外，还需评价其精确性，方法是计算 *RR* 或 *OR*（或其他效应指标）的 95% 可信区间（*CI*）。如果 95%*CI* 的范围较窄，则其精确度就高。统计学意义的判定可通过假设检验和区间估计加以实现。若假设检验的 *P* 值小于预先设置的检验水准（一般为 0.05），则可认为组间差异有统计学意义。区间估计的下限和上限值不包括 1.0，同样表明在相应的检验水准结果有统计学意义。这里要强调的是若组间差异无临床意义，*P* 值再小或 95%*CI* 再窄也无临床应用价值。

三、实用性评价

(一) 我们自己的患者是否与文献报道的患者非常不同

这一部分主要是考虑你所要解决的临床案例中的患者是否确实不同于文献中的研究对象，是否存在本质的差别以致文献结果对你的临床决策毫无帮助。

案例 2-1-22：文献报道，骨质疏松在中年人群中男性高于女性，提示中年男性应注意骨质疏松的预防。但是，如果我们面对的主要就诊群体是老年人，老年女性已进入绝经期，失去了雌激素的保护作用，因而对于骨质疏松是较老年男性更高危的群体；此时文献中的结论就不适用，对老年女性更应注意提示预防骨质疏松。

(二) 患者可以得到的益处和危害是什么

依据参照文献估计所要解决的临床案例发生不良反应的可能性大小，以及由此使病情可得到改善的可能性。对于不良反应的可能性大小估计，需要首先确定你的患者发生不良反应的可能性与文献报告患者发生不良反应可能性的比值（*F*），用文献报告的 *NNH* 除以 *F*，即得到你的患者发生不良反应的 *NNH*。

案例 2-1-23：如一队列研究显示，使用非甾体抗炎药发生胃肠道出血不良反应的 *NNH* 为 2 000，而你的患者发生该不良反应的可能性是该队列研究中研究对象的 4 倍，即 *F*=4，则你的患者的 *NNH*=2 000/4=500，即每采用非甾体抗炎药治疗 500 例此类患者可能有 1 例发生胃肠道出血。

(三) 患者的意愿、期望

由于不同的患者在权衡治疗措施与不良反应的效应时看法不同，针对具体患者进行治疗决策时，可根据患者意见改变 *F* 值，然后运用文献数据比较 *NNH* 与 *NNT*，进行治疗决策。

案例 2-1-24：使用抗凝剂治疗深部静脉栓塞，如果患者认为发生颅内出血的严重性是发生静脉血栓的 2 倍，则 *F* 值变为 2，可将文献报告的 *NNH* 除以 2 得到该患者期望的 *NNH* 值；反之，使用血管紧张素转化酶抑制剂治疗 AMI，如果患者认为发生不良反应咳嗽的严重性是因 AMI 死亡严重性的 1%，则 *F* 值为 0.01，将文献报告的 *NNH* 除以 0.01 得到该患者期望的 *NNH* 值。

一般来说，如果 *NNT*>*NNH*，则应考虑改变治疗措施。

(四) 措施是否可行

在实际应用文献研究成果时，还应注意将文献介绍的治疗措施应用到我们的医疗实践中是否可行，包括在经济上、技术上和患者接受程度上是否达到可以运用的程度。

案例 2-1-25：现在有多篇研究证实 *BRCA1* 基因和 *BRCA2* 基因会大大增加罹患乳腺癌的风险，而在 2006 年 11 月的《自然》杂志遗传学分册上，美国研究者表示，携带有 *BRIP1* 突变基因的妇女患乳腺癌的风险性是不携带该突变基因者的 2 倍。

据美国癌症学会统计，在美国妇女中，携带 *BRCA1* 或 *BRCA2* 突变基因的人数不到 1%。*BRCA1* 和 *BRCA2* 的正常功能是肿瘤抑制基因，因此它们突变后将失去阻抑恶性肿瘤发生的功能。尽管这种新发现的基因在人群中的突变率很低，但这项新发现能帮助乳腺癌研究者判断在乳腺癌患者中到底有多少归因于该基因的突变。

在中国妇女中，该基因的携带率未见文献报道，检测该基因在技术上可行，但花费不菲，对于绝大多数妇女来说也没必要，故而即使研究文献证实该类基因为乳腺癌的病因，在实际工作中并不适合推荐咨询者检测以预测排除乳腺癌。

知识点

病因研究文献的评价原则如下。

真实性：

1. 研究对象是否有明确的定义？各组之间除了暴露因素外，其他重要的方面是否相似可比？

2. 试验组和对照组有关暴露和结局的测量方法是否相同？即是否采用盲法或客观的方法测量暴露和结局？

3. 随访时间是否足够长，随访是否完整？

4. 结果是否满足因果推论的要求？是否因在先，果在后，满足因果时间顺序？有无剂量效应关系？是否有停止暴露或减少暴露后发病率下降的研究？有无在其他不同研究中反映因果联系的一致性？生物学合理性如何？

重要性：

1. 因果联系的强度的大小？

2. 研究结果的精确性如何？即可信区间是否较窄？

实用性：

1. 自己的患者是否与文献报道的患者非常不同？

2. 患者可以得到的益处和危害是什么？

3. 患者的意愿、期望是什么？

4. 措施是否可行？

（孙业桓　何　耀）

推荐阅读资料

[1] 王吉耀，何耀．循证医学．北京：人民卫生出版社，2015.

[2] 刘续宝，孙业桓．临床流行病学与循证医学．5 版．北京：人民卫生出版社，2018.

[3] 唐金陵，GLASZIOU P. 循证医学基础．2 版．北京：北京大学医学出版社，2016.

[4] DAN MAYER.Essential Evidence-Based Medicine.New York：Cambridge University Press，2004.

[5] SHARON E S，GLASZIOU P，RICHARDSON S W，et al.Evidence-Based Medicine：how to practice and teach EBM.5th ed.Edinburgh London New York Oxford Philadelphia St.Louis Sydney，ELSEVIER，2019.

[6] SEAL S，THOMPSON D，RENWICK A，et al.Truncating mutations in the Fanconi anemia J gene *BRIP1* are low-penetrance breast cancer susceptibility alleles.Nature genetics，2006，38（11）：1239-1241.

[7] 施侣元，李立明．现代流行病学词典．北京：人民卫生出版社，2010.

[8] HE Y，LAM TH，LI LS，et al.Passive smoking at work as risk factor for coronary heart disease in Chinese women who have never smoked.British Medical Journal，1994，308：380-384.

[9] FAZEL S，WOLF A，LÅNGSTRÖM N，et al.Premature mortality in epilepsy and the role of psychiatric comorbidity：a total population study.The Lancet，2013，382（9905）：1646-1654.

[10] 何尚浦．高浓度氧与晶状体后纤维增生症：第一卷　流行病学研究实例．北京：人民卫生出版社，1984.

[11] 方顺源，朱晓霞，金达丰，等．高血压与肥胖、高血脂、高血糖及高尿酸血症的关系．中国慢性病预防与控制，2006，14（1）：33-35.

第二章 诊断试验

临床问题：临床医师每天都面临给患者进行诊断的工作，除了收集患者病史和临床体格检查是医师进行诊断的关键步骤外，怎样为患者选择诊断检查？所选择的诊断试验准确性如何？怎样评价所做检查的临床价值？这都是临床诊断的关键。为提高临床诊断水平和科研质量，临床医师有必要系统地学习和了解临床诊断试验及诊断研究评价方法，了解和熟悉诊断试验准确性判断的标准，本章的目的正在于此。

第一节 基本概念

诊断试验（diagnostic test）是指应用临床各种试验、医疗仪器等检查手段，对就诊的患者进行检查，从就诊者实验室检查结果来诊断和鉴别诊断疾病的试验。

诊断试验评价是为了检查某个诊断指标的诊断效能，将待评价的诊断试验与诊断目标疾病的标准方法（即"金标准"），进行同步盲法比较，判断该方法对疾病"诊断"的真实性和价值。诊断性评价可以涉及临床医学各领域和各环节。在临床工作中，疾病诊断快速准确尤为重要。为了提高临床诊断水平和效率，不仅需要发现高水平的诊断试验并应用于临床，同时，还需要对现有的诊断试验进行科学的评估和判定，指导临床医师正确的认识和应用。

一、诊断试验准确性评价的常用指标

（一）灵敏度与漏诊率

灵敏度（sensitivity，Sen）也称敏感度或真阳性率，指一项诊断试验能将真正有病的人正确诊断为患者的能力，或采用金标准诊断为"有病"的病例中，此项诊断试验检测为阳性例数的比例。

漏诊率是指一项诊断试验将真正有病的人错误地诊断为非患者的比率，也称假阴性率。

灵敏度越大，试验发现阳性的可能性越大；若试验结果为阴性，则更容易排除被检查者患病的可能，即漏诊率越低。

（二）特异度和误诊率

特异度（specificity，Spe）也称真阴性率，指一项诊断试验能将真正无病的人正确判断为非患者的能力。或采用金标准诊断"无病"的例数中，诊断试验结果为阴性的比例。

误诊率指一项诊断试验将实际无病的人错误诊断为患者的比率，也称假阳性率。

真阴性例数越多，特异度越高，误诊率则越低。

（三）准确性

准确性（accuracy，Acc）指诊断试验中真阳性和真阴性在总检例数中的比例。灵敏度和特异度是诊断性试验的准确性方面的两个基本特征。一个理想的诊断试验，灵敏度和特异度都应达到 100%，即假阳性和假阴性均为零。

案例 2-2-1：研究 A 以 823 例胸部 X 线片提示肺部病变患者的肺 CT 检查结果进行诊断试验准确性研究，结果见表 2-2-1。

表 2-2-1 肺癌螺旋 CT 诊断研究评价　　单位:例

CT 诊断	真正“肺癌”患者	非“肺癌”患者	合计
阳性	a(385)	b(17)	$a+b$(402)
阴性	c(42)	d(379)	$c+d$(421)
合计	$a+c$(427)	$b+d$(396)	$a+b+c+d$(823)

灵敏度 = $a/a+c$ ×100%= 90.16%
漏诊率 = 1– 灵敏度 = 9.8%
特异度 = $d/b+d$ ×100%= 95.7%
误诊率 = 1– 特异度 = 4.2%
准确性 =($a+d$)/($a+b+c+d$)= 92.8%

准确性反映诊断试验的灵敏度和特异度,准确性高的试验其灵敏度和特异度也高,但准确性不能反映灵敏度和特异度单方面的特性。那么在临床实践中,就具体某疾病应选择怎样的诊断试验？对于灵敏度和特异度有怎样的要求呢？

周围型肺癌是一类预后极差的恶性肿瘤,一旦明确诊断,对患者和患者家属无疑是“噩耗”。因此,对于各类恶性肿瘤的明确诊断,势必要求选择特异度高的诊断试验,以降低误诊率。

由于严重急性呼吸系统综合征(SARS)的严重传染性和病情发展迅猛性,在疫情期间,如果出现临床漏诊,将会出现疫情扩散、患者出现生命危险的严重后果。因此,对 SARS 患者的诊断,就势必要求选择灵敏度高的诊断,以降低漏诊率。

二、诊断试验临床应用评估指标及意义

(一) 阳性预测值与阴性预测值

预测值是评估诊断试验价值的指标,表示诊断试验的临床意义。是指在已知某诊断试验结果为阳性或阴性前提下,正确评判有无疾病的概率,分为阳性预测值(positive predictive value,$+PV$)和阴性预测值(negative predictive value,$-PV$)。

阳性预测值是指诊断试验阳性结果中真正有疾病的概率;阴性预测值是指诊断试验阴性结果中真正无病的概率。

(二) 阳性似然比与阴性似然比

似然比是指在诊断试验中患者出现某种检测结果(如阳性或阴性)的概率与非患者出现此种结果的概率之比,说明患者出现该结果的机会是非患者的多少倍,可分为阳性似然比(positive likelihood ratio,$+LR$)和阴性似然比(negative likelihood ratio,$-LR$)。

阳性似然比是诊断试验中,真阳性率与假阳性率的比值。表明该诊断试验阳性时,患病与不患病机会的比值,比值愈大,则患病的机会愈大。一般认为 $+LR \geqslant 10$ 预示该诊断试验具有较高的临床价值。

阳性似然比 = 灵敏度 /(1– 特异度)= 灵敏度 / 误诊率

阴性似然比是诊断试验中,假阴性率与真阴性率的比值。表明实际判断阴性的可能性是正确判断阴性可能性的倍数,即该诊断试验为阴性时,患病与不患病机会的比值。比值越小,试验的价值越大,一般认为 $-LR \leqslant 0.10$ 预示该诊断试验有较高的诊断价值。

阴性似然比 =(1– 灵敏度)/ 特异度 = 漏诊率 / 特异度

案例 2-2-2:患者 A,男,45 岁,因“右侧胸、背疼痛 6 个月”门诊就诊。患者 6 个月前无明显诱因出现右侧胸部疼痛,呈隐痛,伴有右侧对应部位的背部隐痛,夜间明显,伴有咳嗽,多为干咳,不伴咯血、气促等。起病来体重减轻约 4kg。吸烟近 30 年,15 支 /d。既往常有咳嗽。门诊医师给予患者肺部 CT 检查,发现“右下肺团块状结节影,周围型肺癌可能性大”。患者 A 完成 CT 检查并确定为阳性,该患者是真正患病的概率有多大呢？以表 2-2-1 诊断研究的结果为例。

阳性预测值 = [$a/(a+b)$] × 100%=95.77%

阴性预测值 = [$d/(c+d)$] × 100%=90%

阳性似然比 = 灵敏度 /(1– 特异度)= 20.96

阴性似然比 =(1– 灵敏度)/ 特异度 = 0.10

从此研究结果得出结论：从阳性预测值的结果解释，患者 A 可能患肺癌的概率是 95.77%。肺部 CT 检查有较高的阳性似然比，患者 A 为患肺癌的概率是不患肺癌的 20 倍。

（三）患病率

患病率（prevalence，Prev）是指诊断试验的全部例数中，真正“有病”例数所占的比例。灵敏度和特异度提示有病患者和无病对象出现诊断试验阳性和阴性结果的机会分别有多大，但临床医师需要了解的是，诊断试验结果阳性或阴性时，患病和不患病的机会有多大，即诊断试验结果对疾病判断的可靠性怎样。诊断试验的阳性结果并不意味着肯定“有病”，阳性结果提示有病的机会取决于诊断试验的灵敏度、特异度及检测人群中该病的患病率（阴性结果提示“无病”的机会也同样受到这些因素的影响），但患病率对预测值的影响要比灵敏度和特异度的影响更为重要。受试对象的患病率愈低，阴性结果提示无病的把握愈大，而阳性结果提示有病的把握愈小。

当诊断试验用于患病率很低的人群时，即使灵敏度很高，阳性预测值也不会很高，在阳性结果中可能存在较多的假阳性。同样，当用于患病率很高的人群时，即使特异度很高的诊断试验，阴性结果中仍然会有不少假阴性结果的出现。

因此，临床医师必须注意到，在解释诊断试验阳性或阴性结果时，应考虑不同地区、不同人群，因受试对象的差异，患病率高低的试验结果意义将存在区别。

案例 2-2-3：研究 B 对肺癌高危人群 126 例体检对象的肺部 CT 结果进行分析，见表 2-2-2。

表 2-2-2 肺部 CT 诊断肺癌研究的评价 单位：例

CT 诊断	真正“肺癌”患者	非“肺癌”患者	合计
阳性	a(5)	b(13)	$a+b$(13)
阴性	c(2)	d(111)	$c+d$(113)
合计	$a+c$(7)	$b+d$(119)	$a+b+c+d$(126)

表 2-2-2 结果与表 2-2-1 研究结果对比，见表 2-2-3。

表 2-2-3 两个患病率不同的群体肺部 CT 诊断试验评价比较

研究	患病率 /%	灵敏度 /%	特异度 /%	准确性 /%	阳性似然比	阴性似然比	阳性预测值 /%	阴性预测值 /%
研究 A	97.2	90.2	95.7	92.8	20.96	0.10	95.7	90
研究 B	5.5	71.4	93.2	92.0	10.14	0.31	38.8	98

表 2-2-3 结果可见，在不同患病率的群体中，肺部 CT 检查作为一种诊断试验准确性几乎相同的情况下，诊断试验阳性或阴性结果对临床患者诊断的判断，即阳 / 阴性似然比、阳 / 阴性预测值有很大的差别。

（四）验前概率

验前概率（pre-test probability）是指临床医师在应用某一诊断性试验前估计该疾病的患病概率，即该疾病的患病率，通常可从文献中查找得到。

（五）验后概率

验后概率（post-test probability）是指在进行完某一诊断性试验后，根据需诊断的疾病的验前概率和该诊断试验的阳性似然比计算而得出，即在不同患病率情况下该试验的预测值。

单纯的灵敏度和特异度不能反映诊断性试验的全貌，似然比是通过比较有病人群和无病人群出现该诊断试验阳性和阴性结果的概率，来反映该诊断试验的特征，不受患病率的影响，较单纯的灵敏度和特异度可以更全面和更稳定地诠释诊断试验。因此，似然比是诊断性试验综合评价的理想指标，能够依据灵敏度、特异度、试验的阳性或阴性结果，计算出患病的概率，即验后概率，便于在诊断试验之后，更确切地对患者做出诊断。

案例 2-2-4：患者A为表2-2-1研究中的一位受试者，那么在肺部CT阳性结果的前提下，该患者可能为真正患者的概率计算如下：

验前概率（患病率）=97.2%

验前比数 =0.972/（1-0.972）= 34.7

验后比数 = 验前比数 × 阳性似然比 =727.3

验后概率 = 验后比数 /（1+ 验后比数）× 100%= 99.8%

结论：患者A在此肺部CT阳性的结果下，患肺癌的概率从验前的97.2%上升至验后的99.8%。

案例 2-2-5：患者A为表2-1-2中的一位受试者，那么在肺部CT阳性结果的前提下，该患者可能为真正的患者的概率计算如下：

验前概率（患病率）=5.5%

验前比数 =0.055/（1-0.055）= 0.058

验后比数 = 验前比数 × 阳性似然比 =0.59

验后概率 = 验后比数 /（1+ 验后比数）× 100%= 37.1%

结论：患者A在此肺部CT阳性的结果下，患肺癌的概率从验前的5.5%上升至验后的37.1%。

（六）ROC 曲线

ROC 曲线，又称受试者工作曲线（receiver operator characteristic curve，ROC），指在诊断试验中，通过多次连续分组测定的数据进行制图。制图时以该试验灵敏度（真阳性率）为纵坐标，以1- 特异度（假阳性率）为横坐标，依据连续分组测定所得数据，分别计算出的灵敏度和特异度标入图中，连成曲线，即为ROC曲线（图2-2-1）。曲线上的任意一点代表某项诊断试验的特定阳性标准值所相对应的灵敏度和特异度对子。

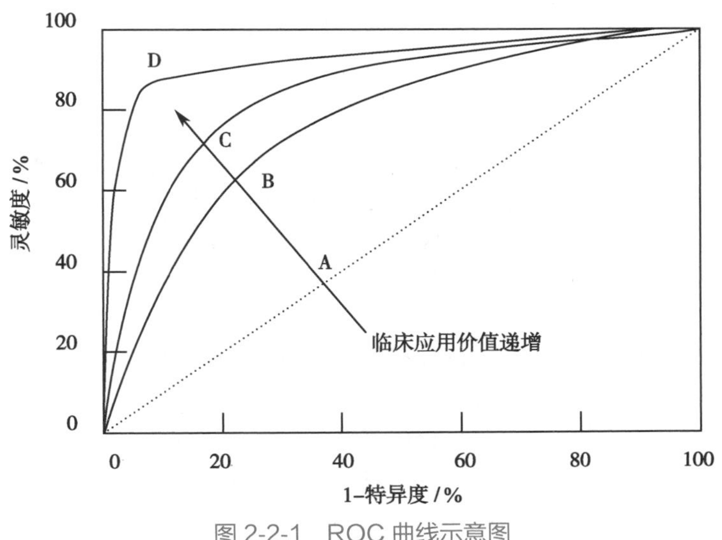

ER2-2-1 ROC 曲线（难点微课）

图 2-2-1　ROC 曲线示意图

案例 2-2-6：以图2-2-1 ROC曲线为例，A、B、C、D四条曲线分别代表四个诊断试验，由A~D，诊断试验的临床价值逐渐递增。好的诊断试验其曲线远离中间的对角线，并十分接近左上角（如图中所示D曲线）。差的试验则非常接近中间的对角线（如图中所示A曲线）。通常可以通过计算曲线下的面积（AUC）来评价试验的准确性，面积越大，表示试验越好。同时，一般选择以曲线距左上角最近的一点为正常值的最佳临界点，这点下的面积最大。用该点区分正常与异常，其灵敏度和特异度均为最高，即误诊和漏诊病例最少。

知识点

诊断试验性能指标：灵敏度、特异度、阳/阴性预测值、阳/阴性似然比、验前概率、验后概率、ROC 曲线与曲线下面积。

灵敏度与特异度临床应用区别：灵敏度高的试验主要用于排除无病的对象，此时阴性结果最有意义。特异度高的试验主要用于确诊有病的对象，此时阳性结果最有意义。

预测值与似然比的区别：阳/阴性预测值是试验阳/阴性时患病/不患病的概率，其受患病率影响。而阳/阴性似然比是该诊断试验阳/阴性时，患病与不患病机会的比值，不受患病率影响。

ROC 曲线的临床运用：绘制 ROC 曲线可用来决定正常值，还可以通过曲线下面积比较不同诊断试验的优劣。

第二节 评价原则

为增加诊断试验研究的科学性，提高诊断试验研究结论的可信度，前人从研究实践中总结了具有指导性意义的评阅标准，为后来者检验自身及他人诊断试验研究提供借鉴，以提高诊断试验研究的效率和准确性。评阅标准有以下七个部分。

诊断试验文献评阅标准：

1. 诊断试验与金标准盲法比较和评价。
2. 纳入研究病例的分析与评价。
3. 病例来源和研究工作的安排是否描述。
4. 诊断试验的重复性及其临床意义是否明确。
5. 诊断试验所确定的正常值是否合理、可靠。
6. 系列试验的应用是否正确。
7. 诊断试验方法叙述及其重复性分析。
8. 诊断试验的实用性如何。

一、是否将研究的诊断试验与金标准进行了盲法比较

诊断性研究中诊断试验的金标准是指当前临床医师公认的诊断疾病最可靠的方法，也称为诊断标准，它能正确区分“有病”与“无病”。临床诊断常用的金标准，包括病原学诊断、病理学诊断、外科手术发现、特殊的影像学诊断、临床综合性诊断标准、长期临床随访所得出的肯定结果等，均可作为金标准。但应注意，有些疾病诊断的金标准是相对的，又被称为相对金标准。随着医学的发展以及对疾病进一步深入认识，相对金标准在不断地进行完善中。

金标准的选择及其可靠性直接影响到诊断性研究结论的可靠性，对同一组对象，采用不同的诊断金标准可能对某一诊断试验得出不同的结论，因此，必须严格掌握。

诊断试验的准确性评定，即诊断性试验是否能够准确反映检查对象“有病”或“无病”，是研究的关键。诊断性试验准确性评定主要是与金标准比较而言。为了消除人为偏倚，应用盲法对比则更为科学。因此，被研究的诊断性试验在临床应用之前，应与金标准进行盲法比较，根据四格表计算出灵敏度、特异度、阳性和阴性预测值、准确性和似然比等。

案例 2-2-7：某诊断性研究采用痰培养出结核菌结果作为诊断肺结核的金标准，对血液结核 PCR 诊断试验的结果进行评价(表 2-2-4)：

表 2-2-4 患者结核 PCR 诊断试验结果

结核 PCR 诊断试验	检出结核菌	未检出结核菌	合计
阳性	45	5	50
阴性	8	62	70
合计	53	67	120

注:PCR 为聚合酶链式反应。

此研究以病原学诊断为金标准,对结核的血液学诊断试验进行科学的评价。

二、研究中纳入病例的选择是否有代表性

诊断试验的研究对象,应当包括用金标准确定"有病"的研究对象,即病例组;和用金标准证实"无病"的研究对象。其中,所谓"无病"的研究对象,是指没有金标准诊断的目标疾病,而不是完全"无病"的正常人。

不同应用目的的诊断性研究应选择不同的研究对象,如评价筛选诊断试验价值,可选择普通人群作为研究对象;评价临床诊断试验价值,则应选择病例作为研究对象。同时,病例还应包括不同病期、不同病情程度(轻、中、重)、有无并发症及典型和非典型病例等,以使研究的结果具有代表性。对照组可选择金标准确认"无病"的其他病例,最好包含由金标准确认无该病,但有易于与该病混淆的其他病例,这样的对照更具临床诊断和鉴别诊断价值。正常人一般不宜纳入"无病"对照组,如果在试验的初级阶段纳入正常人进入对照,则应对其结果谨慎对待。

案例 2-2-8:在上面对血液结核 PCR 诊断试验的评估研究中,纳入研究并接受血液检测的受检人群包括轻、中、重度肺结核患者,也包括原发型、继发型肺结核各型患者,这样得出对该诊断试验的评价结果才科学可信。

三、研究对象的来源是否正确叙述

患病率对诊断试验的预测值等最后分析结果有很大的影响。研究对象来源不同,即各级医院就诊患者不同的结构组成,必会出现研究对象某疾病的患病率不同,最后对研究结果产生较大的影响。某一诊断试验其灵敏度和特异度是相对固定的,而在临床工作中,我们更注重的是诊断试验的阳性预测值,同时又要减少假阳性例数,希望通过该诊断试验能提高对疾病诊断的预测,充分发挥诊断试验的效率。由于患病率对疾病的预测值将产生较大的影响,因此,选择不同患病率的人群应用于适当的诊断性试验,是临床医师提高诊断性试验效率的关键之一。

案例 2-2-9:肺部螺旋 CT 诊断试验在不同患病人群的应用结果就有几种不同的预测值:①在发现肺部结节的人群中,验前估计患病概率为 97.2%,验后阳性预测值为 99.8%,应用肺部螺旋 CT 试验后,预测仅增加 2.6%;② 在高危的吸烟体检人群,验前估计患病概率为 5.5%,验后阳性预测值为 37.1%,应用该试验后,预测增加 32.1%。因此,研究中应正确叙述研究对象的来源,以增加研究结果的科学性和论证强度。

四、诊断性试验是否具有很好的重复性

重复性(repeatability)又称精密性(precision)或可靠性(reliability),即诊断试验需重复操作,其重复性是诊断试验临床应用的先决条件。诊断试验要求重复测定值应处于相对稳定状态,即多次测定同一标本,应结果接近,方法可靠。

五、诊断性试验的正常值的确定是否合理、可靠

正常值的含义应准确定义及清楚叙述,不同含义的正常值可直接影响正常值的数据。当"有病"人群和"无病"人群测定值的频数分布曲线有重叠时,应采取科学的方法,(如正态分布数据采用均数 $\pm 2s$,非正态

分布用中位数 / 百分位数及 ROC 曲线等),正确地划分正常和异常的临界点,即找到最佳临界点。是否为最佳临界点直接影响到诊断性试验的灵敏度和特异度及其他重要指标。

六、联合试验的选择是否合理、科学

诊断试验的联合方式包括平行试验(parallel tests)和系列试验(serial tests)。

(一) 平行试验

为提高诊断的灵敏度,同时做几种目的相同的诊断试验,只要其中一种试验阳性,即可判断为患病者。平行试验的应用可提高灵敏度和阴性预测值,但却降低了特异度和阳性预测值,也就是减少了漏诊率,却增加了误诊率。这种方法在临床应用时,需谨慎考虑鉴别诊断,尽量减少误诊。

平行试验的评价方法(表 2-2-5):

表 2-2-5 平行试验结果的评价方法

项目	结果		评价结果
	试验 A	试验 B	
平行试验	+	−	+
	−	+	+
	+	+	+
	−	−	−

假设试验 A:Sen = 80% Spe = 60%

试验 B:Sen = 90% Spe = 90%

平行试验计算:

Sen = SenA +(1−SenA)× SenB = 0.80 +(1−0.80)× 0.90 = 0.98

Spe = SpeA × SpeB = 0.60 × 0.90 = 0.54。

案例 2-2-10:某诊断性研究对胸腔积液患者进行胸水的结核菌素(PPD)、乳酸脱氢酶(LDH)和腺苷脱氨酶(ADA)三项指标进行检测,以此诊断胸腔积液患者结核性胸腔积液的可能(见表 2-2-6):

表 2-2-6 胸腔积液患者胸水诊断试验结果

ADA 试验(A)	LDH 试验(B)	结核性胸水患者	非结核性胸水患者
+	−	8	4
−	+	16	6
+	+	60	2
−	−	16	578
合计		100	590

ADA 试验(A):

Sen =(8+60)/100 × 100%= 68%

Spe =(6+578)/590 × 100%= 98.9%

LDH 试验(B):

Sen =(16+60)/100 × 100%= 76%

Spe =(4+578)/590 × 100%= 98.6%

平行试验计算:

Sen = SenA +(1−SenA)× SenB = 0.68 +(1−0.68)× 0.76= 0.92

Spe = SpeA × SpeB = 0.98 × 0.98 = 0.96。

此结果表明,平行试验增加了试验的灵敏度,但降低了试验的特异度。

(二)系列试验

当临床缺乏单一的特异度高的诊断试验时,为提高临床诊断的特异度,设计一系列的诊断试验,决定前后顺序进行,结果必须一系列试验均为阳性,才能做出患病的诊断。系列试验提高了特异度和阳性预测值,但同时降低了敏感度和阴性预测值,即临床上系列试验降低了误诊率,却也可能增加了漏诊机会。当临床所用的多项诊断试验特异度都不高时,可采用系列试验比较适当。

系列试验的评价方法:

(1)必须设计的一系列诊断试验均为阳性。

(2)计算方法:

A,B,C,D……系列试验

$Sen_{(系列)} = SenA \times SenB \times SenC \times SenD\cdots\cdots$

计算出系列试验的敏感度;

$Spe_{(系列)1} = SpeA + [(1-SpeA) \times SpeB]$

$Spe_{(系列)2} = Spe_{(系列)1} + \{[1-Spe_{(系列)1}] \times SpeC\}$

$Spe_{(系列)3} = Spe_{(系列)2} + \{[1-Spe_{(系列)2}] \times SpeD\}$

…….

按此规律,最后计算出系列试验的特异度。

020202

ER2-2-2 诊断试验(拓展资料)

准确评价联合试验的敏感度、特异度和准确性,同时,应和每个单项试验的敏感度、特异度和准确性进行比较。在一系列同类试验中评比选择最佳联合试验方法。

案例 2-2-11:以表 2-2-6 中检测结果作为联合诊断试验的计算基础,系列试验后的灵敏度和特异度的计算为:

$Sen_{(系列)} = 0.68 \times 0.76 = 0.516$

$Spe_{(系列)1} = 0.989 + [(1-0.989) \times 0.986] = 0.999$

此结果表明,系列试验增加了试验的特异度,但降低了试验的灵敏度。

七、诊断性试验的操作方法是否仔细叙述

为使被研究的诊断性试验得以应用于临床,应对其具体操作方法进行仔细地叙述,包括操作步骤、使用仪器及试剂规格,试验前、后被检者有何安排或限制(如饮食、药物等限制)以及结果评判方法等。

八、诊断性试验的临床实用性如何

综合评定被研究的诊断试验的临床实用性,包括临床应用是否方便、对患者有无伤害、准确度是否高、结果是否容易判断以及成本效益分析是否良好。

知识点

金标准的选择:金标准的选择及其可靠性直接影响到诊断性研究结论的可靠性,必须慎重。

研究对象的选择:研究对象的选择直接影响诊断试验的灵敏度和特异度。病例组应包括不同严重程度的病例,对照组应包括由金标准确认无该病,但有易于与该病混淆的其他病例,而不是健康正常人。了解研究对象的来源,才能决定是否可以纳入研究。

平行试验与系列试验:平行试验的应用可提高灵敏度和阴性预测值,但却降低了特异度和阳性预测值;系列试验提高了特异度和阳性预测值,但同时降低了敏感度和阴性预测值。

(吴尚洁　王吉耀)

推荐阅读资料

[1] STRAUS SE, GLASZIOU P, RICHARDSON WS.Haynes RB: Evidence-based medicine.4th ed. Elsevier: Churchill Livingstone.2011.
[2] 王吉耀. 循证医学与临床实践.3 版. 北京:科学出版社,2012.
[3] AN MAYER.Essential Evidence-based Medicine.UK: Cambridge University Press., 2004,
[4] 王家良. 临床流行病学.2 版. 上海:上海科学技术出版社,2001.
[5] 刘爱忠,黄民生. 临床流行病学.2 版. 长沙:中南大学出版社,2010.
[6] 陈立章,吴尚洁. 循证医学与实践. 长沙:中南大学出版社,2012.
[7] Department of Clinical Epidemiology and Biostatistic, McMaster University Health Sciences Centre.How to read clinical journals: IV to determine etiology or causation.Canadian Medical Association Journal, 1981, 124 : 985-990.

第三章　治疗效果

临床问题：临床医师在日常临床实践中，最常碰到的问题是治疗方案的抉择，如“采用新型可穿戴式心律转复除颤器治疗，是否可以降低急性心肌梗死合并心力衰竭患者猝死的发生率？”“两种分子靶向药物治疗晚期肺癌疗效是否相似？”如何权衡不同治疗措施的获益和风险，制定循证治疗决策，才能使患者得到最大程度的获益。

第一节　基本概念

治疗性研究（therapeutic research）与评价的主要目的是合理推断某种治疗措施（包括药物、医疗器械、外科手术、行为干预等）能否给患者带来健康获益。健康获益包括：①治愈疾病或减缓疾病进展；②预防疾病的复发和防治并发症；③缓解症状、改善脏器的功能状态、提高患者的生命质量等。通常情况下，治疗措施可能会引起程度不等的不良反应（adverse reaction）。在临床实践中，临床医师既要考虑治疗措施的获益，还要考虑其可能带来的风险。

治疗措施获益和风险的证据来自于治疗性研究。临床研究的常见设计类型，几乎都可以用来评估治疗效果（图 2-3-1），值得重视的是不同类型的研究设计得所到的证据等级不同（详见第一篇第一章第三节）。

临床试验（clinical trial）是一种实验性研究设计，其通过前瞻性和实验性研究方法，产生治疗措施的有效性和安全性数据。为了将一般医疗实践中接受治疗的患者与参加临床试验的患者区分开来，参与临床试验的患者通常被称为受试者（subject）。开展临床试验需注意几个方面：首先，受试者是人，必须符合伦理学要求。赫尔辛基宣言中指出：“凡涉及人的生物医学实验，必须遵循科学的原则。应建立在足够的实验室和动物实验及科学文献认识的基础之上。”所有临床试验在开展之前，必须得到伦理委员会（Institutional Review Board，IRB）的审批通过，并且必须取得受试者的知情同意，另外还需要到世界卫生组织认可的临床试验注册平台上进行登记注册。其次，临床试验需设立对照组，其目的是排除随机效应和一些影响疾病转归的因素，如疾病的自然转归作用、向均数回归（regression to the mean）、霍桑效应（Hawthorne effect）、安慰剂效应（placebo effect）等。在临床试验中，习惯将接受对照治疗方法的受试者人群称为对照组，接受新治疗方法的受试者人群称为试验组。

观察性研究设计，是指未向研究对象施加干预措施，患者在真实临床环境中接受治疗的研究。包括病例报告（case report）、病例分析（case series）、病例 - 对照研究（case-control study）、队列研究（cohort study）和生态学研究（ecological study）。在评价治疗效果时，由于观察性研究在研究对象的纳入和分组中，往往存在选择性偏倚（selection bias），组间预后因素的不平衡可导致混杂（confounding）；另外，观察性研究在研究因素及其效应的测量上可能存在信息偏倚（information bias）。因此，观察性研究设计用于治疗效果的评价，应格外慎重。

本章重点介绍实验性治疗性研究设计和评价。

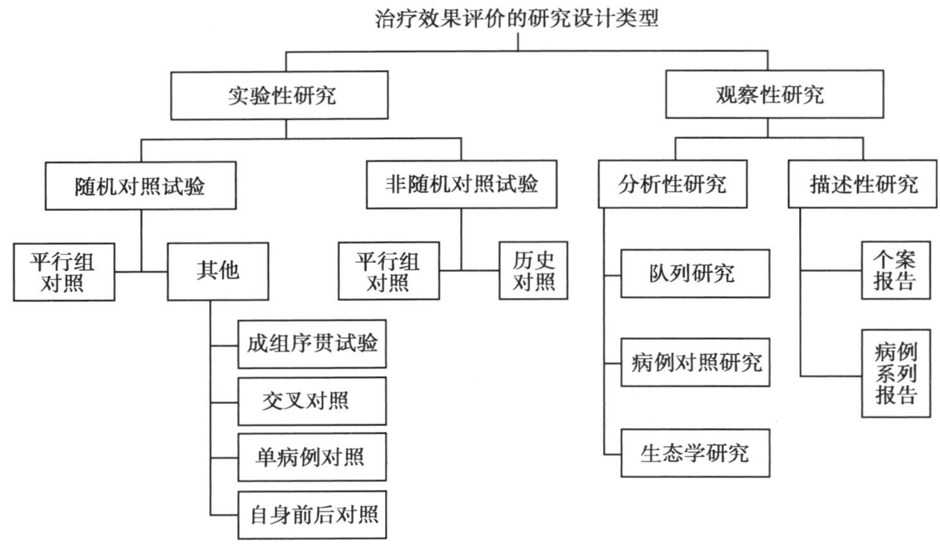

图 2-3-1 治疗效果评价的研究设计类型

一、随机对照试验

ER-2-3-1 治疗效果评价设计（难点微课）

随机对照试验（randomized control trial，RCT），通常指经典的双臂平行组设计随机对照试验。RCT 通过随机分组的方式，使合格的受试者有同等的机会被分配到试验组和对照组，组间受试者的跟踪随访方式完全相同，唯一的区别就是接受的治疗方案不同，由此可以得到治疗措施与治疗效果的因果关系解析。高质量的、大规模的 RCT 是临床试验的金标准。

设立对照、随机分组与采用盲法是 RCT 的 3 大基本原则，也是其控制偏倚的重要措施。RCT 流程见图 2-3-2。图中显示从受试者招募到结果分析各个阶段的流程及各阶段受试者的人数，并包括失访、未接受治疗措施、终止干预以及剔除等的受试者人数。通过这个流程图，可以清楚地显示受试者在试验中的流向。

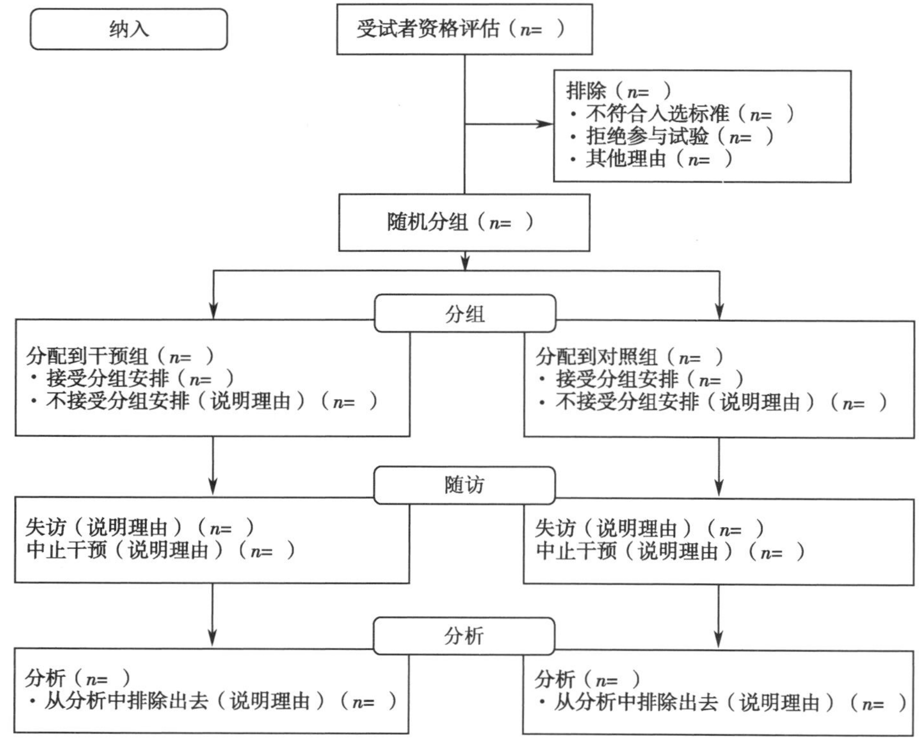

图 2-3-2 随机对照试验流程图

(一) 受试者的资格标准

RCT 的受试者为目标疾病的患者,必须有公认、明确、客观的疾病诊断标准,并且符合受试者资格标准(eligibility criteria),包括纳入标准(inclusion criteria)和排除标准(exclusion criteria)。纳入标准明确研究者希望该治疗措施的结果未来所适用患者的范围;排除标准界定可能掩盖治疗效果的其他因素,如高龄、有多种疾病或有多种并发症、服用多种药物的患者常常被排除,以求获得比较清晰的效果。一方面,受试者的资格标准控制了一些主要的混杂因素,可以最大化治疗效果;另一方面,严格的资格标准,使得受试者呈同质样本,从而影响了试验结果在真实临床环境中的应用。

(二) 随机分组和随机分组隐藏

患者对于治疗的反应不仅受到治疗措施的影响,还受许多其他因素的影响,包括年龄、性别、疾病的严重程度、合并症及许多未知但可能影响预后的因素。为了得到真实的研究结果,试验组和对照组中除研究的治疗措施外,其临床特征和其他因素的分布应均衡可比。只有在可比较的情况下,研究结果产生的两组的差异才能够归结为治疗措施所带来的差异。

随机分组(random allocation)是通过随机的方法,使每个受试者都有同等的机会进入试验组或对照组,从而实现各种已知与未知的预后因素组间分布均衡,最大限度地减少分配偏倚。

随机化可通过计算机程序生成的随机数来决定每个受试者的分配,其基本类型可分为 3 类:①简单随机(simple randomization),是最基本的随机化方法,简单易行。但在小样本量的试验中,有可能会发生一组受试者人数明显多于另一组的情况,也可能会出现一些重要的预后因素组间分布不均衡。②区组随机(block randomization),区组随机分组序列由若干个区组组成,在每个区组内随机分配受试者,每个区组内试验组和对照组的比例固定,因而可以解决较小样本量时两组间受试者数量不等的问题。但是,在区组长度较小的开放性试验中,研究者容易通过前序受试者的分组情况猜测下一受试者的分组方案,导致随机化被破坏。③分层随机(stratified randomization),分层随机可根据重要的预后因素分层,在每层内将患者随机分配到试验组和对照组。如肿瘤化疗药物的临床试验中,可以把肿瘤分期作为分层因素。在多中心研究时,受试者常按研究中心进行分层。大型多中心试验通常采用中心随机化系统,可结合上述 3 类基本随机方法的优点,实现高效的受试者区组分层随机分配。

随机分组隐藏(allocation concealment)是指"隐藏"符合资格标准受试者的"随机分组序列",以确保所有研究者和受试者不能有意识或无意识地操纵受试者分配到研究的哪个组中。①好的分组隐藏:通过使用中心计算机分配过程可以最好地实现分配隐藏,该方法通常用于大型多中心试验。对于较小的试验,独立第三方进行随机化实施和密封的不透明信封系统可以得到满意的结果;②可疑的分组隐藏:发放密封信封,但随机化提供者是非独立的第三方;或虽然采用信封随机,但没特别说明信封是否密封和不透明;③差的分组隐藏:没有设置分配隐藏规则,在受试者进入研究之前,研究者或受试者可能从上一个或几个受试者已经进入的组别来推测下一位受试者的组别。当 RCT 的结果是主观指标而非客观指标时,分配隐藏不充分或不明确的 RCT 结果往往偏向有益效应。

(三) 设立对照

RCT 设计中,对照组可分为 3 种类型:①安慰剂对照(placebo control),安慰剂的外观(如剂型、大小、颜色、重量、气味、口味等)与试验药尽可能保持一致,但不含试验药物的有效成分。安慰剂对照可以确定受试药物的"真实"或"绝对"效力(efficacy)与不良反应,适用于测试新疗法疗效的双盲试验。②空白对照(no-treatment control),对照组受试者不接受任何对照药物。与安慰剂对照相比,由于空白对照组不接受任何药物,所以盲法无法执行,这可能影响到试验结果的正确评价。空白对照仅仅适用于安慰剂盲法试验无法执行,或执行起来极为困难的情形下。如试验组为放射治疗或外科手术等。③阳性对照(active control),在很多临床情况下,特别是当某种疾病已有了肯定的疗法时,安慰剂对照并不符合伦理,需要与目前临床上公认的标准疗法作比较,旨在考核新疗法在疗效或安全性方面是否等同或优于已为临床所采用的疗法。

一个 RCT 不一定只有一个对照组,可以根据研究需要设立多个对照组。如同时使用阳性药物对照和安慰剂对照组的三臂试验(three-arm study);对每个受试者都给予一种标准治疗的基础上,试验组给予试验药物,对照组给予安慰剂的试验(placebo-standard study);以及在所有受试者都继续保持各自治疗的基础上,试验组加入试验药物,对照组加入安慰剂的加载试验(add-on trial)。

（四）盲法

盲法（blinded 或 masked）是控制偏倚的重要措施之一，即涉及试验的各方面人员（包括受试者、研究医师、参与疗效与安全性评价的研究者、数据管理和统计人员等）对随机分组的不知晓，直到试验结束，总结报告完成时或发生严重不良事件等紧急情况下个别受试者的破盲。根据设盲程度的不同，盲法分为双盲（double-blind）、单盲（single-blind）和开放性（open label）。如果试验的研究者和受试者对随机分组都不知晓，称为双盲；研究医师了解分组情况，受试者不知晓被分配在试验组还是对照组称为单盲。如条件许可，试验应尽可能采用双盲，尤其在试验的主要结局指标易受主观因素干扰时。如果双盲不可行，则应优先考虑单盲试验。在某些特殊情况下，由于一些原因而无法进行盲法试验时，例如不同外科手术方式的比较，则进行开放性的试验。无论是采用单盲或开放性试验，均应制定相应的控制试验偏倚的措施，包括主要评价指标应尽可能客观，以及参与疗效与安全性评价的研究者和数据管理与统计人员在试验过程中应尽可能保持盲态等。

（五）选择效应指标

临床研究的最终目的是改善与患者相关的临床结果，因此评价效应的结局变量必须能够真正反映真实环境中患者的健康获益，并在研究设计阶段，就应确定试验的主要结局。为了避免测量偏倚，主要结局变量应优先考虑客观结局指标，如生存率或重要临床事件的发生率等。主观指标，如疼痛、乏力等，在单盲和开放性试验中的效果往往被夸大。

（六）样本量的估计和统计分析考虑

研究者在进行随机试验前应该正确地计算样本量。经过计算得到的样本量，当得到阳性结果时，假阳性的概率很小；当得到阴性结果时，假阴性的概率同样很小。样本量具体计算方法根据研究设计类型、主要结局指标选择和参数估计等的不同而各异。一些常见的统计软件，如 SAS、STATA 提供了样本量计算模块。专业样本量计算软件 PASS（power analysis and sample size）提供了不同统计学检验条件下的检验效能与样本量估计。网上也有一些免费的样本量计算工具提供。合理估计样本量需要临床专家和统计学家的共同参与和推断。

RCT 统计分析中，通常需要采用意向治疗分析（intention to treat analysis，ITT）。ITT 是指将受试者随机分入 RCT 中的任一组，不管他们是否完成了试验，或是否真正接受了该组的治疗，都保留在原组进行结果分析。ITT 旨在避免受试者的非随机损耗。如肺癌患者被随机分配到外科手术和放射试验组中，在手术时发现有不可能完成手术的病例，不得不退出或转到放射治疗组，但在放射组则没有这种情况。统计学专家和临床研究人员密切合作，执行样本量计算和统计学分析这个过程可以卓有成效。

（七）RCT 的优缺点

设计及执行良好的 RCT 能为临床问题提供最强的证据，被认为是评价干预效果的金标准。然而，RCT 研究也存在质量参差不齐的情况，不能因为某项研究被冠名为“随机对照试验”，就认为是一项高证据级别的研究。在开展一项 RCT 之前，可以参考临床试验方案规范指南（SPIRIT）进行严谨规范的科研设计。

RCT 的局限性主要有几个方面：首先，RCT 具体实施时有一定的难度，对伦理学的要求非常高；其次，如果所要研究的结局发生率很低，则需要很大的样本、随访时间很长，花费大；第三，RCT 受试者有相对严格的入选标准和排除标准，试验对各种因素的控制较为严格，理想 RCT 环境下的治疗效力（efficacy）与真实临床环境中的治疗效果（effectiveness）存在差距，因此 RCT 试验结果应用于其他人群时会受到一定影响，即存在外推性（generalization）或外部真实性（external validity）的问题。

案例 2-3-1：“阿托伐他汀降低血管成形术中的心肌损伤”（atorvastatin reduction for myocardial damage during angioplasty，ARMYDA）研究小组设计了一项随机试验，以探究稳定型心绞痛患者择期经皮冠状动脉介入术（percutaneous coronary intervention，PCI）患者术前短期应用他汀类药物进行预处理，是否可以减少患者的心肌损伤，此处以此为例说明 RCT 的设计要点。

ARMYDA 研究是一项前瞻性、随机、双盲、安慰剂对照研究。①受试者资格标准：该研究共入选了 153 名诊断明确且准备接受 PCI 的稳定型心绞痛患者，排除标准包括服用过他汀类药物以及肝肾功能障碍等预后混杂因素；②随机、对照和盲法执行情况：采用安慰剂对照；由于没有同时发布研究方案，因此随机、随机分配隐藏与双盲实施的细节无法获得，但试验组与对照组基线特征比较看，两组基线水平均衡可比，可以推断随机化过程执行良好；③干预措施：研究过程中，通过双盲的实施，两组受试者被同等对待：术前 7 天随机给予阿托伐他汀 40mg/d（n=76）或安慰剂（n=77）治疗；④效应指标：主要结局指标客观：心肌梗死定义为术后肌酸激酶同工酶 MB（CK-MB）> 正常上限 2 倍；⑤随访完整性：在 PCI 术前、术后 8h、24h 监测 CK-MB，没有脱落或失访；⑥治疗效果的大小：安慰剂组主要终点的发生率为 18%，而在阿托伐他汀组为 5%，两组间存在显著差异（P=0.025）。因此研究者推论，稳定型心绞痛患者行择期 PCI 术前，短期应用他汀类药物进行预处理，可以减少患者的围手术期心肌梗死发生率。该研究结果发表在 2004 年第 6 期 *Circulation* 上。虽然是 2004 年发表的研究，但是按临床试验统一报告标准，CONSORT 2010 年声明逐条判断，设计严谨规范。局限性是没有在线发表研究方案，无法获得伦理委员会审批和受试者知情同意情况，也无法确定研究方案是否在 Clinical Trials.gov 或其他临床试验注册登记平台注册。

二、非随机对照试验

非随机对照试验（non-randomized control trial，NRCT）与 RCT 区别在于研究分组时没有采用随机化，受试者分组是由研究者决定或由患者等的意愿决定。因为没有随机分组，无法控制试验组与对照组预后因素的平衡，所以容易受到各种偏倚的影响。即使研究者在统计分析阶段，对已知的预后因素进行校正，仍然不能排除潜在的未知混杂因素对结果的影响。由于这种限制，NRCT 仅仅在“不可能”或“非常困难”将受试者随机分配到试验组和对照组的情况下采用，而且研究结果主要用于探索目的。

案例 2-3-2：“减少运动限制和使用辅助装置影响全髋关节置换术后的康复效果研究”，是一项开放性、非随机对照试验。纳入 365 例全髋关节置换术（THR）患者，按接受手术时间，前 156 例患者为对照组（限制组，限制髋关节活动和标准的辅助装置），后 240 例患者为试验组（非限制组，根据个体需要使用辅助装置）。结局指标为 THR 术后 6 周的恢复工作率。THR 后 6 周恢复工作率无限制组与限制组相比为 53% 对 32%（P= 0.045）。鉴于该研究设计容易受到偏倚影响，因此该研究结果的证据级别低，仅仅为将来的研究提供线索。

三、单病例随机对照试验

对于许多慢性病治疗效果的异质性非常明显，传统的双臂平行组 RCT 往往无法为个体化治疗决策提供证据，而开展成本很高。单病例随机对照试验（*N-of*-1 试验）是单一患者研究。在个体患者中进行的多周期、双盲、对照交叉试验，以确定每种治疗的相对益处和危害，为个体患者做出决策。*N-of*-1 试验适用于相对稳定的症状或疾病，用来测试半衰期短并可快速测量疗效的药物。如慢性疾病且需长期治疗者，或心理精神性疾病的治疗性研究，确定个体患者的最佳治疗。

案例 2-3-3：“曲马多治疗慢性咳嗽的 *N-of-1* 双盲随机对照试验”中，1 例 55 岁间质性肺病女性患者，目前几种常规治疗干咳均无效。研究者希望确定曲马多 50mg 与安慰剂相比在此个体患者的镇咳有效性（图 2-3-3）。结果与安慰剂相比，曲马多使用视觉模拟量表（VAS）的患者报告咳嗽强度显著降低（P <0.001）。

四、交叉对照试验

交叉对照研究（crossover study）通常指交叉组设计的随机对照试验，即将受试者随机分配到试验组和对照组，分别给予不同的干预措施，经过一个治疗效应期及洗脱期（washout period）后，再将试验组和对照组接受的干预措施互换，最后将结果进行比较的试验方法。与经典设计的 RCT 比，其优点是每例患者先后接受试验组或对照组的治疗，消除了不同个体间的差异，所需要样本量较少。缺点是应用病种范围受限，通常用于慢性病患者症状改善评价，对于治愈性治疗或快速变化的病症，交叉试验通常不可行或不符合伦理规范；为避免前一阶段药物对后一阶段药物的影响，必须安排足够长的洗脱期以消除延滞效应。交叉设计整个研究观察期较长，患者的病情和观察指标的自然波动无法避免，患者的依从性不容易得到保证。

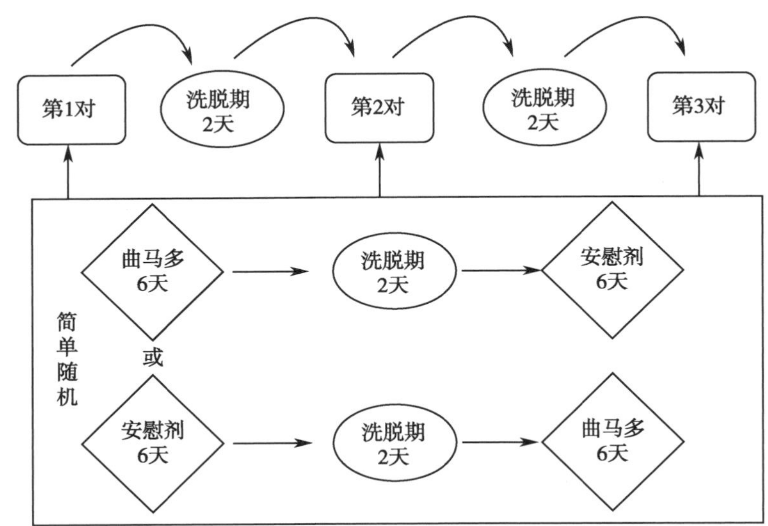

图 2-3-3 “曲马多治疗慢性咳嗽的 *N-of-1* 双盲随机对照试验”示意图

案例 2-3-4：“氟替卡松糠酸酯/维兰特罗三苯乙酸盐(FF/VI)治疗轻度成人哮喘试验”的随机、双盲、安慰剂对照、交叉试验，纳入 28 名未患有顽固性成人哮喘患者，主要疗效指标为呼出气一氧化氮(fractional exhaled nitric oxide，FeNO)，如图 2-3-4 所示。在完成研究的 27 名受试者中，第 14 天试验组与安慰剂组相比，FeNO 显著减少(P<0.05)。

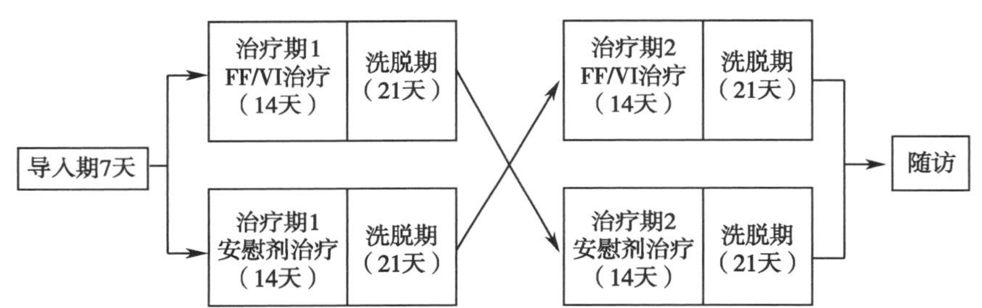

图 2-3-4 “FF/VI 治疗轻度成人哮喘交叉试验”示意图

五、自身前后对照研究

与交叉对照研究相比，自身前后对照研究(before after study in the same patients)没有将研究对象随机分配，而是将干预措施随机分配，先后安排给所有的研究对象，最后将两次观测的结果进行比较的一种设计方案。与交叉对照研究相同，两阶段期间也要经历一个洗脱期。适应范围与应用指征同交叉对照研究，所不足的是研究的科学性不及交叉试验。自身前后对照研究设计也可视为纳入多个受试者的单病例随机对照试验。

六、成组序贯试验

成组序贯试验(group sequential trial)的特点是样本量未提前确定，而在试验过程中对数据进行评估，一旦观察到显著结果，就根据研究设计阶段时预先确定有效终止、无效终止和有害终止的治疗结果阈值停止试验。因此，序贯试验有时可以比经典的假设检验更早得到结论，从而降低财务和/或人力成本。在序贯试验中，研究者反复分析数据，Ⅰ类错误的概率会增加。因此，需要在每次中间分析时调整 α 水平，使得整体的Ⅰ类错误概率保持在期望的水平。该设计优点在于可以避免盲目加大样本而造成浪费，较适合临床工作的特点。缺点是仅适用于单个研究结局指标，且要求可快速判断治疗效果的情况。

七、历史性对照试验

历史性对照试验(historical control trial，HCT)，即采用他人或过去的研究结果，与试验组进行对照比较。

HCT由于试验组与外部对照组的受试者不来自同一受试者总体,可比性差;由于缺乏平行的对照,很难获得和当前研究设计完全一致的历史研究数据,对结果不易评价。HCT优点是实施简单、易行,研究费用低、周期短,可以较快获得有效的证据。HCT一般用于基于伦理不适合设置空白对照或无法找到匹配对照的临床研究中。

在抗肿瘤领域中,进行药物研发的早期阶段,可将接受试验药物的一组患者与该研究外的一组患者的结果进行比较,观察受试者随时间推移的效果与不良反应,称为单臂试验(single arm trial),也称单组临床试验。单臂试验采用他人或过去的研究结果作为对照,可以是多中心的临床试验,但肯定是开放的,也不可能设置随机与盲法,所以论证强度比较差。

知识点

RCT的三个基本原则,也是控制偏倚的重要措施:①设立对照;②随机分组与随机隐藏;③盲法。

随机化的概念:随机分组是通过随机的方法,使每个受试者都有同等的机会进入试验组或对照组,从而实现各种已知的与未知的可能影响结果的预后因素组间分布均衡,最大限度地减少分配偏倚。随机化的3个基本类型:①简单随机;②区组随机;③分层随机。随机分组隐藏是隐藏随机序列的措施。

RCT设计对照组的类型:①安慰剂对照;②空白对照;③阳性对照。

盲法的概念:盲法分为双盲、单盲和开放性。

样本量估计意义:进行随机试验前应该正确地计算样本量。经过计算得到的样本量,当得到阳性结果时,假阳性的概率很小;当得到阴性结果时,假阴性的概率同样很小。

意向性治疗分析(ITT)的概念:ITT是指将受试者随机分入RCT中的任一组,不管他们是否完成了试验,或是否真正接受了该组的治疗,都保留在原组进行结果分析。

RCT的优缺点:设计及执行良好的随机对照试验能为临床问题提供最强的证据,被认为是评价干预效果的金标准。RCT具体实施时有一定的难度,对伦理学的要求更高。如果所要研究的结局发生率很低,则需要很大的样本、随访时间很长,花费大。试验结果应用于其他人群时会存在外部真实性的问题。

第二节 评价原则

治疗效果证据的评价遵照循证医学证据评估的一般规范与准则。对单个研究评价依次包括证据的真实性(validity,V)、重要性(importance,I)和实用性(practice,P),简称VIP。对于回答某一问题的多个证据组成的证据体,还可用GRADE证据分级评价系统对该证据体进行综合评价(详见第一篇第一章第三节)。

治疗性研究的文献评价原则如下。

1. 真实性的分析与评价(validity,V)

(1)研究对象是否真正的进行了随机分配及随机分配隐藏

(2)治疗组和对照组除干预措施外,各组接受的其他方法是否一致

(3)所有纳入的研究对象是否均完成了随访,研究对象随访时间是否足够长

(4)是否对研究对象、医师和研究人员采用盲法,对各组的结局指标公平客观测量

(5)是否根据随机分组的情况对所有患者进行意向分析

2. 重要性的分析与评价(importance,I)

(1)评价效果的结局指标是否合理

(2)治疗性研究效果的大小

(3)治疗作用的精确性估计

3. 实用性的分析与评价(practice,P)

(1)能否将文献的研究结果用于自己的患者

(2)目前的医疗环境能否采用这种治疗方法

(3)评估治疗措施对患者的利与弊

(4)患者的价值观和期望值

一、真实性的分析与评价

研究设计类型往往对研究结果的因果解释有深远的影响。因此,评价治疗性研究,首先需要确定研究是否采用了实验性设计;如果是则需要评价是否是一项设计与执行良好的随机对照试验;如果是非实验性的观察性研究设计,则在治疗效果评价中应格外慎重。治疗性研究真实性的评价,主要可以概括为以下几个方面。

(一) 研究对象是否真正进行了随机分组和分配隐藏

随机化是评估疗效试验时的第一条且是最重要的标准。临床试验报告中,随机化分组及随机分组隐藏的方法应该有具体说明,以判断受试者是否真正的进行了随机分配及随机分配隐藏。主要从以下方面进行评价:①随机化分组及随机分组隐藏的方法应该有具体说明,如产生随机序列的方法,采用了简单随机、区组随机、分层随机或中心随机化系统;如采用区组随机,应说明区组长度是多少。如采用分层随机分组,则需注意分层因素的数目,若数目过多,可能会使每组研究人数过少,最终各组的样本量不符合实际,影响实验结果的真实性。对于随机分组隐藏也应有清晰的说明。只有这样,读者才能理解是否为真正的随机化和随机分配隐藏。②试验组与对照组的研究例数是否相等、相近或按比例(如 1∶2)。一般来说,除了小样本简单随机的 RCT,两组患者人数相差的比例不会相差太大,组间样本量差异会影响把握度的大小。③基线应均衡可比。在处理随机化和随机分配隐藏非常满意的试验中,受试者在接受处理措施之前的基本情况(基线特征),包括各组已知的和未知的人口学资料和临床特征指标,应均衡可比。偶尔有统计学检验某个基线特征不平衡的情况,通常是随机误差所致。如果出现重要预后因素两组基线状态不一致,则应谨慎解读研究结果,如在分析结果时,对不均衡的指标进行了分层校正与比较,可增强论证强度。

(二) 治疗组和对照组除干预措施外,各组接受的其他方法是否一致

所有受试者除了随机分组方案所分配的治疗措施外,他们所接受的其他检查、伴随治疗、随访等都应该一样。假设在随机化之后,除了所研究的治疗措施外,各组还存在其他检查、处理措施、结局指标测量的差异,受试者最终结局上的差异就无法归因于所研究的治疗措施了。当试验组对象额外地接受了有利的治疗,结果夸大了该治疗措施的有效性,称为干扰(co-intervention)。如对照组额外地接受了试验组措施或其他有利的治疗,人为地夸大了对照组的疗效,称为沾染(contamination)。

(三) 所有纳入的研究对象是否均完成了随访,研究对象随访时间是否足够长

随访的完整性,包括两个方面:第一,是否所有纳入的研究对象均完成了随访。在研究随访过程中,受试者因任何原因无法联系、不能完成既定的随访计划,就称为失访者。失访常见原因有:①治疗疗效不佳或有不良反应,受试者不愿继续接受治疗;或受试者在随访这段时间中发生变故或死亡无法联系;②由于病情已缓解,受试者不愿继续治疗或随访;③受试者搬迁离开原地址;④受试者拒绝接受某些检查,特别是创伤性检查;⑤随访期长,受试者不愿意或不能经常往返研究中心等。由此可见,一部分失访其实是与治疗效果密切相关的,可能因为治疗效果好而失访,也可能因为治疗效果不佳而失访,故而两组的失访情况可能不一样,失访和非失访者的情况和结局也可能不一样。出现失访则可能会带来偏倚。因此,在研究中尽可能保证完整随访,避免失访。经验原则是失访率应控制在 10% 以内,若失访超过 20%,研究质量会受到很大的影响,结果可能就会不真实。第二,受试者的随访时间是否足够长。随访时间应根据不同疾病有足够的长度。通常临床观察疗程至少数月,有的甚至 1 年以上才能充分显示治疗措施的重要效果。如观察某药物预防慢性心力衰竭患者的因心力衰竭加重再入院的研究,随访时间 6 个月是不够的,至少应 1 年。

(四) 是否对研究对象、医师和研究人员采用了盲法,结局指标是否进行了客观测量

临床试验应尽量采用盲法,但采用盲法在一些临床情况下会存在许多技术上的困难,尤其是双盲法,只有在研究结束时,或由于安全的问题需终止试验时才允许公开。而且需要制定严格的措施来隐藏随机分组情况,不至于中途破密。因此,许多治疗性研究文献,会采用单盲或开放性设计。这种情况下,在确定

和判断结局指标时，采用盲法尤其重要，以避免测量偏倚，保证结局测量的客观性。如在肿瘤无进展生存评价中，对影像读片医生保持盲态。在结局评价主观指标时，如疼痛、乏力等，非盲的结局评价结果，通常不能被采信。

（五）是否根据随机分组的情况对所有患者进行了意向治疗分析

随访过程中不可避免会存在失访、脱落、转组等问题，如果这部分受试者没被纳入结果分析，必然会破坏随机化原则和基线的可比性，最终影响结果的真实性。因此，在评价治疗性文章的科学性时，应检查该文章是否采用了ITT，即疗效的分析基于最初的随机治疗分配而不是最终接受的治疗。ITT分析旨在避免受试者的非随机损耗，如那些不接受或未完成所分配方案的受试者，往往是预后较差的，如果在最后分析中被排除出去，可能会高估疗效。尽管ITT分析在已发表的临床试验中被广泛使用，但其应用中还存在一些问题。通常做法是同时进行ITT分析和符合方案集分析（per protocol，PP），即对符合纳入标准、不符合排除标准，且完成治疗方案的病例数据进行分析，如果ITT与PP分析结果一致，则研究结论更为可信。

二、重要性的分析与评价

重要性的评判主要包括疗效指标的意义、效果的大小和精确性三个方面。

（一）主要疗效指标的合理性

评价治疗效果的指标通常称为结局（outcome）或临床终点（endpoint）。一项治疗性研究，关注的研究问题必须转化为具有明确定义的一个或多个特定的结局指标。合适的结局指标应该能反映患者、医师和其他决策者所关心的临床问题及所得证据决策的预期用途。如死亡、复发等，这些指标是影响患者决定是否使用治疗的最重要因素，是临床试验最可靠的终点指标。但是，以是否死亡等作为主要疗效指标时，常常需要漫长的研究过程和高昂的成本，还要面临相关的伦理问题。

复合终点（composite endpoint）指当研究具有相当罕见的主要终点时，为了减少研究所需的样本量，进而减少研究花费，研究者常常采用复合主要终点。如研究一种抗过敏反应的新药，如果“因严重过敏反应死亡”是终点，那么试验可能需要数万例受试者，是不切实际的。采用复合主要终点“任何非致命或致命的过敏反应”，患者出现其中任何一个结局时即认为达到终点，纳入数千例受试者就足够。复合终点的优点是增加了结局事件的发生率，一定程度上可以减少样本量和/或研究随访时间。但是，当复合终点中的某些结局组分临床意义不同，应该“审慎”解读研究结果。

替代终点（surrogate endpoint）是旨在替代临床终点的生物标志物。当临床终点是非常罕见的事件，如心血管病死亡，需要很长的研究随访时间以及很大的样本量，影响到试验的可行性，这种情况下，一些临床试验会采用替代终点。如高血压干预临床试验中，用血压水平作为终点，替代心血管病死亡。如果使用替代终点（或标记物），应该使用那些能可靠预测临床获益，或与临床获益密切相关的指标，即已验证的替代指标。获得与临床事件间明确关联的证据之前，替代终点结果只能被视为“探索性”。替代终点需“审慎”解读。

案例2-3-5：心律失常抑制试验（cardiac arrhythmia suppression trial，CAST）研究短期结果采用“室性心律失常数”作为主要疗效指标，氟卡尼可以抑制>80%室早、>90%室速。但是，在随访治疗的18个月中，试验组死亡率是安慰剂组的2倍。因此，治疗措施的有效性，只有在以严格定义的临床事件作为主要结局指标（硬终点）的RCT中，才能得到最佳的评估。复合终点与替代终点需“审慎”解读。

（二）治疗性研究效果的大小

评价疗效的指标按照数据类型，可分为两大类：①连续性变量指标，如收缩压下降幅度、疼痛评分下降值、生活质量评分提高等。在评估疗效时，首先应考虑到其在临床上的显著意义和统计学上的显著意义。有时虽然在统计学上有显著意义，但结合临床分析并无显著的临床意义。如高血压药物的研究，在样本量足够大的情况下，试验组比对照组多下降1mmHg，在统计学上即可显示出此差异有显著意义，但是血压下降1mmHg并无多大临床意义。②分类变量，如死亡与否，心血管事件发生与否；如果变量包括一个或多个事件发生的时间，则称为生存分析资料。评价疗效大小的常用指标有相对危险度、相对危险度减少（relative risk reduction，*RRR*）、绝对危险度减少（absolute risk reduction，*ARR*或*RD*）和*NNT*。这些概念在第二篇第一章“病因及危险因素”部分有详细的介绍。在治疗效果评价中，相关含义如下。

1. *RR* 指试验组结局事件的发生率与对照组该结局事件的发生率之比。

$$RR=\frac{\text{试验组结局事件的发生率}}{\text{对照组该结局事件的发生率}}$$

2. 风险比（hazard ratio，*HR*）大致相当于 *RR*，用于生存分析中。*HR* 可以定义为试验组与对照组结局事件在时间 *t* 发生的相对风险。如果随访时间很短，结局很少，*HR* 和 *RR* 的风险估计非常接近。

RR 或 *HR* 是试验组与对照组相比时的风险程度。然而，在临床实践中，通常更希望了解关于绝对危险度的信息。如某 RCT 对照组结局事件率为 1%，试验组结局事件率为 0.5%，*RR* 为 0.5；另一项试验，对照组结局事件率为 50%，试验组结局事件率为 25%，*RR* 同样也为 0.5，但是这两项试验的临床意义肯定不同。当对照组结局发生率非常低时，相对危险度明显降低可能没有临床意义。

3. *ARR*（或 *RD*），表示对照组结局事件的发生率减去试验组该结局事件的发生率。

ARR（或 *RD*）= 对照组结局事件的发生率 – 试验组该结局事件的发生率

4. *RRR*，表示试验组与对照组相比，其不良事件减少的相对数。

$$RRR=\frac{\text{对照组该结局事件的发生率}-\text{试验组结局事件的发生率}}{\text{对照组该结局事件的发生率}}$$

5. *NNT* 是 *ARR* 的倒数，即采用某种治疗方案，治疗多少患者才能避免一个不良结局。

$$NNT=\frac{1}{\text{对照组结局事件的发生率}-\text{试验组该结局事件的发生率}}$$

干预措施的效益可由 *NNT* 直观地表示，理想的 *NNT* 是 1，即每个人都能通过治疗得到改善。*NNT* 越大，治疗效果越差。

案例 2-3-6：假设有一项纳入 200 例患者的安慰剂对照试验。1∶1 随机分组，60 例患者在研究期间死亡（其中 20 例患者接受活性药物，40 例接受安慰剂），活性药物组的死亡率为 20%（20/100），而安慰剂组的死亡率为 40%（40/100），*ARR*=40%–20%=20%。*NNT*=1 ÷ 20%=5。结果可表述为：“这项研究提示，与安慰剂相比，用该药物治疗 5 位患者可预防 1 例死亡。”

同样，当结局是有害而不是有利时，可用相似的方法计算 *NNH*，即采用某种治疗方案，治疗多少患者会出现一例不良结局。

$$NNH=\frac{1}{\text{试验组不良反应事件的发生率}-\text{对照组该不良反应事件的发生率}}$$

案例 2-3-7：假设有一项纳入 200 例患者的他汀类药物与安慰剂比较的对照试验，1∶1 随机分组，5 例患者在研究期间发生肌痛（其中 5 例患者接受他汀类药物，0 例接受安慰剂），他汀类药物组的肌痛发生率为 5%（5/100），而安慰剂组的肌痛发生率为 0%（0/100），他汀类药物绝对危险度增加（absolute risk increase，*ARI*）= 5%–0%=5%。*NNH*=1 ÷ 5%=20。结果可表述为：“这项研究提示，与安慰剂相比，预计 20 例患者接受他汀类药物治疗会导致 1 例出现肌痛。”

NNT 与 *NNH* 是循证医学中的重要概念，可帮助医生谨慎决定是否进行某种特定治疗。然而，使用 *NNT* 与 *NNH* 也存在一些问题，包括偏倚和缺乏可靠的可信区间，一般而言不同研究中的 *NNT* 与 *NNH* 不能进行比较。

（三）治疗性研究效果的精确性

上述案例中，*RR*、*RRR*、*ARR* 及 *NNT* 是有关治疗效果大小的计算，是一种点估计。点估计有其临床意义，在临床决策时可作参考。但仅有点估计不够，通常还需要知道基于样本所作估计的误差范围，可计算相应的可信区间估计，常取 90%*CI*、95%*CI* 或 99%*CI*。对于一项临床试验，样本量越大，结局变量效果 *CI* 范围越窄，估计越精确。如果某项小样本 RCT，试验组和对照组的主要结局比较 *RR* 没有统计学意义（$P>0.05$），除了治疗方案与对照方案疗效的确相同之外，还可能有样本量不足造成的阴性结果，可以通过计算主要疗效指标的 *RR* 的 95%*CI* 是否包含 1（或 *ARR* 的 95%*CI* 包含 0），或计算把握度，来推断是否有假阴性的可能。临床研究设计规范中要求，在临床研究设计阶段，研究者即要根据研究问题，按照对主要结局的估计对样本量进行估算。合适的样本量能保证以最小的研究支出与耗费，获得一定精确度的研究结果。

案例 2-3-8：Freiman JA 等 1978 年曾对发表在 *Lancet*、*NEJM* 和 *JAMA* 等医学杂志上 71 篇阴性结果论文做过重新分析，采用 90%*CI* 的估计，发现其中有 57 篇可能是由于样本量小造成的假阴性。

三、实用性的分析与评价

(一) 能否将文献的研究结果用于自己的患者

被评价文献的真实性和重要性获得肯定后，不能不加分析的搬来使用。在应用证据之前，应该考虑其研究结果是否能直接适用于当前患者。RCT 研究报告中，一般都包括受试者入组的基线情况，从中可以看到患者的基本特征，如社会人口学特征(性别、年龄、种族等)、临床特征(如病程、病情严重程度、合并症、重要的实验室与辅助检查结果、用药情况等)。因此，在应用证据时可以对比受试者基线特征与当前患者情况，做出判断。一般情况下，当前患者与研究受试者间如果存在一些数量和程度上的差别(如 RCT 纳入标准中年龄<70 岁，当前患者是位高龄老人)，需要考虑这些差别是否可能对疗效产生差异，再做出临床决策；如果与当前患者临床特征有重要的差异(如肿瘤病理分型不同)，则该证据完全不适用；在某些情况下，我们发现患者的情况与总体相比缺乏实用性，然而，在某些亚组中可能存在实际意义，即患者病情与亚组中的患者病情相似，考虑采纳亚组的治疗措施时应注意，亚组分析一般作为探索性、补充性分析，结果需要谨慎看待。

(二) 目前的医疗环境是否能采用这种治疗方法

在采用文献中提到的治疗方案必须要考虑本地化的问题。有时候，一些新的治疗手段在本单位尚未开展，如新的手术方式、相应的检查设备、监护、护理条件尚不具备，或某些新的药物尚未在本地上市或被医疗保险覆盖等，都有可能影响该治疗方案的实行。很多临床试验往往在三级医院或区域医疗中心开展，在求诊患者较多的地方，受试者在临床试验中受到特别的关注，其依从性也往往较好；因此，临床试验中往往疗效较明显。而在不同的医疗条件和非临床试验的患者中，疗效很可能会打折扣，这也是需要考虑的。

(三) 评估治疗措施对患者的利与弊

应用证据时，需要根据当前患者的具体情况对其进行个体化分析，权衡利弊，估计该患者可能的受益和不良反应。治疗措施利弊量化最直接的指标是 *NNT*。通常文献不会直接给出 *NNT* 的数据，而是根据研究结果推算。

案例 2-3-9：ASCOT-LLA 试验研究了阿托伐他汀与安慰剂比较，在高血压患者心血管病的一级预防中的益处。研究者报告，试验持续的 3.3 年，主要结局(心脏病发作事件)对照组为 2.67%，而试验组为 1.65%，*RRR*=1.02%/2.67%=38.2%，*HR*=0.64(95%*CI*：0.50~0.83)，*P*<0.001。阿托伐他汀可以减少主要心血管事件发生。然而，根据研究推算，*ARR* =2.67% −1.65%=1.02%，*NNT*=98。因此，3.3 年治疗 98 例患者，可以防止一次心血管事件的发生。如果权衡考虑可能的不良反应与卫生经济学，显然阿托伐他汀可减少主要心血管事件的这个结论，需要谨慎考量。

(四) 患者的价值观和期望值

进行个体化利弊权衡之后，还需要考虑患者的价值观和期望值，进一步改善医师与患者之间的关系，加强信息沟通，促进医患共同决策(shared decision making，SDM)。

总之，我们不仅要看文献，还要评文献。无论其主要结果是有统计学意义的(所谓的“阳性”结果)，还是没有统计学意义的(所谓的“阴性”结果)，都要结合其研究设计、执行、研究结果、当前临床条件及患者的价值观进行仔细考量。

知识点

治疗性研究的文献评价原则，包括真实性、重要性和实用性。

治疗性研究效果大小的评价指标：①相对危险度；②相对危险度减少；③绝对危险度减少；④ *NNT*。

治疗性研究效果精确性的评价指标：可信区间表示精确度或范围，通常用 95%*CI* 表示。95%*CI* 范围越窄，估计越准确。

（金雪娟　朱畴文）

推荐阅读资料

[1] GALLIN, FREDERICK P OGNIBENE, LAURA LEE JOHNSON. Principles and practice of clinical research. 4th ed. John I, 2017 : 1-270.

[2] MIKKELSEN LR, PETERSEN MK, SOBALLE K, et al. Does reduced movement restrictions and use of assistive devices affect rehabilitation outcome after total hip replacement ? A non-randomized, controlled study. Eur J Phys Rehabil Med. 2014, 50 (4): 383-393.

[3] LOULY PG1, MEDEIROS-SOUZA P, SANTOS-NETO L. N-of-1 double-blind, randomized controlled trial of tramadol to treat chronic cough. Clin Ther. 2009, 31 (5): 1007-1013.

[4] BARDSLEY G, DALEY-YATES P, BAINES A, et al. Anti-inflammatory duration of action of fluticasone furoate/vilanterol trifenatate in asthma: a cross-over randomised controlled trial. Respir Res. 2018, 19 (1): 133.

[5] BHATT DL, MEHTA C. Adaptive designs for clinical trials. N Engl J Med 2016, 375 (1): 65-74.

[6] ERON JJ JR, LELIEVRE JD, KALAYJIAN R, et al. Safety of elvitegravir, cobicistat, emtricitabine, and tenofovir alafenamide in HIV-1-infected adults with end-stage renal disease on chronic haemodialysis: an open-label, single-arm, multicentre, phase 3b trial. Lancet HIV. 2018, S2352-3018 (18)30296-30300.

[7] MAURI L, D'AGOSTINO RB, SR. Challenges in the design and interpretation of noninferiority trials. N Engl J Med. 2017, 377 (14): 1357-1367.

[8] SPRINT RESEARCH GROUP, WRIGHT JT JR, WILLIAMSON JD, et al. A randomized trial of intensive versus standard blood-pressure control. N Engl J Med. 2015, 373 (22): 2103-2106.

[9] HUTTON JL. Misleading statistics: the problems surrounding number needed to treat and number needed to harm (PDF). Pharm Med, 2010 ; , 24 (3): 145–149.

[10] SEVER PS1, DAHLÖF B, POULTER NR, et al. Prevention of coronary and stroke events with atorvastatin in hypertensive patients who have average or lower-than-average cholesterol concentrations, in the anglo-scandinavian cardiac outcomes trial—lipid lowering arm (ASCOT-LLA): a multicentre randomised controlled trial. Lancet. 2003, 361 (9364): 1149-1158.

第四章　疾病预后

临床问题：预后问题是临床医师每天要面临的问题，当患者确诊某疾病后，非常关注的问题是如何治疗，治疗效果好吗，容易复发吗，平均可以存活多少年，最长能够活多少年，怎样可以延长寿命，这些都是有关预后的问题。例如，某40岁患者，确诊急性髓系白血病后，患者和家属都会非常关心生存时间有多久，哪些因素可以提高生存率。

第一节　基本概念

预后研究（prognostic study）也称为结局分析（outcome analysis）。预后（prognosis）是指疾病发生后，对将来发展为各种不同后果（痊愈、复发、恶化、伤残、并发症和死亡等）的预测或事前估计，通常以概率表示，如治愈率、复发率、5年生存率等。预后研究就是关于疾病各种结局发生的概率及其影响因素的研究。

凡影响疾病预后的因素都可称为预后因素（prognostic factors），若患者具有这些影响因素，其病程发展过程中出现某种结局的概率就可能发生改变。预后因素的研究有助于临床医师进行医学干预，包括筛检、及时诊断、积极治疗和改变患者影响健康的不良行为等，从而为改善患者疾病预后做出努力。患者的预后往往是由多个因素决定的，所以预后因素的分析常需要应用多因素统计方法，比例风险回归模型（proportional hazards model），简称Cox回归模型，是最常用的统计方法。

案例2-4-1：对于急性髓系白血病（AML）患者，染色体核型是重要的预后因素，也对治疗方案的选择起到了指导性作用。例如对存在不良染色体的患者建议缓解后早期进行异基因造血干细胞移植，而对存在良好染色体核型的患者不建议早期异基因移植。年龄也是重要的预后因素，>60岁的老年患者预后较差，生存期短于年轻人。患者的预后往往有多个因素，例如对于AML患者而言，年龄、白细胞计数、染色体核型、血小板计数、治疗方案等都是独立的预后因素。

一、用于预后研究各种率的定义

（一）病死率

病死率（case-fatality rate）是指在某病患者总人数中，死于该病的患者所占的比例。常用于病程短且容易死亡的疾病，如各种传染病、急性中毒、心脑血管疾病的急性期和迅速致死的癌症。

$$\text{病死率}(\%)=\frac{\text{死于该病的患者人数}}{\text{患该病的患者总人数}}\times 100\%$$

（二）疾病死亡率

疾病死亡率（disease-specific mortality）是指一定的时期内（通常指一年），某一人群中因为某病死亡的人数所占的比例，一般以1/100 000或1/100 00为单位。

$$\text{死亡率}=\frac{\text{一定时期内死于某病的人数}}{\text{同期平均人口数}}\times 10\text{万}/10\text{万（或}1\text{万}/1\text{万）}$$

案例2-4-2：病死率和死亡率是两个不同的概念，例如2017年某区40例AML患者死亡，该区共有人口100万人，白血病患者200人，白血病死亡率是4/10万（40/100万），病死率是20%（40/200）。

（三）治愈率

治愈率（cure rate）是指治愈的患者人数占该病接受治疗患者总数的比例。

$$治愈率(\%)=\frac{患某病治愈的患者人数}{患该病接受治疗的总患者人数}\times 100\%$$

（四）缓解率

缓解率（remission rate）是指进行某种治疗后，进入疾病临床消失期的病例数占总治疗例数的百分比。有完全缓解率、部分缓解率和自发缓解率之分。

$$缓解率(\%)=\frac{治疗后进入疾病临床消失期的病例数}{接受该种治疗的总病例数}\times 100\%$$

（五）复发率

复发率（recurrence rate）是指疾病经过一定的缓解或痊愈后又重复发作的患者数占观察患者总数的百分比。例如，100 例急性白血病患者诱导治疗后，70 例达到缓解，1 年后有 30 例患者复发，复发率为 42.8%。

$$复发率(\%)=\frac{复发的患者例数}{接受观察的患者总数}\times 100\%$$

（六）总体生存率

总体生存率（overall survival rate，OS）是指从疾病临床过程的某一点开始（一般为确诊时间），一段时间后存活的病例数占总观察例数的百分比。生存率常用于长病程致死性疾病，如各种癌症，病程较短的癌症可用 1 年生存率，一般癌症用 5 年生存率表示预后。如 AML 的 5 年生存率为 20%，表明从诊断 AML 开始有 20% 的患者可以生存 5 年以上。

$$n\,年生存率(\%)=\frac{活满\,n\,年的病例数}{n\,年内观察的总例数}\times 100\%$$

案例 2-4-3：预后研究仅仅报道生存率是不够的，如图 2-4-1 中夹层主动脉瘤、肺癌、HIV 感染、100 岁以上老人 4 种情况 5 年生存率均为 10%，但不能反映 5 年间生存率的变化情况。夹层主动脉瘤早期死亡率很高，但如果可以渡过早期的危险期，以后死亡风险趋于稳定。

（七）无病生存率

无病生存率（disease-free survival rate，DFS）常用于癌症的结局判断，指疾病经过治疗达到临床缓解后，没有临床疾病复发或死亡的患者占所有临床患者的比例。

案例 2-4-4：100 例 AML 患者经过某一化疗方案治疗，有 70 例达到完全缓解，30 例未达到完全缓解，70 例完全缓解的患者 3 年内有 20 例复发，各种原因死亡 5 例，则应用该化疗方案治疗 AML 的 3 年无病生存率为 45%（45/100）。

（八）无进展生存率

无进展生存率（progression-free survival rate，PFS）常用于癌症的结局判断，指疾病诊断或进入临床试验随机化分组后，没有进展或死亡的患者占所有临床患者的比例。如 100 例肺癌患者随机分配入生物治疗组，3 年内 75 例病情无进展，20 例病情有进展，各种原因死亡 5 例，则 3 年无进展生存率为 75%（75/100）。

二、中位时间

（一）中位生存时间

中位生存时间（median survival time）又称为半数生存期，即当累积生存率为 0.5 时所对应的生存时间，表示只有 50% 的患者可以活过这个时间。如 AML 的中位生存期为 20 个月，说明诊断为 AML 后只有 50% 的患者可以活过 20 个月。

案例 2-4-5：从生存曲线可以知道中位生存时间，图 2-4-1 我们可以看到夹层主动脉瘤的中位生存时间不足半年，肺癌不足 2 年，HIV 感染约为 2.5 年，>100 岁的老年人为 1.5 年。

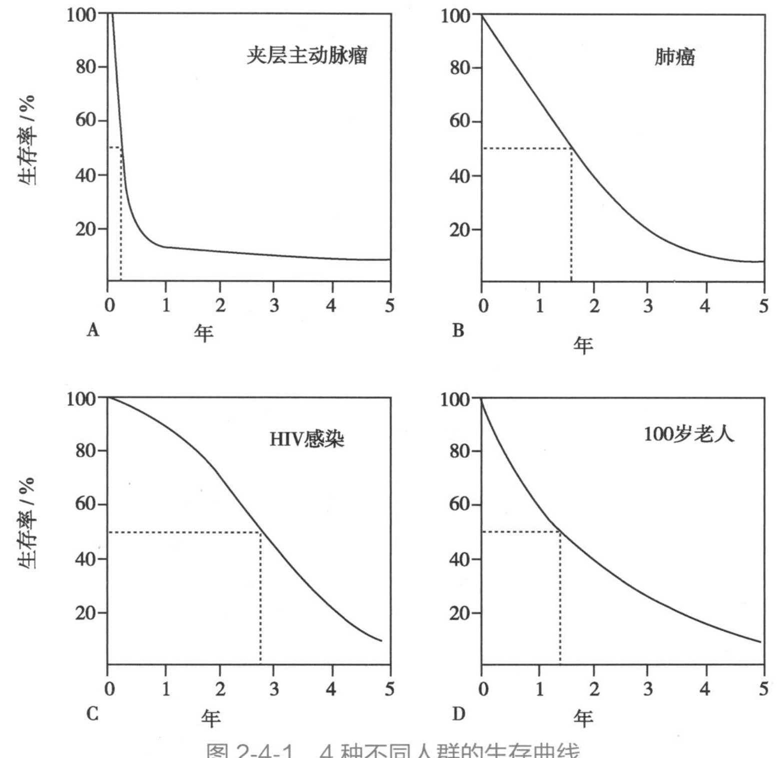

图 2-4-1 4 种不同人群的生存曲线

（5 年生存率均为 10%，但生存曲线明显不同，说明仅报道 5 年生存率有很大的局限性，虚线为中位生存时间。）

（二）中位无病生存时间

中位无病生存时间（median disease-free survival time）的基本概念同中位生存时间，如果 AML 的中位无病生存时间为 18 个月，表明有 50% 的患者可以在无临床疾病的状态下存活 18 个月。无病生存时间一般从疾病缓解之日、手术切除之日开始算起，到疾病复发或死亡为止。

（三）中位无进展生存时间

中位无进展生存时间（median progression-free survival time）指从规定的随访起始点开始，直至疾病进展或死亡的中位时间。在药物疗效评价中，常用随机化之日为起始点。

案例 2-4-6：比较分子靶向药物吉非替尼和常规化疗作为一线肺癌治疗药物的长期疗效，新诊断的肺癌患者随机分两组，一组为吉非替尼治疗组，一组为常规化疗组，随访 5 年，观察 PFS 和 OS 等预后指标。随机化分组之日为观察起始点，OS 是指随机化之日起到任何原因死亡的时间，PFS 是指随机化之日起到疾病进展的时间。如有 1 名患者，2013 年 1 月 1 日诊断为肺癌，随机分组入化疗组，化疗后疾病稳定，直至 2013 年 10 月 31 日出现疾病进展，2013 年 12 月 31 日死亡，该患者的 OS 为 12 个月，PFS 为 10 个月。

三、预后研究常用的研究设计方案

疾病预后研究包括预后因素的研究及预后的评定，根据研究目的及可行性的原则，可选择不同的研究设计方案，包括描述性研究、病例 - 对照研究、回顾性队列研究、前瞻性队列研究和试验性研究，但预后研究的最佳研究方案是队列研究，包括回顾性队列研究和前瞻性队列研究，以后者为佳。随机对照试验可以用于预后研究，明确治疗组和对照组不同的预后结局，但往往因为研究对象有严格的纳入标准，所以对总体患者的代表性较差。病例 - 对照研究常用于罕见疾病或需要长期随访疾病的预后研究，但因为该研究设计方案容易发生选择性偏倚和测量偏倚，结论的证据不够强。

队列研究（cohort study）由一组人群组成，可以将人群分为两组或多组，从暴露到结局的方向进行研究（图 2-4-2），是明确疾病发病率和自然史的最佳方法，也可以用于研究由单一暴露因素导致的多种研究结局，发病率研究（incidence study）、纵向研究（longitudinal study）、随访研究（follow-up study）都是队列研究的同义词。

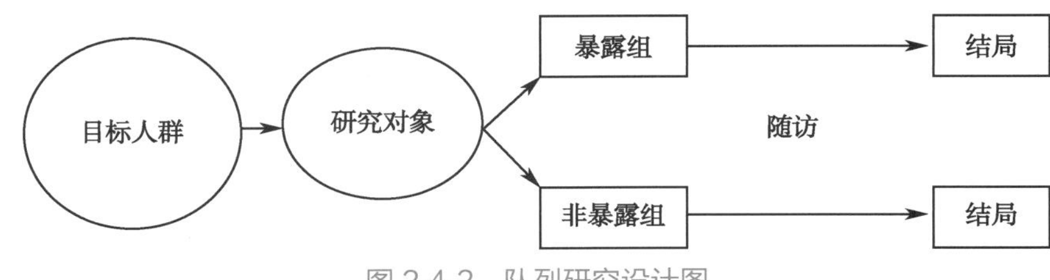

图 2-4-2　队列研究设计图

案例 2-4-7：以中美联合上海市白血病协作组完成的 623 例 AML 的预后研究为例，说明前瞻性队列预后研究的基本步骤。

1. 确立研究的疾病、研究目的　研究原发性、初治 AML 的预后。

2. 确定观察指标、研究因素　结局观察指标为完全缓解率，3 年复发率，3 年生存率，中位生存时间，分析影响生存的预后因素。

3. 确定研究方案　本研究采用前瞻性队列研究的设计方案进行预后研究。确定 AML 的诊断标准，定义 OS 为从诊断之日到死亡或最后的随访之日，确定随访终止时间为 2008 年 5 月 1 日。

4. 收集队列，登记资料　前瞻性收集 2003—2007 年的上海市白血病协作组 24 家医院的原发性、未治疗的初发 AML 患者 623 例，所有骨髓标本送到中美实验室进行统一诊断，以防误诊。登记病例信息和所有相关的实验室资料，包括身份证号码、联系电话、地址、主管医师的联系信息等。

5. 随访　每 6 个月随访一次，同时随访患者本人 / 家属和主管医师，随访内容包括症状、体征、治疗方案、并发症、血象和骨髓检查结果。多种随访途径对减少失访有很大的作用。

ER-2-4-1 前瞻性队列研究急性髓系白血病(AML)预后的案例(拓展)

6. 统计分析

(1) 病例一般资料分析：患者年龄、性别、WHO 亚型、染色体等资料的分析。

(2) 完全缓解率、复发率的计算。

(3) 生存率、中位生存时间、生存曲线：应用 Kaplan-Meier 方法计算生存率，绘制生存曲线。

(4) 单因素分析：应用 Log-rank 方法统计与生存相关的预后因素，得出与预后相关的因素，如 WHO 亚型、染色体分组等。

(5) 多因素分析：把单因素分析中 P<0.1 的预后因素纳入 Cox 回归模型进行多因素预后分析。

知识点

1. 预后的概念　是指疾病发生后，对将来发展为各种不同后果的预测或事前估计。

2. 预后因素的概念　是指影响疾病预后的因素。

3. 死亡率与病死率的区别　死亡率与病死率是两个不同的概念，计算方法也不同。病死率是指在患某种疾病患者总人数中，死于该病的患者所占的比例，一般以百分号(%)为单位。死亡率是指一定的时期内(通常指 1 年)，某一人群中因为某病死亡的人数所占的比例，一般以 1/100 000 或 1/100 00 为单位。

4. OS、DFS 和 PFS 的含义　总体生存率(OS)、无病生存率(DFS)和无进展生存率(PFS)是临床常用的描述患者生存情况的指标，特别常用于肿瘤等慢性疾病。① OS 是指确诊之日起到任何原因死亡的时间；② DFS 是指规定的随访起点(如随机化之日)起到疾病发生进展、复发或死亡等的时间；③ PFS 是指规定的随访起点(如随机化之日)起到疾病进展或死亡的时间。

5. 预后研究的最佳设计方案与步骤　①前瞻性队列研究是预后研究的最佳设计方案；②队列研究的基本步骤是收集队列、随访、确定结局、统计分析。

第二节 评价原则

检索到预后的文献后，根据患者特征、研究问题、研究设计方案等选择合适的文献，如有多篇 AML 预后的文献，选择较新的、大样本、多中心、前瞻性研究的文献，对其质量及其研究结论是否真实可靠，应进行评价。文献评价包括 3 个方面：真实性、重要性和实用性。评价的原则和标准可归纳为 8 条。

1. 真实性

(1) 队列的起始点是否相同？队列是否有代表性？

(2) 随访是否足够长，是否完整？

(3) 判断结局时是否有客观的结局标准，是否采用盲法？

(4) 是否对影响预后研究的重要因素进行了统计学的校正？

2. 重要性

(1) 报告预后研究的结果是否完整？

(2) 研究结果的精确性如何？即可信区间是否较窄？

3. 实用性

(1) 我们自己的患者是否与文献报道的患者非常不同？

(2) 研究结果是否有助于治疗方案的制定和是否有助于对患者及其亲属做出解释？

(一) 观察预后的研究对象是否都处于同一起始队列，研究的对象是否能代表被研究疾病的目标人群

1. 尽量采用起始队列　预后研究要求各队列的研究对象观察疾病预后的起始点一定要统一，可以是症状首发时间、疾病确诊时间或治疗开始时间，务必明确，不应存在杂乱的零点时间，如研究脑卒中的预后因素，纳入的研究对象应是首次发作的脑卒中患者，排除第 2 或第 3 次发作者。对入选的研究对象处于病程的哪一个阶段必须有清楚地叙述。所选择的零点时间最好是处于病程的早期，即起始队列（inception cohort）。如以心脏重症监护室内的心肌梗死患者为研究队列，就会错误地提高心肌梗死生存率，因为一些在急诊室就死亡的患者没有被纳入研究。

案例 2-4-8：有一队列研究，共有 AML 患者 500 例，如果以诊断白血病之日为研究起始点，3 年生存率为 35%，中位生存时间为 18 个月；如果以化疗第一天作为研究起点，3 年生存率为 45%，中位生存时间为 36 个月。因为有少数患者诊断后还没有来得及治疗就因出血或感染而死亡了，生存时间只有几天，把这些患者统计在内时，生存率就会偏低，中位生存时间也将相应缩短。

2. 研究对象应该具有代表性　只有当研究对象有代表性时，该文献获得的结论才有普遍适用性，即外推性，结论可以应用于相似的人群。如来自社区医院的患者和来自三级医院的患者在疾病的严重程度上会存在显著的差异，三级医院的患者比较严重，社区医院的患者病程较早或较轻，得出的预后分析结论必然不同，结论的代表性和外推性也不同。

(二) 随访时间是否足够，随访是否完整

1. 随访时间和结尾数据　由于预后因素常常存在于不良结局发生之前较长一段时间，因此随访时间必须足够长，以便发现关注的研究结果。如果随访时间很短，只有一小部分患者达到了我们感兴趣的结果，如肿瘤发生、复发或不良事件的发生，这样就不能反映该疾病预后的真实情况。并且随访必须完整，在理想情况下，应当将所有纳入研究的对象从疾病早期一直随访到完全康复、复发或死亡，但事实上难以做到，因此存在一定的失访率。到观察截点为止，没有发生想要观察的结局事件，称为截尾数据（censored data），包括失访、存活、死于其他疾病（图 2-4-3）。

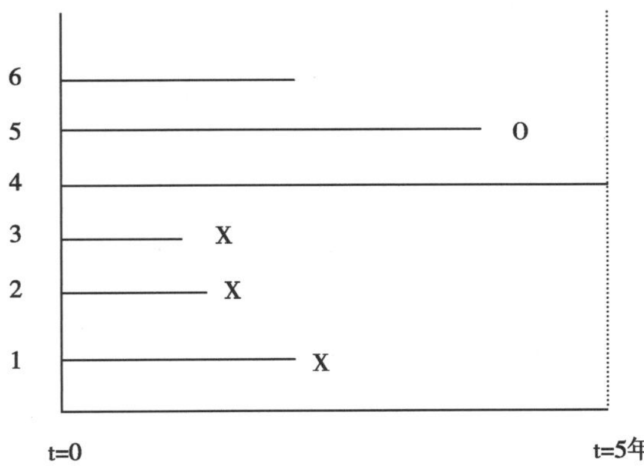

图 2-4-3　截尾数据

[6 例患者，3 例死亡（X 表示），第 4 例患者在随访 5 年结束时仍存活，第 5 例患者失访（O 表示），第 6 例患者死于其他疾病，所以第 4、5、6 例患者均为截尾数据。]

案例 2-4-9：随访 AML 100 例患者，随访时间到 2018 年 7 月 1 日，有 74 例患者死亡，5 名患者失访，1 名患者死于心肌梗死，20 名患者存活，属于截尾的患者有 26 名。

2. 判断失访对结论的影响　一般遵从“5 和 20”原则。失访率 <5%，其研究结果偏倚少，结果可靠；如失访率 >20%，则严重影响结果真实性，“5 和 20”之间结果比较可靠。亦可通过敏感性分析来估计对结论的影响，比较“最高”和“最低”发生率，如两者相差不大，则结果可信；如两者相差很大，则研究结果不可信。

案例 2-4-10：100 例患者，5 例失访，未失访的患者中 40 例死亡，则粗死亡率为 42.1%(40/95)，如果把 5 例失访均算入死亡，则死亡率为 45%(45/100)，如果把 5 例失访均算为存活，则死亡率为 40%(40/100)，最低死亡率为 40%，最高为 45%，相差不大，说明失访对结论的影响较小。

（三）判断结局有无客观标准，是否采用了盲法

观察疾病预后的终点，即结局应有客观的标准。在研究开始前，研究者必须对结局提供明确的定义，要有客观的测量标准。有些预后容易确定，如死亡；但大多数结局，如痊愈、残疾、复发、生存质量改变等，都需有客观的标准，以避免临床医生在判断预后结局时产生分歧，从而影响预后研究的结论。判断预后结局属“硬”指标，如“死亡”“残疾”等可以不用盲法判断，如结局属“软”指标，则容易产生偏倚，应采用盲法判断，如疼痛程度的判断。

（四）是否对影响预后研究的重要因素进行了统计学的校正

预后研究中可能存在各种混杂因素，从而影响预后研究的结论。因此在下结论时应对这些因素应用统计学方法进行校正。Framingham 的研究者报道风湿性心脏病心房颤动患者的脑卒中发生率为每年 41/1 000 人，与非风湿性心脏病心房颤动患者的脑卒中发生率十分接近。但风湿性心脏病患者比非风湿性心脏病患者更年轻。对患者的年龄、性别和高血压状态进行校正后，风湿性心脏病心房颤动患者脑卒中的发生风险是非风湿性心脏病心房颤动患者的 6 倍。校正的方法最简单的是分层分析，较为复杂的校正方法是多因素分析法，如 Logistic 回归及 Cox 模型分析，适用于有多个混杂因素的校正。

ER-2-4-2 Cox 模型多因素分析的结果解读（难点微课）

案例 2-4-11：有研究骨髓增生异常综合征的一个亚型难治性贫血伴多系发育异常的预后因素，表 2-4-1 为该研究的 Cox 回归分析结果。从表可知年龄、中性粒细胞绝对值、血红蛋白数量为独立的预后因素，而血小板计数、国际预后积分系统（IPSS）不是独立的预后因素。在校正了其他预后因素后，年龄 ≥ 60 岁的患者死亡的风险是 <60 岁患者的 1.77 倍（*HR*=1.77）。风险比（*HR*）的含义与相对危险度（*RR*）的含义类似。

表 2-4-1　难治性贫血伴多系发育异常 Cox 模型多因素预后分析

因素	回归系数 *β*	*HR*（95%*CI*）	*Z* 值	*P* 值
年龄（≥ 60 岁）	0.57	1.77（1.17~2.68）	2.69	0.007
中性粒细胞绝对值（$<1.0\times10^9$/L）	0.70	2.01（1.31~3.10）	3.18	0.001
血红蛋白（<90g/L）	1.38	3.97（1.98~7.93）	3.90	0.000
血小板 $<30\times10^9$/L	0.31	1.36（0.90~2.07）	1.46	0.144
IPSS 积分分组	0.09	1.10（0.56~2.14）	0.28	0.783

（五）报告预后研究的结果是否完整

预后研究的定量结果是在一段时间内发生结局的事件数。如报告生存情况有 3 种方法：①某一时间点的生存率，如 1 年生存率、5 年生存率等；②中位生存时间，即观察到 50% 的研究对象死亡的随访时间；③生存曲线，能够更全面了解预后，观察随时间而变化的生存率。如所报告的 1 年生存率均为 20%，但二条生存曲线形态不同，一条显示中位生存时间为 3 个月，提示疾病早期预后就很差，另一条显示中位生存时间为 9 个月，提示疾病早期预后好，随着时间推移而逐渐恶化。因此生存曲线可以了解预后的全貌。完整地报告预后研究结果应当同时报告某一时点的生存率、中位生存时间及生存曲线。

Kaplan-Meier 生存曲线是常用的生存分析方法，又称为乘积极限法，横坐标为生存时间，纵坐标为累积生存率，从去曲线中可以大概估计中位生存时间（天、月、年），1 年、2 年、3 年等的生存率（%），也可以比较不同分组的生存曲线是否不同。

案例 2-4-12：骨髓增生异常综合征患者根据预后积分系统可以分为低危组、中危组、高危组，从图 2-4-4 可以看到不同的预后分组——低危组、中危组和高危组的生存时间和生存率有显著差异，高危组中位生存时间约 21 个月，中危组约 32 个月，低危组约 49 个月。每一个向下的折线代表有 1 例患者死亡。曲线的左侧数据结论较精确，右侧因为不断有死亡患者，研究人数逐渐减少，结论精确性降低。生存曲线不能任意延长来估计将来的生存趋势。

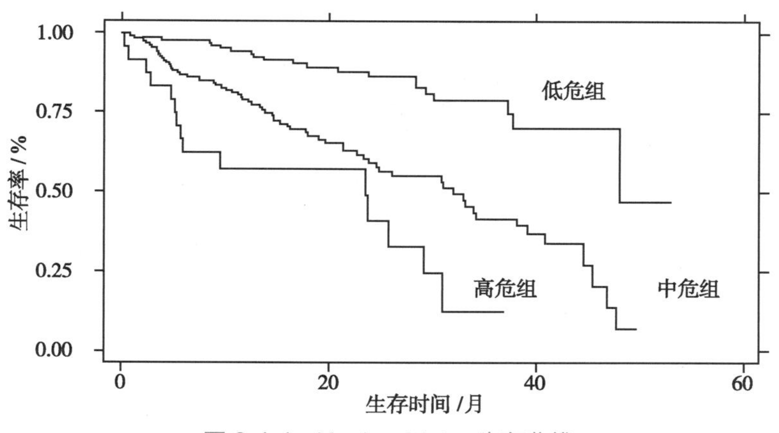

图 2-4-4 Kaplan-Meier 生存曲线

（六）研究结果的精确性如何

除了报道生存率、生存时间、生存曲线外，还应报告预后估计的精确度，即预后结局概率的 95% 可信区间(95%*CI*)。对预后因素的研究可用相对危险度和绝对危险度等来表示，同时也要报告 95%*CI*。95%*CI* 较窄，说明样本量足够大，结果精确性高，结论外推性好，对总体预后的估计更精确。如果一项研究中某预后因素的 *HR* 为 2.1，95%*CI* 为 0.7~3.9，说明可信区间较大，该因素无统计学差异，也不能说明是独立的预后因素，未必有临床价值。

（七）我们自己的患者是否与文献报道的患者非常不同

我们自己的患者是否可以采纳文献报道的结果，还要关注我们的患者与文献报道的研究对象是否在年龄、性别、疾病特征等方面相似或存在极大的不同。如果没有极大的差异，就可以应用研究结论。如果文献报道的化疗方案只适用于年轻人，那么高龄的患者可能就不适用。

（八）研究结果是否有助于治疗方案的制定和是否有助于对患者及其亲属做出解释

研究结果是否直接有助于治疗方案的取舍？研究结果是否有助于对患者及其亲属做出解释？一方面，如一项可信、精确度高的研究结果显示疾病具有良好的预后，则十分有助于向焦虑的患者及其家属做出解释而使其放心；另一方面，一项质量高的研究结果显示疾病预后不良，就可以与患者及其家属进行有关不良预后结局的讨论，早期积极治疗，这同样也有实用价值。

知识点

1. 预后性研究的文献评价原则。

2. 预后性研究设计注意点 ①研究对象应该有统一的随访起点；②研究对象应该具有代表性，注意避免样本的偏倚；③判断患者的结局应该采用客观标准，尽量用盲法判断；④多因素分析是常用的校正混杂因素的统计方法；⑤报告预后结局的指标主要包括生存率、中位生存时间、生存曲线；Kaplan-Meier 生存曲线是常用的生存分析方法。

3. 截尾 截尾数据包括失访、研究结束时尚存活、死于其他疾病三种情况。

4. 失访对结果的影响 判断失访对结论的影响一般遵从“5和20”原则。失访率 <5%，其研究结果偏倚少，结果可靠；如失访率 >20% 则严重影响结果真实性，“5和20”之间结果比较可靠。

5. 风险比（*HR*）的含义与相对危险度的异同点 *HR* 与 *RR* 都是队列研究中分析暴露因素与发病的关联程度的指标。*RR*= 暴露组的发病或死亡率 / 非暴露组的发病或死亡率；*HR*= 暴露组的风险函数 $h_1(t)$/ 非暴露组的风险函数 $h_2(t)$，t 指在相同的时间点上。一般可以认为 *HR* 与 *RR* 的含义一样，但 *HR* 有时间因素在内，换句话说，包含了时间效应的 *RR* 就是 *HR*；在预后性研究资料中，*RR* 考虑了终点事件的差异，而 *HR* 不仅考虑了终点事件的有无，还考虑了到达终点所用的时间及截尾数据。

（王小钦）

推荐阅读资料

[1] STRAUS SE, GLASZIOU P, RICHARDSON WS, et al. Evidence-based medicine. 4th ed. Elsevier: Churchill Livingstone, 2011: 169-182.

[2] 中美联合上海市白血病协作组. 上海市 623 例成人急性髓系白血病非选择性病例的 WHO 亚型分布、初治疗效及预后. 中华血液学杂志, 2010, 31(2): 102-107.

第五章 生命质量

临床问题：患者40岁女性，患有类风湿关节炎1年，双手、双腕关节肿胀、疼痛，不能穿衣、做家务和工作。于是，患者就诊某三甲医院的风湿免疫科，医生检查后给予患者氨甲蝶呤12.5mg每周一次，和非甾体抗炎药，服用一个月后，关节痛有了明显的好转，但脱发明显，患者十分烦恼。医生采用DAS28评分评估患者病情明显好转，那么是否继续给患者服用氨甲蝶呤？除了病情严重性评估，生命质量的评估是否需要？生命质量的结果是否可以作为决策治疗方案的重要依据？

第一节 基本概念

ER2-5-1 生命质量的定义（难点微课）

一、生命质量的定义

生命质量评价是临床实践和临床研究中一项重要的医学评价技术，健康相关生命质量是评价应用干预方案或措施在躯体、生理、心理、社会健康上变化和获益，目前广泛用于心脑血管疾病、糖尿病、风湿病、老年病、肿瘤性疾病等慢性疾病诊断和外科术后患者处理后的疗效评价，新药临床疗效评价，人群和患者的健康状况评价，预防保健措施的效果评价，资源分配、计划和决策的制定等方面，且日益受到重视。

1993年世界卫生组织生命质量评估组定义生命质量（quality of life，QOL）为"个体在不同的文化背景和价值体系下，与个体目标、期望、标准及所关心的事物有关的生存状况的体验"（QOL is defined as individual's perceptions of their position in life in the context of the culture and value systems in which they live and value systems in which they live and in relation to their goals，expectations，standards and concerns）。

该定义是建立在1948年WHO"健康"（health）定义的基础上，其定义为："健康，不仅意味着没有疾病，而且是生理、心理及社会功能等方面都要处于一种完全的良好状态。"（being not only the absence of disease and infirmity but also the presence of physical，mental，and social well-being）；是顺从于生物-心理-社会医学模式的转变。生命质量的测定强调基于每一个个体独特的生活体验、信仰、目标、价值、文化教育等，具有明显的主观特性，在不同的种族和文化群体中，生命质量的内涵可以不同。

从事临床工作的医生为了全面评价健康服务、干预等对患者的影响，把生命质量的理论和医学实践结合起来，提出了"健康相关生命质量"（health-related quality of life，HRQoL），即"在疾病、医疗干预、个体经济收入、老龄化、社会环境变化等影响下的健康状况，是与经济、文化背景和价值取向相联系的主观满意度"。通俗而言，患者的患病或接受治疗后，对躯体、生理、社会、心理的影响，以及影响的大小，是有益还是有害的，都是患者主观感受的体验和结果。

一名类风湿关节炎女性患者表现为双手近端指间关节、腕关节肿胀和压痛，关节活动包括双手指、腕屈伸明显受限，即患者存在生理功能损伤。穿衣、梳头、开水龙头等困难，无法进行整理房间等家务，患者生活自理能力明显受阻。由于疼痛、关节功能受限和疲劳，患者不能步行超过1km，显著影响睡眠，体重下降，出现整体功能状况受到影响。患者自述无法上班，所喜爱的看电影和打网球活动均停止，其失业状态和娱乐活动不能完成是社会功能受限的表现。由于受疾病和外部环境变化的影响，患者情绪低落，心理状态恶化。因此，仅观察患者关节炎的症状与体征等与疾病诊断相关的临床指标（关节疼痛与肿胀、血沉、C反应蛋白等）可能会低估疾病对患者影响的严重程度，而进行生命质量的测定能更全面地反映类风湿关节炎等这类慢性疾病不良影响的真实情况和严重性，为制定综合干预措施提供依据和评价方法。

二、健康相关生命质量评估

由于生命质量的大多数内容为受试者的主观体验,因此,常用量表来评价和动态随访目标人群健康相关生命质量的水平和变化。

(一) 量表内容

生命质量量表(scale,questionnaire)通常包括生理功能、心理功能、社会功能、总体状况、角色功能等诸多方面的评价。每一方面的功能评价独立成为一个亚量表(subscale),又称之为维度(dimension)或领域(domain);每一维度又可以包含不同方面(facet),如生理功能可以分为日常生理功能、认知水平、角色功能等 3 个方面;躯体功能分为疾病相关症状、治疗不良反应等方面;每一个方面又可以由多个不等的条目(item)构成。

(二) 量表的分类

量表主要分为 2 种:一类是测量患者一般健康状态的普适量表;另一类是疾病特异性的专用量表。这 2 种类型量表评估的是患者健康相关生命质量的不同方面,因而具有互补性。

普适量表(generic QOL instrument)是指量表内容包含常规生活活动方面和心理状况,其条目内容可以适用于不同种类的疾病和不同种族、不同语言的人群。普适量表的优势在于不受疾病诊断影响,能够直接比较不同疾病的严重性、不同干预措施的利弊,如类风湿关节炎与糖尿病、高血压的治疗比较,有利于决策者权衡不同疾病的损害或治疗对患者的影响,从而对有限的资源作出有效的决策。然而,这类量表常常未包含与研究疾病特征有关的条目,忽视了研究疾病所受影响的重要功能方面,因而该类量表用于特殊疾病评估时的信度往往不高,可能对某些条目应答率低。

疾病专用量表(specific QOL instrument)是为某一类疾病或该类疾病某一亚型制定的量表,能有效地反映该类疾病对患者生命质量的影响,适用于该类疾病不同干预措施的比较。但是,专用量表也有局限性,因为不同地区文化传统、信仰、风俗、生活方式等不同,有时需要建立不同的量表,也无法对不同的疾病进行同等的评价。

类风湿关节炎是一种常见的慢性疾病,健康相关生命质量是治疗类风湿关节炎疗效评估的主要指标之一,评价类风湿关节炎 HRQoL 的量表需能识别出疾病的严重度。常用的普适量表包括健康效用指数(the health utilities index,HUI)、欧洲五维健康量表(EuroQOL,EQ-5D)和六维健康量表(short form 6D,SF-6D)等;类风湿关节炎的专用量表有类风湿关节炎生命质量调查表(RAQOL)和躯体功能评估量表(health assessment questionnaire,HAQ)等。一项纳入 313 例类风湿关节炎患者的研究中比较了这些量表对疾病严重度的评价效力,如预期的一样,疾病专用量表 RAQOL、HAQ 在住院、误工、需要专职医疗和家庭服务的患者中得分较不住院、没有误工、不需要专职医疗和家庭服务者高,而应用普适量表 HUI2、EQ-5D、SF-6D 则不能更好地识别出类风湿关节炎的严重病例(表 2-5-1)。

(三) 患者报告结果

HRQoL 依据量表的内容、由观察者(如医护人员、陪护者)或患者来判定,如步行、穿衣或打开瓶盖。近年来国外倡导采用患者报告结果的形式来评价疾病的影响或治疗的结局。患者报告结果(patient reported outcomes,PROs)是患者健康相关状态的报告,是患者报告他们自我感受、正在从事的活动及他们对自身健康和生活满意程度的信息,是直接来自患者的感受,非患者的医生或其他人对患者病情的解释。(A patient-reported outcome is defined as any report of the status of a patient's health condition that comes directly from the patient without interpretation of the patient's response by a clinician or anyone else)。

PROs 包括了来自患者的一切报告,因此,包括了在医院诊所、患者记录日记或其他可能的方式获得患者对疾病或治疗的反应,可以是单项指标的测量、事件记录、症状主诉或有关健康相关生命质量量表填写等。PROs 从患者角度了解其疾病状况和身体的总体感觉,有利于患者参与治疗决策,有助于了解疾病负担,为健康资源分配决策提供指南。PROs 已成为重要的临床研究评价指标。

在治疗类风湿关节炎药物的随机双盲对照研究中,采用了 PROs 评估药物对患者疼痛、躯体功能和健康状态的作用,PROs 测定项目包含了患者对关节炎疼痛的自我评估、患者对疾病活动性的自我评估、HAQ 和 SF-36 量表的填写。研究结果显示与安慰剂相比,应用新型药物治疗后更多的患者关节疼痛缓解,获得了有临床意义的 HAQ 分值下降和包括躯体、心理评估在内的 SF-36 各亚量表的改善,并随着药物剂量的增加,改善程度更显著。PROs 为治疗措施有效性和安全性的评估提供直接来源于患者的依据,尤其是外部观察者或客观检测工具无法获得的主观感受和主动活动能力，随着对 PROs 方法学的不断深入，PROs 能有效而敏感地反映治疗措施的综合疗效，可实现与其他评价指标的比较和整合，在临床决策中扮演重要的角色。

表 2-5-1 类风湿关节炎常用健康相关的生命质量量表（HR-QoL）比较

量表	条目（*n*）	评估范围	完成所需时间	优点	缺点
一般量表					
HAQ-DI	20	日常生活活动能力：穿衣、起立、进食、步行、洗手、伸展手臂、抓取、活动	5	可以跨疾病和跨人群使用；可以在不同疾病、不同健康水平和不同年龄之间交叉比较；自填问卷	对疾病特异性的变化可能不敏感；可能不会给出一个总分
SF-36	36	生理功能、由于躯体疾病导致的角色受限、健康观念、活力、疼痛、社交功能、由于情绪问题导致的精神健康角色受限	5	可以跨疾病和跨人群使用；可以在不同疾病、不同健康水平和不同年龄之间交叉比较；自填问卷	对疾病特异性的变化可能不敏感；可能不会给出一个总分
RA- 专用量表					
AIMS	67	生理功能、日常生活活动能力、灵活性、活动性、社交角色和活动、疼痛、焦虑、抑郁	15	自填问卷；可靠性、有效性、敏感性均高；比一般测量问卷具有更强的敏感性；对特定人群有效	仅应用于特定疾病或特定状况下
RAQoL	30	情绪 / 情感、社会生活、爱好、每日任务、个人 / 社会关系、身体接触	6	自填问卷；可靠性、有效性、敏感性均高；比一般测量问卷具有更强的敏感性；对特定人群有效	仅应用于特定疾病或特定状况下
健康效用量表					
HUI2	15 或 40	感觉（视、听、说）、活动性、情绪、认知、自理能力、疼痛		提供了单一的 HR-QoL 数值	对疾病特异性的变化可能不敏感
HUI3	15 或 40	视、听、说、步行、灵活性、情绪、认知、疼痛		同上	同上
SF-6D	11	生理功能、角色限制、社交功能、疼痛、精神健康、活力		同上	同上
EQ-5D	6*	移动性、经常的活动、自理能力、疼痛、焦虑		同上	同上

注：AIMS 为关节炎影响评估量表；HAQ-DI 为健康评估问卷失能指数；HUI 为健康效用指数；RAQoL 为类风湿关节炎生命质量；*5 项另加 1 项视觉模拟评分。

知识点

健康相关生命质量是指在疾病、医疗干预、个体经济收入、老龄化、社会环境变化等影响下的健康状况，是与经济、文化背景和价值取向相联系的主观满意度。

普适量表是指量表内容包含常规生活活动方面和心理状况，其条目内容可以适用于不同种类的疾病和不同种族、不同语言人群。

疾病专用量表是为某一类疾病或该类疾病某一亚型制定的量表，能有效地反映该类疾病对患者生命质量的影响，适用于该类疾病不同干预措施的比较。

患者报告结果是患者健康相关状态的报告，是患者报告自我感受、正在从事的活动及对自身健康和生活满意程度的信息，是直接来自患者的感受，非患者的医生或其他人对病情的解释。

第二节　评价原则

ER-2-5-2 生命质量的评估（难点微课）

评价不同疾病活动度和严重度时，仅检查关节生理功能，如关节的活动度、压痛、肿胀等，均是针对单个关节逐一进行检查，不能有效反映需多个关节同时参与的复杂运动能力，更不能反映疾病对患者心理、社会功能、角色功能等影响程度，这时就需要进行生命质量研究。那么怎样进行生命质量评估呢？结果的真实性如何？在不同患者、不同疾病阶段的可重复性又如何呢？

虽然目前尚缺乏统一的HRQoL研究及相关文献报道质量的评价系统，许多HRQoL研究的国际组织和专家致力于制定相关推荐或指南，以保证高质量的HRQoL研究开展和文献报道，其中具有一定影响力的包括特别针对PROs的临床试验CONSORT声明扩展版（2013年）、国际生命质量研究协会（ISOQOL）关于在以患者为中心的结局和比较效果研究中应用PROs的最低标准推荐（2012年）、基于专家共识的健康状态测定工具选择标准（consensus-based standards for the selection of health status measurement instruments，COSMIN）（2010年），以及FDA提出在新药审批中加入PRO研究结果，建立PRO研究规范等。

一、HRQL量表分析的文献评价

开发新的HRQoL测定工具如量表、对已有的测定工具进行修改或将其应用于新的疾病之前均需对该测定工具的可靠性、有效性和反应性进行分析研究。FDA指南旨在指导HRQoL测定工具的建立，COSMIN为寻找高质量的HRQoL测定工具提供了标准，因此，现将根据FDA指南和COSMIN标准的具体内容介绍HRQoL测定工具分析研究文献评价的主要方面（表2-5-2）。

表2-5-2　HRQoL分析型研究文献评价的主要方面

主要方面		检验参数或考察内容举例
可靠性	重测信度或评定者内信度	组内相关系数
	评定者间信度	组间相关系数
	内部一致性	Cronbach's α 系数
有效性	内容效度	所有条目对量表构成方面的适用性 所有条目与研究人群特征相关性 所有条目与量表测定目的的相关性 患者对量表内容的理解能力
	结构效度	区分和聚合效度
	效标效度	ROC曲线（连续性变量）
		敏感度和特异度（二分类变量）
	文化调适效度	目标语言翻译本 参与翻译专家本 条目的翻译和回译 译本调整的策略
反应性	最小显著差异	患者随时间的变化

英国专家研发的狼疮生命质量量表（LupusQoL）是应用于系统性红斑狼疮（systematic lupus erythematosus，SLE）的专用量表，目前已翻译成77种语言，在51个国家使用。LupusQoL包含了34个条目组成的8个亚量表，分别为躯体健康、疼痛、医疗计划、亲密关系、他人负担、情绪健康、体型和乏力。现以LupusQoL简体中文版应用于中国患者的研究为例，介绍HRQoL量表分析研究文献评价中涉及的具体内容。

（一）可靠性

可靠性（reliability）即信度，是对测定工具所得结果的稳定性和对变化的反应性的评价。影响量表信度的三大因素是测定内容、测定时间和评定者。对这三大因素常用的检验方法有重测信度、评定者间信度和内在一致性等。

1. 重测信度(test-retest reliability) 以被测者状况不变为前提,相隔一段时间(一般不超过两个星期)两次完成同一个量表,得到相同结果的程度。如果测两次测量间隔足够长,可以使同一患者记忆效应最小化,而重复测量所包含的信息量最大。对于缓解和复发交替或周期性疾病来说,重测信度可能难以完成或不可能完成。常应用 Kappa 值来检验两次测量结果的一致性程度,若是连续变量可采用组内相关系数(intraclass correlation coefficients,*ICC*)进行统计。一般来说,Kappa 在 0.4~0.75 或 *ICC*>0.6,说明重测信度较好;若 Kappa 值或 *ICC*>0.75,则极好。

共 220 例 SLE 患者纳入该项研究,随机抽取了 20 例患者相隔两周时间两次完成量表,结果所有亚量表 *ICC*>0.80,提示该量表有极高的重测信度(表 2-5-3)。

表 2-5-3 LupusQoL 应用于中国狼疮患者的信度

亚量表	条目数	重测信度	内部一致性信度
躯体健康	8	0.892	0.890
疼痛	3	0.956	0.913
医疗计划	3	0.927	0.918
亲密关系	2	0.880	0.965
他人负担	3	0.974	0.931
情绪健康	6	0.970	0.961
体型	5	0.877	0.811
乏力	4	0.836	0.824

2. 评定者间信度(inter-reviewer reliability) 反映不同测定者间的一致性,测定工具管理的标准化和对测定者进行该标准的培训是提高评定者间信度的前提。多采用 Kappa 值或组间相关系数进行检验。

3. 内部一致性信度(internal consistency reliability) 是检验亚量表内部条目之间一致性水平的指标。采用 α 系数(Cronbach's alpha)测定,理想情况是每一个亚量表 α 系数均≥0.70,达到这一水平说明量表各条目所测内容具有同源性。需注意的是,在临床研究中,在缺乏重测信度的前提下,内部一致性信度将受到质疑。

表 2-5-3 列出 LupusQoL 8 个亚量表 α 系数,可见各亚量表 α 系数均大于 0.80,表明该量表内部一致性好,结合重测信度结果,可以判断 LupusQoL 应用于中国患者有较好的可靠性。

(二) 有效性

有效性(validity)即效度,是指量表包含内容是否全面反映被检测者生命质量内涵,是否实现生命质量测定目的。效度是检测量表测定内容与真实情况的吻合程度,也就是检验量表的真实性和准确性。效度评价包括内容效度、结构效度、效标效度和文化调适效度等。

1. 内容效度(content validity) 是表明测定的内容能否真实反映或真正代表所要测定的现象,是首要关注的量表特性之一,但内容效度涉及的方面非常广泛,且无法应用定量方法进行检验,故对内容效度优劣的评价存在困难,仅能观察文献中有关内容效度的描述是否存在、准确,以及是否全面和详细。内容效度包括条目生成(如条目生成方法,条目来源、选择、编辑和删减,条目评估的定量工具,研究对象等)、数据收集方式和工具监管模式、回忆周期、反应选择项、测定工具标准化和培训、患者理解能力、条目和亚量表的评分系统、应答者和管理者责任等。

LupusQoL 中国研究的文献报道在方法学部分详细介绍了 SLE 患者特征及数据收集、计算和统计的方法,为确保内容效度,LupusQoL 简体中文版在已使用的繁体中文版基础上进行修订,且研究者进行了预试验,评价所有条目是否被患者理解,并根据反馈情况进行了语言表达上的调整。这些报道内容虽不够全面,但尽可能保证了 LupusQoL 简体中文版的内容效度。

2. 结构效度(construct validity) 是指测定工具测到所要测量理论结构和特质的程度,表明研究结果与假设之间的一致性,即测定工具是否真正测量到假设检验。结构效度又可分为区分效度(discriminant

validity）和聚合效度（convergent validity）。区分效度是应用测定工具能识别出具有或不具有某种特征的检测对象。聚合效度是指不同测量方法测定同一特征时测量结果的相似程度。

LupusQoL 中国研究应用 SLE 疾病活动指数（SLEDAI）和国际狼疮组织损伤指数将患者分为稳定期和活动期，观察 LupusQoL 量表鉴别出活动患者的能力，即区分效度检验（见表 2-5-4）。结果显示除体型外，稳定期和活动期患者在其余各亚量表上的得分具有显著性差异，表明 LupusQoL 能有效识别出疾病活动的患者。此外，Mann-Whitney 非参数检验的结果显示 LupusQoL 与 EQ-5D 在相似亚量表的得分上呈现出较强的相关性，即 LupusQoL 与 EQ-5D 具有较好的聚合效度（表 2-5-5）。

表 2-5-4 基于疾病活动度的 LupusQoL 区分效度

亚量表	疾病活动指数		*P*
	0~4	>4	
躯体健康	87.43（13.17）	57.77（25.70）	0.000
疼痛	87.24（16.18）	57.58（27.59）	0.000
医疗计划	79.86（21.29）	53.03（28.01）	0.000
亲密关系	62.34（31.06）	37.93（30.16）	0.000
他人负担	68.19（26.65）	49.49（31.73）	0.002
情绪健康	78.05（20.31）	56.19（31.27）	0.000
体型	75.34（18.08）	72.12（15.61）	0.113
乏力	83.00（16.53）	68.18（21.78）	0.000

表 2-5-5 LupusQoL 的聚合效度

LupusQoL 亚量表	EQ-5D 亚量表	Spearman's *r*
躯体健康	普通活动	–0.630
疼痛	疼痛 / 不适	–0.778
情绪健康	焦虑 / 抑郁	–0.761
医疗计划	普通活动	–0.560

3. 效标效度（criteria-related validity） 是指所建量表和已有的标准测定结果（金标准）的一致程度。标准测定结果可以是成熟的量表、临床指标或长期临床随访结果。效标效度分为 2 种：一种为平行效度（concurrent validity），即用所评定量表和标准测定工具同时测定一组研究对象，评价两者测定结果的一致性。另一种是预测量表（predictive validity），量表能否预测未来事件（如疾病复发、治疗反应等）。然而，大多数生命质量研究很难找到金标准，如在研究中使用了标准测定工具，则需提供它的基本原理、敏感度、特异度和预测值等信息。

4. 文化调适效度（cross-cultural validity） 由于社会、经济、信仰、文化背景等诸多方面的差异，同一量表应用于不同国家、不同民族、不同语言人群的过程中，需要对量表进行翻译和文化调适。此类文献报道应注明源语言版本的发展情况和目标语言版本的翻译过程，进行翻译和回译的专家信息，翻译者间是否独立，文化差异的调整内容，检验患者理解难易程度的预试验等。

LupusQoL 简体中文版研究的文献报道在背景资料中介绍了英文版的开发和应用情况，并特别指出简体中文版源于已在中国台湾地区应用的繁体中文版。两名专家（一位风湿病学专家和一位中文语言学家）分别独立完成简体中文版的翻译，并由多学科共识委员会讨论制定统一版本。随后，随机选择 6 例 SLE 门诊患者进行预试验，根据反馈信息，调整“整理花园、画画”为“搬运气罐、米袋” “品质”改为“质量”等。另外 6 例 SLE 门诊患者完成修订版本后没有提供新的建议。该文献较详细地描述了量表的文化调适过程，预试验结果显示 LupusQoL 简体中文版可以被中国患者理解和使用。

（三）反应性

随时间变化或干预措施后，患者的情况发生改变，相应生命质量也发生变化，量表反映这种变化的能力称之为反应性（reaction）。临床研究常以“统计学显著”来判定疗效差异，但仅仅数值上有显著差异不代表一定具有临床意义。患者需改善多少，才认为此改变具有重要性或有意义，该阈值即为最小显著差异。临床最小重要差别（a minimal clinically important difference，MCID）指的是，临床医生认为结果指标的变化或差别是重要的和有益的，具体的MCID就是这种重要变化的分界值。

应用药物成瘾者生存质量评定量表（QOL-DA）和SF-36评定吸毒者戒毒前和戒毒12周后生命质量变化，结果显示QOL-DA能敏感地反映出吸毒者生命质量的改变，而SF-36未能反映出这种改变（表2-5-6）。

表 2-5-6　戒毒前后 QOL-DA 和 SF-36 量表得分的变化

项目	戒毒前	戒毒 12 天后	*t*	*P*
QOL-DA	132.85 ± 40.33	148.00 ± 32.79	2.62	0.01
SF-36	96.14 ± 16.77	96.34 ± 17.33	0.33	0.74

二、HRQoL 量表应用的文献评价

越来越多的临床研究将生命质量评价结果，尤其是PROs作为研究的主要终点或次要终点，所获得的数据被用于临床决策和健康政策制定。高质量HRQoL应用型研究的开展和文献报道是保证所得数据准确性、可利用性的前提。CONSORT声明(表2-5-7)和ISOQOL推荐均对提高PROs应用型研究报道质量制定了规范，可作为PROs应用型研究文献评价的参考标准。

表 2-5-7　2013 年 CONSORT 扩展版有关 PROs 的内容

框架	条目	针对 PROs 的扩展内容
标题和摘要	摘要	标识出PROs作为主要终点或次要终点
介绍	背景和目的	PROs评价的背景和基本原理 阐明PROs假设及列出相关亚量表
方法	研究对象	无特殊性，除非PROs被用于入选或分层标准
	结局指标	PROs测定工具的效度和信度包括完成PROs人员和数据收集信息（纸质版、电子版、电话询问等）
	样本量	不要求，除非PROs作为主要终点
	统计学方法	阐述处理缺失数据的方法
结果	研究对象流程图	清楚注明基线和各随访时间点PROs结局数据的病例数量
	基线数据	收集的PROs基线数据
	病例数量分析	有关PROs结果的
	结果和预测	来自各亚量表和不同时间节点的多维PROs结果
	补充分析	与PROs相关的分析
讨论	局限性	PROs特异的局限性 普及和临床实践的意义
	解释	PROs数据与其他临床结局如生存数据的相关性

托珠单抗是白介素（IL）-6受体的拮抗剂，适用于治疗类风湿关节炎，能显著改善患者关节肿痛。一项托珠单抗治疗类风湿关节炎的随机双盲安慰剂对照研究中，将PROs作为次要研究终点，现根据CONSORT声明的主要内容对该篇文献进行评价。

方法学中对结果的定义和收集：在该项研究中运用的PROs测定工具包括视觉模拟刻度法（visual

analogue scale，VAS）、HAQ、SF-36、SF-6D、慢性疾病治疗功能评估表（functional assessment of chronic illness therapy，FACIT）。介绍了应用各项测定工具的主要研究目的和各生命质量量表的亚量表构成，但没有提供信度和效度数据。明确注明了 PROs 由患者完成及进行测定的时间节点。

统计学方法：明确定义了 PROs 各项测定工具的 MCID 如 VAS 为 10mm，HAQ>0.22 个点等。详细介绍了缺失数据产生原因和处理方法，缺失数据源于早期退出、接受副作用治疗等，主要分析中对缺失数据没有补充，但应用最后观察结转法加入缺失数据进行敏感性分析。

结果：该文献没有提供研究对象流程图，但详细提供了基线数据，包括患者年龄、性别、病程等一般资料及 PROs 得分，提供了达到最小显著差异以上的患者缓解率。逐一列出了各项 PROs 测定工具的检测结果，托珠单抗较安慰剂显著改善患者疼痛、躯体功能、精神情绪、社会功能等生命质量评测内容。进一步分析了各测定工具的检测结果随时间的变化趋势，随着时间的延伸，托珠单抗治疗组的改善情况更明显。

讨论：该文献指出托珠单抗治疗后 HRQL 的改善在治疗早期即可发生，成为能改善类风湿关节炎临床表现和生命质量的有效治疗措施。但作者未提及应用 PROs 评估托珠单抗治疗类风湿关节炎疗效的局限性，也没有分析 PROs 与其他临床指标的相关性。

该文献运用多维 PROs 测定工具对托珠单抗治疗类风湿关节炎疗效进行评估，总体上，还是较好地符合 CONSORT 声明。但对 PROs 测定工具的原理和特性介绍较少，是否适用于类风湿关节炎患者存在疑问，也没有分析 PROs 与常用的疾病活动性或严重性指标的相关关系，无法获知 PROs 对类风湿关节炎预后的预测能力。

总之，生命质量的研究开拓了临床医学研究的新领域，而在该领域应用科学方法建立和评价生命质量可以帮助临床医师进一步复习和评价有关文献，并指导临床医师正确和合理地选用药物，同时还有助于医疗管理部门对资源的分配和医疗的决策。

知识点

可靠性（reliability）即信度，是对测定工具所得结果的稳定性和对变化反应性的评价。

有效性（validity）即效度，是指量表包含内容是否全面反映被检测者生命质量内涵，是否实现生命质量测定目的。

（姜林娣）

推荐阅读资料

[1] Constitution of the World Health Organization，World Health Organization.Handbook of basic documents.5th ed.Geneva：Palais des Nations，1952 ：3-20.

[2] PATRICK DL，ERICKSON P.Health status and health policy：quality of life in health care evaluation and resource allocation.New York：Oxford University Press，1993 ：76-112.

[3] MARRA CA，WOOLCOTT JC，KOPEC JA，et al.A comparison of generic，indirect utility measures（the HUI2，HUI3，SF-6D，and the EQ-5D）and disease-specific instruments（the RAQOL and the HAQ）in rheumatoid arthritis.Soc Sci Med，2005，60（7）：1571-1582.

[4] WANG SL，WU B，LENG L，et al.Validity of LupusQoL-China for the assessment of health related quality of life in Chinese patients with systemic lupus erythematosus.PLoS One，2013，8（5）：e63795.

[5] CALVERT M，BLAZEBY J，ALTMAN DG，et al.Reporting of patient-reported outcomes in randomizedtrials：the CONSORT PRO extension.JAMA，2013，309（8）：814-822.

[6] STRAND V，BURMESTER GR，OGALE S，et al.Improvements in health-related quality of life after treatment with tocilizumab in patients with rheumatoid arthritis refractory to tumour necrosis factor inhibitors：results from the 24-week randomized controlled RADIATE study.Rheumatology（Oxford），2012，51（10）：1860-1869.

第六章　临床经济学

临床问题：临床实践中医生经常需要考虑，昂贵的药物是否一定有更好的疗效，或手术治疗是否一定比非手术治疗的预后更好，如五羟色胺再摄取抑制剂抗抑郁药一定比三环类抗抑郁药疗效好吗？对于大多数患者，一般都会认为昂贵的药物一定更有效。“只要能治好病，多贵的药都舍得买”这样的话常常挂在患者嘴边，这样做值得吗？

临床经济学评价要求计算不同临床治疗方案的成本，要回答价格不同的治疗方案是否效果不同的问题，用什么作为临床治疗收益的评价指标，如何测量治疗方案的效果和效益，什么是效用及其测量的指标等问题。

第一节　基本概念

一、定义

卫生经济学是经济学在卫生领域中的应用，在发展过程中产生若干分支，包括临床经济学、保健经济学、卫生计划经济学、卫生技术经济学、医院经济管理学和医学经济学等。临床经济学（clinical economics）评价是临床医生应用经济学的原理和方法评价临床诊断、预防和治疗技术与措施的经济学效果，探讨影响合理利用有限资源的因素，指导临床医生在临床实践中做出科学的决策。

二、意义和目的

（一）意义

我国按照世界银行的标准属于中高收入国家，但卫生投入仍不足。卫生总费用只占国内生产总值(GDP)的约 5%，但社会各界又明显感受到卫生费用的迅速上涨。卫生费用上涨的原因很多，既有人口老龄化、疾病谱改变、服务可及性增加、技术进步等客观原因，也有医疗补偿机制、供方诱导服务、需方浪费等因素。我国卫生服务体系中存在着一些资源浪费的现象。目前，按服务收费的医院补偿模式和不合理的价格体系，刺激高新技术、高价药物的利用，重治轻防，“诱需争盈”现象表现明显。卫生费用的压力或许是经济学发展的外在动力。因此，将经济学的理论和方法应用于医药卫生领域的研究有着十分重要的理论和实践意义。

（二）目的

1. 论证某卫生规划或卫生活动实施方案的可行性　通过临床经济学评价论证该方案是否具有经济可行性，即通常所说的该方案是否合算。

2. 比较改善同一健康问题的各个方案　改善同一健康问题可能会有多种方案，通过临床经济学评价对这些方案进行比较，从中选择出解决该健康问题的最佳方案。

3. 比较改善不同健康问题的各个方案　各个卫生规划或卫生活动方案所解决的问题不尽相同，通过临床经济学评价比较各个方案，可以从经济学的角度确定哪个方案最有意义，最有价值优先实施。

三、方法

（一）成本测量

一般而论，在临床经济学评价中，将成本分为直接医疗成本（direct medical cost）、直接非医疗成本（direct non-medical cost)、间接成本(indirect cost)和无形成本(intangible cost)4类。相应地,效益(benefit)是用货币表示卫生服务的有用效果,也可按此分类。

(二)常用评价方法

1. 成本最小化分析　成本最小化分析(cost minimization analysis,CMA)是在效果、效用和效益没有差别的条件下,选择成本低的方案。这是一种特例。如采用抗抑郁药物和重复经颅磁刺激两种方法治疗抑郁症,经过成本计算,达到相同的疗效时,药物治疗的成本小。

2. 成本效果分析　成本效果分析(cost-effectiveness analysis,CEA)是将某卫生规划或卫生活动每个方案的成本与效果相联系进行分析与评价。如治疗某种癌症采用化疗和手术治疗两种方法,成本相近而手术治疗提高生存率的效果好。

3. 成本效益分析　成本效益分析(cost-benefit analysis,CBA)是将某卫生规划或卫生活动每个方案的成本与效益相联系进行分析与评价。如采用电子病历诊治患者,虽购买软件和调试费用较纸版病历记录高,但工作效率大大提高,诊治患者数量增加,获得更高的效益。

020601

ER-2-6-1 临床经济学常用指标及方法(难点微课)

4. 成本效用分析　成本效用分析(cost-utility analysis,CUA)是将各个卫生规划或卫生活动实施方案的成本与效用相联系起来考虑,从而比较评价选择各种不同的方案。成本效用分析在进行产出测量时,把各个方案的不同结果都转化为效用指标,如质量调整寿命年、失能调整寿命年、质量调整预期寿命等,使得各个方案的结果都使用一致的指标来表示。

四、应用的领域

(一)应用于预防保健领域

对于某种疾病可以有不同的预防措施或不同的干预人群,通过临床经济学评价可以选择最为经济的预防保健措施,或选择最需要实施预防保健措施的人群,从而使相同的资源使用获得最大的收益。

(二)应用于技术评估领域

当今世界高科技日新月异,现代化的诊疗技术层出不穷,通过临床经济学评价可以使人们了解各项新技术的花费和对个体健康状况的改善,从而选择适宜的新技术。

(三)评价并比较疾病的各种治疗方案以选择最佳方案

对于同一种疾病可以有不同的治疗方案,按照成本与效果、效益、效用之间的关系评价各种方案,权衡各种结局以选择最好的治疗方案。

(四)应用于药品研究领域的药物经济学

从临床经济学的角度,将治疗疾病药品的花费与治疗疗效相联系,比较可以治疗相同疾病的不同药品,或比较治疗不同疾病的不同药品。由此得出相关结论,为决策部门分配资源,为患者选择治疗方案提供依据。

(五)评价并比较各项投资方案并做出决策

面对各种健康问题,人们有各种各样的解决方案有待投资并予以实施。众所周知,改善同一健康问题,可以加强预防保健领域的投资,也可以增加医疗领域的投资;在医疗领域,可以加强专科医院的建设,也可以加强社区初级卫生保健站的建设。但是卫生资源是有限的,卫生事业管理者和决策者可以通过临床卫生经济学评价的方法决定投资领域和投资方案,从而使有限的资金取得最大的收益。

知识点

卫生经济学与临床经济学的基本概念:①卫生经济学是经济学在卫生领域中应用的新兴交叉学科;②临床经济学的定义是应用经济学的原理和方法,评价临床诊断、预防和治疗技术与措施的经济学效果;③临床经济学评价的意义是探讨影响合理利用有限卫生资源的因素,指导临床实践。

卫生经济学有四种常用的评价方法:①成本最小化分析;②成本效果分析;③成本效益分析;④成本效果分析。

第二节　评价方法

一、成本的测量和分析

（一）成本的定义

成本（cost）是商品经济的价值范畴，是商品价值的组成部分。人们要进行生产经营活动或达到一定的目的，就必须耗费一定的人力、物力和财力等资源，其所耗费资源的货币表现及其对象化称之为成本。并且随着商品经济的不断发展，成本概念的内涵和外延都处于不断的变化发展之中。

中国成本协会 2005 年出版的《成本管理体系术语》标准中的第 2.1.2 条中对成本术语的定义是：为过程增值和结果有效已付出或应付出的资源代价。应付出的资源代价指应该付出，但目前还未付出，而且迟早要付出的资源代价。资源代价是总合的概念；资源指凡是能被人所利用的物质；在一个组织中资源一般包括人力资源、物力资源、财力资源和信息资源等。该定义的成本是广义的概念。

（二）成本的含义

成本有三方面的含义：第一，成本属于商品经济的价值范畴，即成本是构成商品价值的重要组成部分，是商品生产中生产要素耗费的货币表现；第二，成本具有补偿的性质，它是为了保证企业再生产而应从销售收入中得到补偿的价值；第三，成本本质上是一种价值牺牲，它作为实现一定的目的而付出资源的价值牺牲，可以是多种资源的价值牺牲，也可以是某些方面的资源价值牺牲；甚至从更广的含义看，成本是为达到一种目的而放弃另一种目的所牺牲的经济价值，在经营决策中所用的机会成本就有这种含义。

（三）成本的分类

临床经济学常用的成本分类有如下 7 类：

1. 直接成本和间接成本　根据生产费用计入产品成本的方式划分为直接成本（direct cost）和间接成本（indirect cost）。

直接成本指在成本核算中可以直接计入某一成本核算对象的费用，表示卫生服务成本，指的是卫生项目实施和卫生活动直接消耗的资源或所花的代价，即将资源用于直接提供疾病诊断、治疗、服务、预防等花费的成本；临床经济学评价中常用直接医疗成本和直接非医疗成本，前者包括疾病诊治所需的药品花费、检查花费等的成本，后者包括为就医所需的交通费、餐费、住宿费等的成本。

间接成本指在成本核算中不能直接计入成本核算对象，而必须按一定的标准分摊于不同成本核算对象的费用，表示社会成本，指的是由于疾病而丧失的资源。间接成本是指卫生活动的实施与开展过程中，所引起的间接的代价，如医院的行政管理成本、辅助科室成本、固定资产折旧等。

2. 固定成本和可变成本　按成本与医疗服务量的关系分为固定成本（fixed cost）和可变成本（variable cost）。固定成本指成本总额在一定时期和一定业务范围内，不受业务量增减变化的影响而固定不变的那部分成本。可变成本指成本总额随业务量增减而变化的那部分成本。

3. 可控成本和不可控成本　按成本的可控性划分可分为可控性成本（controllable cost）和不可控性成本（uncontrollable cost）。可控成本指通过管理活动能够直接控制其变化的那部分成本；不可控成本指那些通过管理活动不能改变其数额的成本，是实施规划方案所必需负担的最低成本。

4. 有形成本和无形成本　有形成本（tangible cost）是在实施或接受医疗服务中所消耗的产品或服务的成本，其特点是伴随着资源的耗费而发生。无形成本（intangible cost）是因疾病引起的或因实施医疗服务引起的患者及其家属在躯体或精神上的不便、痛苦、忧虑或紧张等负性情绪波动，以及引起的意愿、声誉受损或社会不安定等。无形成本也叫隐性成本，其特点是发生并不伴随资源的耗费。

5. 平均成本与边际成本　平均成本（average cost）是单位产出或服务的资源消耗，即总成本、总服务量或总产出。边际成本（marginal cost）是多提供一单位产品或医疗服务所需增加的成本量。

6. 疾病成本和治疗成本　疾病成本（cost of illness）是疾病的经济负担，因疾病造成的资源耗费和代价，包括因病导致的生产能力丧失或失能，死亡的损失、患者及其家属的误工损失，以及疼痛或痛苦等无形成本等。治疗成本（cost of therapy）是为诊断、治愈、缓解、控制疾病所消耗的资源或代价。

7. 机会成本和沉没成本　机会成本（opportunity cost）是将某种具有多种用途的有限资源用于某种特定

用途时所放弃的，而置于其他用途时可能带来的最大收益的成本。当面临多个选择机会时，因选择了某个机会而不得不放弃其他机会，因而放弃了利用其他机会所可能获得的收益，在放弃的所有机会中可能获得的最大收益就是所做选择的机会成本。沉没成本（sunk cost）是以往发生的、与当前决策无关的成本。

（四）成本分析

成本分析（cost analysis）指利用成本核算资料及其他有关资料，全面分析成本水平及其构成的变动情况，研究影响成本升降的各个因素及其变动的原因，寻找降低成本的规律和潜力。通过成本分析可以正确认识和掌握成本变动的规律性，不断挖掘内部潜力，降低产品成本，提高经济效益；通过成本分析还可以对成本计划的执行情况进行有效的控制，对执行结果进行评价，肯定成绩，指出存在的问题，以便采取措施，为编制下一步成本计划和做出新的决策提供依据，给未来的成本管理指出努力的方向。医疗服务成本的分析是对服务项目的实际成本进行分析，其目的在于了解医疗卫生机构的成本现状和趋势，认识成本变动的规律，寻求挖掘潜力的措施、途径和方法，努力降低医疗成本，又称为 CMA。

二、成本效果分析

（一）效果测量

效果测量就是产出测量。广义地讲，效果指相关卫生规划或卫生活动的方案实施后所取得的结果，可能是好的结果，也可能是不好的结果。如实施预防接种可以提高人群对传染性疾病的免疫率，从而降低传染病的发病率，这是该卫生规划的方案实施后取得的好结果。相反，如果在预防接种的过程中，由于某些原因造成冷链中断或疫苗污染，由此引发不必要的传染病流行，该卫生规划就取得了不好的结果。

狭义地讲，效果指的是好的、有用的结果，也就是能够满足人群需要、给人们带来好处或满足感的结果。除了前面所举的提高免疫率的例子外，通过卫生规划或卫生活动的方案实施，各种健康指标、卫生问题改善指标和服务利用指标等的改善都属于这个范围。效果指标既可以是绝对指标，如就诊人次数的增加，早期诊断例数的增加，治愈患者数的增加等；也可以是相对指标，如床位利用率的提高，发病率的下降，孕产妇死亡率的下降，婴儿死亡率的下降等。一般而言，在分析中提到的效果如果没有特殊说明，都是指狭义的效果。

（二）成本效果分析的定义

成本效果分析（cost-effectiveness analysis，CEA）指将某卫生规划或卫生活动每个方案的成本与效果相联系进行分析与评价。可以根据下面的原则对每个方案进行评价，从而确定每个方案是否可行，并且比较各个方案以确定其中的最佳方案。将投入产出相联系进行评价即为成本效果分析。

（三）成本效果分析的基本原则

成本效果分析的基本原则：①相关卫生规划或卫生活动方案的成本尽量低，同时取得的效果尽量好；②明确卫生规划或卫生活动方案的实施是否存在成本上限，也就是预算约束；③明确卫生规划或卫生活动方案的实施是否存在期望效果下限；④成本效果分析中成本采用的是货币形式，而效果却采用的是健康指标、卫生问题改善指标或卫生服务利用指标等。因此，在成本效果分析过程中，不同方案的效果应该具有可比性。

案例 2-6-1：一位 30 岁的妇女泌尿道感染反复发作已有数年，平均每年发作 3 次，可以使用抗生素预防疗法，也可以发作时再治疗。两种方法的效果都是使泌尿道感染不再发作，可以通过成本效果分析选择最佳治疗方案。调查分析表明，如果发作时治疗，一次费用至少需要 126 元，则每年的总治疗费用为 126×3=378 元；如果采用长期口服复方磺胺甲基异恶唑预防，可将每年平均发作的次数降至 0.15 次，则每年的总治疗费用为 126×0.15=18.9 元，加上预防药物的费用为 85 元，总计每年需要花费 85+18.9=103.9 元；可以看出两种方案虽然取得效果相同，但是采用抗生素预防疗法花费要少得多，从临床经济学的角度可以将之选择为最佳治疗方案。

三、成本效益分析

ER-2-6-2 成本效果分析（案例微课）

（一）效益测量

效益测量即产出测量，效益是将相关卫生规划或卫生活动方案实施所获得的有用结果以货币的形式表达。常用测算方法有 3 种：人力资本法是对疾病治疗方案的健康产出根据患者避免损失的实际工资进行计算；陈述偏好法是采用调查的方式，让受访者表达疾病治疗方案所带来的效益，以此对偏好进行估算；显示偏好法是估算个人对于某种产品或服务的偏好，在实际购买决策行为中观察个人的偏好强度。

（二）成本效益分析的定义

成本效益分析是通过比较某卫生规划或卫生活动项目的全部成本和效益来评估项目价值的一种方法，其基本原理是针对某项支出目标，提出若干实现该目标的方案，运用一定的技术方法，计算出每种方案的成本和收益，通过比较方法，并依据一定的原则，选出最优的方案。成本效益分析作为一种经济决策方法，将成本费用分析法运用于政府部门的计划决策之中，以寻求在投资决策上如何以最小的成本获得最大的效益，常用于评估需要量化社会效益的公共事业项目的价值。如现有一个卫生规划拟治疗冠心病患者，经过该规划方案的实施，治愈冠心病患者，会减少就医费用，包括诊疗费、住院费、检查费、药品费等；减少由于就医所造成的额外费用，包括市内或远程交通费、额外营养费、外地住宿费等；由于许多患者原来患病时需要专人看护，治愈后患者本人和负责看护的家庭成员都可以重返工作岗位获得收入，而且心情愉快，家庭幸福。所有这些减少的费用和增加的收入都是该冠心病患者治疗规划实施所获得的效益。

（三）成本效益分析的基本原则

成本效益分析的基本原则：①相关卫生规划或卫生活动实施方案的成本尽量低，同时取得的效益尽量好；②成本效益分析中卫生规划或卫生活动实施方案的产出是用效益描述，也就是货币的形式表达，因此可以直接比较各个方案本身的成本与效益；③对于某一具体的方案，应该考虑在方案周期内所有的资金发生情况，包括所有的成本投入和效益产出，只有当所获得的总效益不低于同期所投入的总成本时该方案才是可行的；④在进行不同方案之间的比较时，可以首先计算各个方案的效益与成本的比较值，然后再将各个方案的“比较值”进行比较，该“比较值”越大，该方案从成本效益分析的角度就越有意义，越有价值，可以确定为优选方案；⑤由于各个方案的成本和效益可以发生在不同的年份，因此需要考虑资金的时间价值，通过年利率将各年的成本和效益都折算为同一基准年的现值，从而便于进行不同方案之间的比较；⑥只要卫生规划或卫生活动的效果可以转化为货币的形式，就可以利用成本效益分析方法比较不同卫生规划或卫生活动的方案，并选择最佳方案，并不要求方案所取得的效果具有可比性。

案例 2-6-2：比利时的一项研究表明，用疫苗接种预防肺炎感染，在成年人中可延长存活约 2 年，但每年的成本是 11 250 欧元；而老人则可延长存活 9 年以上，每年的成本为 125 欧元。因此，结论是支持接种老人的方案效益更好。

四、成本效用分析

（一）效用测量

效用（utility）测量就是产出测量，效用是指人们所获得的满足感。众所周知，各种卫生规划和卫生活动，甚至整个卫生行业的最终目标都是改善人群的健康水平，提高人群的生活质量，使人们获得更大满足感。只有达到这个目标，卫生规划和卫生活动才是最终有意义的。效用多采用质量调整寿命年（quality adjusted life year，QALY）和伤残调整寿命年（disability adjusted life year，DALY）来衡量。QALY 可以直接或间接进行测量，直接测量采用标准博弈法（standard gamble technique，SG）、时间权衡法（time trade-off，TTO）和人群权衡法（population trade-off，PTO）；间接测量采用健康质量调查表（quality of well-being，QWB）、健康效用指数（health utility index，HUI）和欧洲五维度健康质量表（EuroQol 5-dimensions，EQ-5D），也可将生存质量简表 36（short form 36，SF-36）转化成效用。

（二）成本效用分析的定义

成本效用分析是将各个卫生规划或卫生活动实施方案的成本与效用联系起来考虑，从而评价选择各种不同的方案。在某种意义上，成本效用分析是成本效果分析的一种发展。成本效用分析在进行产出测量时，把各个不同方案的不同结果都转化为效用指标，如质量调整寿命年、失能调整生命年、伤残调整寿命年等。由于各个方案的结果都使用一致的指标来表示，与成本相联系对方案进行评价，比较解决不同健康问题的方案更为方便，不像成本效果分析严格要求方案效果的可比性。成本效用分析用同一个效用测量单位来比较不同卫生项目和政策，重视个人的生活质量，因此比简单的成本效益分析更能全面地分析效益。

（三）成本效用分析方法

1. 质量调整寿命年为效用指标　生命年作为效用指标没有考虑由于生存质量差异所造成人们满足感的差异，可以采用质量调整寿命年来弥补这个缺点。计算不同生命质量（健康状况）的存活年数相当于多少生命质量（健康状况）为完全健康的存活年数，再与生命数量相乘，计算所得的生命年数为质量调整寿命年，用于表示各个卫生规划或卫生活动的方案实施后所获得的效用。

可以赋予不同的生活质量（健康状况）以不同的质量权重，完全健康的质量权重为1，死亡的质量权重为0，其他生活质量的权重介于0~1之间。通过使用不同健康状况的质量权重，可以将不同健康状况的生命年数转化为统一的质量调整寿命年。可以看出，质量权重的确定是一个非常重要的环节。在实际工作中，可以对某个卫生规划的目标人群进行调查，了解他们对各种健康状况的评价，从而获得质量权重；也可以使用专家判断法来确定质量权重。获得各个卫生规划或卫生活动的方案实施所能够获得的质量调整寿命年之后，便可以进行相关的成本效用分析。

以质量调整寿命年作为效用指标时的评价原则：①对于某个具体的卫生规划或卫生活动的实施方案，如果该方案的实施可以获得的质量调整寿命年大于0，那么这个方案是有意义的，可以采纳；②比较不同卫生规划或卫生活动的实施方案，计算各个方案获得单位质量调整寿命年所需要花费的平均成本，平均成本最低的方案是最优的方案，可以优先选择。

案例2-6-3：某市有两个卫生规划方案，方案1是抢救脑卒中患者，平均每年花费100万元可以抢救60个患者，患者抢救成功后平均可以存活10年，假定生活状态为Ⅴ级伤残且中度痛苦；方案2是抢救妊娠高血压综合征患者，平均每年花费80万元可以抢救100个患者，患者抢救成功后平均可以存活40年，假定抢救成功后的生活状态为无伤残且轻度痛苦。按照年利率为6%计算，以成本效用分析，采用质量调整寿命年作为效用指标评价两个方案并加以选择。方案1：查文献并根据公式计算该方案保护的质量调整寿命年为397.4生命年；平均保护每一质量调整寿命年的成本为0.25万元。方案2：查文献计算该方案保护的质量调整寿命年为1 489.0生命年；平均保护每一质量调整寿命年的成本为0.05万元。由此获得结论，方案2保护每个质量调整寿命年的平均成本低于方案1，应该优先选择方案2。

2. 伤残调整寿命年为效用指标　伤残调整寿命年指从发病到死亡所损失的全部健康年，包括因早死所致的寿命损失年和疾病所致伤残引起的健康寿命损失年两部分，是综合评价各种非致死性健康结果（包括各种伤残状态）与早死的效用指标，可以用来衡量人们生命与健康状况的改善情况。

伤残调整寿命年的目标与质量调整寿命年是一致的，都是为了不仅仅考虑各种卫生规划或卫生活动对减少早死所做的贡献，而且还考虑这些规划与活动对于改善非致死性健康状况所做的贡献。与质量调整寿命年不同的是，伤残调整寿命年的重点是确定与选择各种状态的伤残权重，而质量调整寿命年的重点是确定与选择各种状态的质量权重。伤残调整寿命年计算的是健康的损失，而质量调整寿命年计算的是健康的获得。

在确定伤残权重时，主要考虑不同伤残状态对人们生活的影响。不同的疾病，不同的伤残状态可能影响人们不同的具体功能，如偏瘫的患者终日卧床，日常活动比如吃饭、个人卫生及大小便均需要别人的帮助；类风湿关节炎的患者由于关节活动受限，日常生活也需要别人的帮助，虽然患者的具体状态不一样，但是疾病和伤残状态对他们的生活所造成的影响却基本相同，因此，在确定伤残权重时，可以考虑赋予两个状态以相同的权重。

以伤残调整寿命年作为效用指标时的评价原则：①对于某个具体的卫生规划或卫生活动的实施方案，如果该方案的实施可以挽救的伤残调整寿命年大于0，那么这个方案是有意义的，可以接受；②比较不同卫生规划或卫生活动的实施方案，计算挽救每一伤残调整寿命年损失所需要花费的平均成本，平均成本最低的方案为最优方案，从经济学的角度应该优先选择。

案例2-6-4：自1985—1991年荷兰全国卫生保险基金会对心脏移植、肝移植和肺移植三种技术进行评估，在达到相同健康指标（获得1 DALY）的情况下，三种技术的花费分别为44 000美元，30 000美元和63 000美元。由此得出结论，从临床经济学评价的角度评估肝移植技术是最佳的。

知识点

临床经济学常用的成本分类：成本分析是临床经济学评价的首要步骤。常用的成本分类包括直接成本和间接成本、固定成本和可变成本、可控成本和不可控成本、有形成本和无形成本、平均成本和边际成本、疾病成本和治疗成本、机会成本和沉没成本等。

成本效果分析中效果的含义与意义：成本效果分析中的效果是各种健康指标的改善和服务利用指标等的改善。成本低、效果好的治疗方案为最佳方案。

成本效益分析中效益的含义与意义：成本效益分析中的效益是将卫生活动方案实施所获得的有用结果以货币的形式表达。在进行不同方案的比较时，计算各个方案的效益与成本的比值，然后再将各个方案的"效益成本比"进行比较。

成本效用分析中效用的含义与意义：成本效用分析中的评价指标是质量调整寿命年和伤残调整寿命年。对不同的生活质量（健康状况）赋予不同的质量权重。在确定伤残权重时主要考虑不同伤残状态对人们生活的影响。

第三节 评价原则

一、临床经济学评价的定量和定性分析的关系

（一）与国家的关系

临床经济学评价与国家的整体规划有关，如国家目前最需要解决的问题是教育问题，则在国家宏观规划中，即使从临床经济学评价的角度评价某卫生行业的规划及活动是相当合理的，非常值得实施，但是也需要与教育问题相协调，甚至做出让步。

（二）与卫生行业的关系

临床经济学评价与卫生行业的整体规划有关，如卫生行业制定的目标是全球消灭天花，但是鉴于天花的例数已经非常少，大规模监测需要花费很高的费用，这些费用如果投入到其他领域可能获得的产出会更明显，因此从经济学的角度考察似乎不太合理。即便如此，仍然要花费大量的费用用于监测天花，遵循传染病防制的全球策略。

（三）与人群的关系

临床经济学评价与人群及国家的价值取向有关，如前所述，国家和卫生行业规划重点本身就与人群及国家的价值观相联系的。有的价值观是目前已经被所有人群或国家达成共识的，如充分利用资源，避免浪费，使有限的资源发挥最大的作用；有的价值观在不同的人群或地区还存在分歧，如如何对待弱势群体，如何对待精英人群，精英人群是否应该给予优先的照顾或保护；如同一人群不同年龄，即成年人、儿童和老年人的健康生命年是否相同，如果不同，差异程度有多大；如现在的一个健康年是否等于将来的一个健康年，如果不同，孰高孰低；所有这些问题都有待讨论，以使临床经济学评价可以在一定的价值标准下进行。

上述问题的确定有学者称为临床经济学定性评价，可以通过定性的方法，如专题小组访谈、个人深入访谈、特尔菲法等予以确定。

二、临床经济学评价的分析角度

卫生经济学评价可以从多种角度进行，如从医院的角度、政府的角度、社会的角度、保险公司的角度和个人的角度。从什么角度分析对理解一项研究的结果非常重要，因此在进行分析评价之前，应该首先确定评价分析的角度。

三、临床经济学评价受时间的影响

有时临床经济学评价中涉及的方案可能会持续几年甚至几十年，在不同的时间发生投入和产出。不同时

间发生的投入和产出所具有的经济意义是不一样的。因此，在进行投入和产出的比较时，应该将不同时间发生的投入和产出折算为同一时间的投入和产出，也就是消除时间对投入和产出的影响，从而便于进行比较。

四、敏感性分析

敏感性分析是临床经济学评价中一个不可缺少的部分。由于测量和计算过程中存在着一定程度的不确定性，通过敏感性分析改变假设条件或改变在一定范围内的估计值，观察其结果或结论的稳定性，从而评估重要参数对评价结果的影响程度，尤其可以确定能够影响分析结论的因素，便于对分析结果进行修正，并且在今后的研究中重点考虑这些因素。

五、临床经济学文献评价的内容

临床经济学文献评价的内容包括：①明确研究问题，包括明确研究目的、报告对象和目标人群，应明确评价的用途和药物的适用人群、纳入标准及排除标准。②选择合适的研究角度，包括社会、卫生保健系统、第三方付费者（医疗保险）、卫生服务提供者和患者等多个方面。不同的研究角度纳入的成本不同，研究者应根据研究目标确定其研究角度，推荐采用社会角度，评价报告中必须清楚阐明研究角度。③确定对照，理想情况下新药应该与目前最适用于成本效果分析的方法进行比较，一般是与常规治疗或最低成本治疗方法比较。④选择研究设计与分析方法。⑤应根据研究角度确定评价的成本范围，可分为直接成本和间接成本。两者又分别包括卫生服务内和卫生服务外的成本。卫生服务系统内的直接成本是指直接与治疗干预有关的固定及可变成本。如预防、诊断和治疗成本等；卫生服务系统外的直接成本是指与治疗干预有关的非医疗成本，如患者的交通费、营养费等；卫生服务系统内的间接成本是指由于治疗干预而节约或增加的其他医疗成本，包括健康生命年延长时期内的与干预有明确直接关系的医疗成本；卫生服务系统外的间接成本主要是生产力损失的成本，也包括其他成本（如教育）。从社会角度出发，至少应包括直接成本和卫生系统外的间接成本。有条件时可做有无此种成本的敏感度分析。⑥结果测量，临床效果首选临床终点效果指标，如发病率、死亡率和健康相关生命质量（包括疾病通用量表、疾病专用量表）来估计。效益测量方法有人力资本法、陈述偏好法（包括意愿支付法和意愿接受法）和显示偏好法来估计疾病治疗的各种效益。效用多采用质量调整寿命年、伤残调整寿命年等指标进行测量。⑦进行贴现，如果研究的时间超过 1 年，就应该对成本进行贴现（discount），推荐采用 3% 的贴现率和做贴现率为 0%~10% 变化时的敏感度分析。⑧计算平均和增量成本效果比。⑨敏感度分析，计算成本和效果的各种参数、贴现率都可进行敏感度分析。在参数较少时采用单纯法和极端值分析法，在参数较多和模型设计时采用 Monte Carlo 模拟进行概率敏感度分析。⑩评价结论，根据投入和产出分析的结果及其判别原则，确定待评价的方案是否可行，或者从多个备选方案中选择一个最佳方案。

归纳起来，文献评价的原则包括结果是否正确、结果是什么、结果是否适用于我的患者。

1. 结果是否正确。

(1) 是否提供了完整的经济学分析；

(2) 是站在谁的立场上进行评价；

(3) 是否选择了合适的对照，比较了所有相关的临床措施；

(4) 成本和效果的测量是否正确；

(5) 成本和效果资料是否进行增量分析；

(6) 是否进行了敏感性分析；

(7) 估计成本和效果是否来源于干预人群。

2. 结果是什么。

(1) 增量成本和效果是什么；

(2) 各亚组增量成本和效果有无不同；

(3) 允许变化的不确定结果是什么。

3. 结果是否适用于我的患者。

(1) 治疗的收益或益处是否超过了成本或危害；

(2) 我的患者是否有相似的临床结果；

(3) 我的患者是否有相似的成本。

知识点

临床经济学评价的定量和定性分析的选择：取决于分析的角度，并受时间的影响。

临床经济学文献评价的主要内容：①明确研究问题；②选择合适的研究角度；③确定对照；④选择研究设计与分析方法；⑤应根据研究角度确定评价的成本范围；⑥结果测量；⑦进行贴现；⑧敏感度；⑨评价结论。

临床经济学文献评价原则：①结果是否正确；②结果是什么；③结果是否适用于我的患者。

（黄悦勤）

推荐阅读资料

[1] 黄悦勤. 临床流行病学. 4 版. 北京：人民卫生出版社，2014：171-187.
[2] 胡善联. 药物经济学. 北京：高等教育出版社. 1995：1-17.
[3] EISENBERG, JM. Clinical economics: a guide to the economic analysis of clinical practice. JAMA, 1989, 262 (20): 2879-2886.

第七章　系统综述和 Meta 分析

临床问题：作为一名医生，假设你想了解抗高血压药预防心血管病的相关证据。为此，你检索了 Medline，发现抗高血压药预防心血管病的随机对照试验有上万篇。你能否完全读懂这些研究报告，判别哪些研究是高质量的？即使你能够很好的评价这些研究的质量，你会发现每项研究的结果也许会各不一样。哪些研究是错的？哪些又是对的？真实效果到底有多大？在不同患者和治疗环境中是否不同？

第一节　基本概念

面对这些困难，Meta 分析可以帮助我们解决。目前这一类研究一般被称作系统综述（systematic reviews），Meta 分析特指系统综述中用于综合原始研究结果的统计分析方法。一项系统综述综合了有关一个实践问题现有的最好的相关研究，对证据的质量进行了系统的客观评估，提供了比任何单项研究更综合、更精确、更可靠的信息，并会探索在什么条件下一项干预措施会更有效。系统综述将证据和医学实践者的距离拉近了一大步，有了系统综述，医学实践者就可以越过检索和收集原始文献的障碍，避免分析和整理原始研究结果的困难，直接利用现有最好的综合的证据。

一、系统综述和 Meta 分析的定义

（一）系统综述

系统综述（systematic reviews）是一种全新的文献综合方法，指针对某一具体临床问题（如疾病的病因、诊断、治疗、预后），系统、全面地收集现有已发表或未发表的临床研究，采用临床流行病学严格评价文献的原则和方法，筛选出符合质量标准的文献，进行定性或定量合成 Meta 分析，得出可靠的综合结论。同时，随着新的临床研究结果及时更新。系统综述可以是定性的（定性系统评价），也可以是定量的（定量系统评价），系统综述的整个过程非常明确，使其具有独特的优点，即良好的重复性。高质量的系统综述是目前级别最高的证据之一，被临床指南广泛引用。系统综述方法发展很快，其范围已由最初的干预措施疗效领域拓展到病因、诊断、预后、不良反应等多个方面。

系统综述从方法学上可分为随机对照试验的系统综述、非随机对照试验的系统综述、病例 - 对照研究的系统综述、诊断试验的系统综述等。高质量系统综述是临床实践者、研究者、决策者、消费者决策的最佳证据。运用系统综述结果促进医疗卫生保健最经典的例子，1987 年 Iain Chalmers 纳入以往 20 年间相关随机对照试验的系统综述结果表明，低价类固醇药物短程疗法治疗有早产倾向的孕妇可降低婴儿死于早产并发症的风险，该系统综述结果的应用与推广使欧洲新生儿病死率降低 30%~50%。系统综述结果及其科学、快速处理海量信息的方法均在促进知识转化、缩短研究与实践的差距中发挥重要作用。

系统综述可为某一领域和专业提供大量的新信息和新知识，多数是可信的。但由于是对原始文献的二次综合分析和评价，受原始文献的质量、系统综述的方法及评价者本人的专业知识、认识水平和观点的制约，因此，读者在阅读系统综述的观点和结论时，一定要持谨慎的态度，不能盲目被动地接受。

（二）Cochrane 系统综述

Cochrane 系统综述是 Cochrane 协作网的评价人员按照统一的工作手册（Cochrane reviewers'handbook），在相应 Cochrane 评价小组编辑部的指导和帮助下所完成的系统综述。Cochrane 协作网定义 Cochrane 系统综述为，全面收集符合纳入与排除标准的经验性证据来回答某个研究问题，用清楚、明确的方法减少偏倚，提

供可靠的研究结果以便得出结论，做出决定。Cochrane 系统综述有 6 个特征：①研究目的和纳入与排除标准明确；②方法学清楚并可重复；③检索策略系统，能全面收集符合纳入与排除标准的研究；④评价纳入研究的真实性，如评价偏倚风险；⑤纳入研究特征与结果的表达及合成系统；⑥定期更新。

Cochrane 系统综述是一个周密科学设计、高效协同运作的系统工程，包括题目、研究方案、全文过程都实行注册，从入口把关设计质量、实行过程监督把关过程质量，指导规范化发表把关出口质量。由于 Cochrane 协作网有严密的组织管理和质量控制系统，严格遵循 Cochrane reviewers'handbook，采用固定的格式和内容要求，统一的系统综述软件（RevMan）录入和分析数据、撰写系统综述计划书和报告，发表后根据新的临床研究的出现定期更新，有着严谨的反馈和完善机制，因此 Cochrane 系统综述的质量通常比非 Cochrane 系统综述质量更高，已公认是最高级别的证据之一，成为卫生干预措施效果最有价值的信息来源。Cochrane 系统综述是循证决策与实践的重要证据，是循证医学研究与实践的重要纽带。

（三）Meta 分析

Meta 分析（meta analysis）由 Beecher 于 1955 年最先提出。英国心理学家 G.V.Glass 1976 年首先将医学文献中对多个同类研究统计量的合并方法称为"Meta analysis"；并且 Glass 最早在教育学研究中使用了 Meta 分析，现已广泛应用于医学健康领域，针对关于诊断、治疗、预防和病因方面的问题进行综合评价。从 20 世纪 80 年代中期开始，Meta 分析被引入到临床随机对照试验及观察性的流行病学研究中。80 年代末，该方法被引入我国，中文译名有荟萃分析、二次分析、汇总分析、集成分析等。

The Cochrane Library 将 Meta 分析定义为"Meta analysis is a statistical technique for assembling the results of several studies in a review into a single numerical estimate"，即 Meta 分析是将系统综述中的多个研究结果合并为单个量化指标的一种统计学方法。David Sackett 等在 *Evidence Based Medicine* 一书中，将 Meta 分析定义为"A systematic review that uses quantitative methods to summarize the results"，即运用定量方法汇总多个研究结果的一种系统综述方法。现多认为 Meta 分析是系统综述常用到的一种统计学方法，但系统综述不一定都会使用 Meta 分析。Meta 分析有时被误认为等同于系统综述，但实质上 Meta 分析是系统综述的一种（图 2-7-1）。

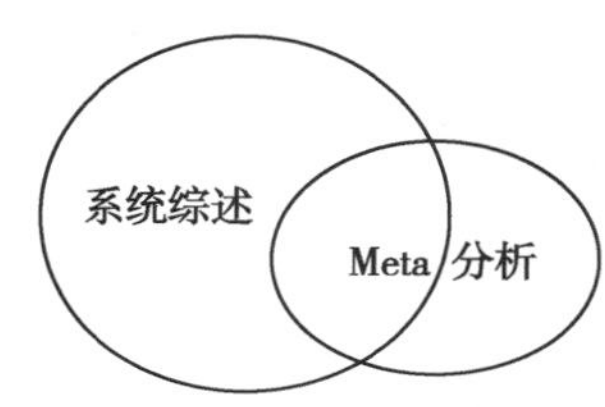

图 2-7-1　系统综述与 Meta 分析的关系

在医学研究中，传统的文献综述在处理同一问题的多个研究结果时，一般不进行文献评价，也不考虑文献的质量，通常只是汇总同类研究中某类结论的多少，即平等的（等权重方法）对待多个同类研究结果而得出结论，这种等权重的文献综述方法至少存在两个问题：一是将质量不相同的多个研究人为的判为相同；二是将样本含量大小（权重）不相等的多个研究平等的对待。因此，这种文献综述的方法很难保证研究结果的真实性和可靠性，尤其当多个正反结果的研究数量相当时，很容易让人产生困惑或误解。Meta 分析是对多个同类研究结果进行合并汇总的分析方法，能从统计学角度达到增大样本含量，提高检验效能的目的。尤其当多个研究结果不一致或都没有统计学意义时，采用 Meta 分析可得到更加接近真实情况的综合分析结果。当系统综述的数据资料适合使用 Meta 分析时，用 Meta 分析可以克服传统文献综述的上述两大问题，提高分析结果的可靠性；当数据资料不适合做 Meta 分析时，系统综述只能解决文献评价的问题，不能解决样本含量的问题。因此，对其分析结论应慎重。应特别注意，不按系统评价标准操作规范实施，或未经严格文献评价的研究，即使使用 Meta 分析也不一定是系统综述的研究，更难说是高质量研究。

二、系统综述的基本步骤

系统综述的制作有 8 个步骤：①提出循证临床问题；②检索文献；③筛选文献；④对纳入的文献质量进行评价；⑤资料提取；⑥资料分析并形成结果；⑦结果的解释；⑧系统综述的改进与更新。

（一）提出循证临床问题

系统综述是为了医疗保健措施的管理和应用提供决策依据，特别适用于那些干预措施的利弊靠单个临床研究结果难以确定，或在临床应用过程中存在较大争议等问题的探讨。因此，系统评价的题目主要来源于临床医疗实践中那些涉及疾病防治方面不肯定、有争议的重要临床问题。选题关乎着研究等级高低与否，也决定了工作量大小。想选好题要多读文献，特别是多读前沿的、有争议性的文献。为了避免重复，首先应进行全面、系统的检索，了解针对同一临床问题的系统综述或 Meta 分析是否已经存在或正在进行。如果有，其质量如何，是否已经过时；如果现有的系统综述或 Meta 分析已经过时或者质量差，可以考虑进行更新或重新做一个新的系统评价。

（二）检索文献

1. 构建临床问题　当临床医师在医疗实践中提出一个具有临床意义的问题，且想制作一篇系统综述，首先应按照 PICOS 原则构建临床问题：P 表示 Patient or Population（患者或人群），I 表示 Intervention（干预措施），C 表示 Comparison（对照措施），O 表示 Outcome（结果，即干预措施的影响），S 表示 Study（研究类型）。如对"患社区获得性肺炎的成年人使用何种抗生素治疗效果好"的问题，根据 PICOS 原则，可初步分解为：P 患社区获得性肺炎的成年患者；I 使用抗生素（多种）治疗肺炎；C 包括抗生素的种类、给药途径及给药方法、就医情况（住院或门诊）的比较等；O 包括成本效果比，每例患者的平均费用（住院总费用、抗生素费用）等；S 这是一个治疗性问题，最佳的临床试验方案为随机对照试验。实际检索过程中，同时满足上述全部五项内容的情况很少。如果相关临床试验较少，可以只使用其中两三个方面的主题词和关键词进行检索。

2. 选择数据库　为全面查找所有相关临床研究，凡是可能收录了与研究问题相关的原始研究数据库均应考虑在内，不限定语种和时间。系统综述检索来源主要包括：①综合性文献数据库资源（如 Medline、Embase）、Cochrane 对照试验中心数据库（Cochrane central register of controlled trials，CENTRAL）；②专业数据库，如专业小组资料库、中医药库等；③查找其他相关资源，包括在研临床试验库；人工检索相关杂志、灰色文献和已发表研究参考文献，检索美国科学引文索引数据库（science citation index，SCI）或与研究通讯作者联系等。

3. 确定检索词　数据库选择好后，应针对已分解的临床问题选择恰当的检索词。列出一组与临床问题有关的词，这些词应包括自由词和主题词（如美国国立医学图书馆编制的医学主题词表，MeSH）。由于研究的内容可能涉及特殊的人群、特殊的干预措施或结果，而研究内容的主题概念在数据库中的检索用词又常标引得不够完善，没有列入主题词表，在这种情况下用主题词检索就很难令人满意。使用自由词检索结果和使用主题词检索结果差别较大，哪种方式与检索的需求更为接近受各数据库主题标引的质量和检索内容等影响。为提高检索质量和检索效率，检索时应熟悉主题词表内容，了解相关主题词在词表中的收录情况。在选择检索词时，既要重视对主题词的选择，充分利用主题词检索系统的优点（如主题词的树状结构，主题词和副主题词的组配，对主题词扩展或不扩展检索等），也不能忽视自由词检索方式的应用。

4. 制定检索策略并实施检索　检索策略（search strategy）就是为科学、准确、全面、系统地表达检索要求，利用布尔逻辑算符、位置算符、截词符、限制符等制定的检索提问式。将检索词进行组配，确定检索词之间的概念关系或位置关系，准确表达检索需求内容。优化检索策略有助于快速、准确及全面地获得检索结果，提高信息查全率和查准率。检索策略制定的原则是全面和可重复性。检索步骤通常为确定相关检索源，尽可能全面检索，不限数据库语种和时间；主要采取主题词与自由词检索相结合方式，充分利用布尔逻辑算符、位置算符、截词符、限制符等将检索词进行组配。检索策略制定过程，常需要经过预检索，根据初步检出结果的数量与检索目的匹配情况进行调整、修正检索词或限定范围，从而优化检索策略。此外，检索策略应随着证据搜寻方法的演进、不同的数据库功能，作相应调整和更新。制定前可参阅 Cochrane 相关系统综述检索策略，或与相关的图书信息检索专家联系，寻求相关帮助和建议。根据制定好的检索策略，对相应数据库进行检索。对检出结果的处理，首先应浏览记录标题和摘要，删除肯定不相关记录，再导出可能相关或肯定相关的记录。当检索文献量较大时，为提高文献管理效率，一般需要借助文献管理软件，对题录或文摘信息进行浏览、去重、筛选和排序等，系统综述制作要求筛选和复印检索结果中所有肯定相关或可能相关的原始研究文献，以备进一步全文筛选评价，确定文献是否最终被纳入或排除。

5. 评估检索结果　对检索结果的评价步骤有：浏览检出记录的标题和摘要，评价该记录是否符合事先制定好的纳入和排除标准，纳入符合要求的文献。对潜在的有可能符合纳入标准的记录及不能确定是否需要纳入和排除的记录，应通读全文，以进一步判断或评估。若检索结果不能满足需要，有必要对已检索过的数据库进行再次检索。由于不同的数据库收录范围不同，检索术语、主题词表及检索功能存在差异；因此，需在检索过程中仔细选择检索用词，并且不断修改和完善检索策略，调整检索策略的敏感性或特异性，以便制定出能满足检索需求的更高质量的检索策略。

（三）筛选文献

系统综述制作过程中，进行临床试验的选择和纳入包括 3 个基本步骤：初筛、全文筛选和与作者进行联系，获取更多信息。

1. 初筛　初筛是通过仔细阅读所检索到的全部文献研究的题目和摘要来完成的。在初筛阶段，通过阅读文献的题目和摘要，来判断该研究与系统综述的研究问题之间是相关或是不相关，节省了寻找成百上千篇全文文献的时间。初筛标准较全文筛选的标准简单且易于操作，常常只包含了文献研究类型、所关注的研究对象临床特点和所关心的干预措施这三个方面。在初筛阶段，进行初筛的作者应该将执行标准放得较为宽松，因为文献一旦被排除，就没有机会再次讨论和再次被纳入。所以，除非非常肯定该文献与研究课题不相关，否则文献应该被留下，进入全文筛选阶段。对于排除的文献，需要给出理由。

2. 全文筛选　在初筛完成之后，对于初筛选出的可能合格的文献进一步获取全文。仔细阅读和评估文献全文的方法学部分，提取文献中的相关信息，以确定文献是否符合系统综述的纳入标准，并决定该文献是否纳入，这就是全文筛选过程。一般说来，为了简化选择过程，提高系统评价的可信度及提供对每个文献研究的决策记录，需要设计全文筛选表格来协助完成全文筛选。

临床问题中的研究对象，干预措施和对照措施常常直接转入系统综述的纳入标准之中。关于防治性研究系统综述中，临床试验研究的选择纳入标准主要包含了 4 个方面：①研究的设计类型（types of studies）；②研究对象（types of participants）；③干预措施和对照措施（types of interventions and comparisons）；④结局指标（types of outcomes measures）。除此之外，选择纳入标准还可能涉及文献的发表类型和形式、文献的语种等。

3. 与作者进行联系，获取更多信息　有时，即使获得了研究文献的全文，仍没有我们所需要的信息。如可能文献并没有表明该研究是怎样进行随机分配的，也可能文献没有写清楚参与者的类型如何。有时甚至发现文献没有提供我们所需要的结局指标。当文献研究的相关信息不全或不清楚时，进一步获取相关信息，就需要寻找进一步的资料。一个方法是去检索同一研究的其他相关报道，其有可能包含了更多的信息；另一个方法是联系文献的作者以获得进一步的信息。

（四）对纳入的文献质量进行评价

对纳入研究进行质量评价，是系统综述中最重要的工作内容，纳入研究的方法学质量决定研究结果的真实性，研究结果的真实性决定系统综述的结论。评价纳入研究的方法学质量，是为了判断研究的真实性，包括内部真实性，即研究结果的准确性；外部真实性，即研究结果的外推应用价值或实用性。研究的真实性指研究的结果与真实情况相差的大小程度，受研究设计和实施过程中所采取的控制系统误差和偏倚措施的影响。应注意真实性与精确性的区别，精确性用于表示由机遇引起的随机误差的大小，疗效的可信区间即反映疗效的精确性，精确性越高的研究获得越大的权重，从而对 Meta 分析结果的影响越大。

系统综述中纳入研究结果的变异会影响真实性，越严格的研究其结果越趋近于“真实”。如果纳入研究普遍对疗效存在过度估计，则系统综述合并结果就会出现“假阳性”，如果纳入研究对疗效估计过低，则系统综述的合并结果就会出现“假阴性”。因此，分析和判断纳入研究的真实性，对于系统综述结果的真实性至关重要，是系统综述中最重要的工作。

（五）资料提取

资料提取是指按照纳入标准，将纳入研究对象结果和所有有价值的信息正确地收集并记录下来。资料提取是系统综述结果分析中的一个关键步骤，直接影响结果的准确性。为了保证资料提取的准确性，要求至少两位评价人员各自独立地提取资料，然后互相复核，准确无误和意见统一后才能进行系统分析。资料提取要根据制定的调查表和需要收集的内容，收录有关的数据资料，其中包括，①一般资料：如评价的题目、评价者的姓名、原始文献编号和来源、评价的日期等；②研究特征：如研究的合格性、研究对象的特征和研究地点、文献的设计方案和质量、研究措施的具体内容和实施方法、有关偏倚防止措施、主要的试验结果等；③结果测量：如随访时间、失访和退出情况等。对二分类变量进行 Meta 分析时需要 4 个值，即试验组和对照组分别的样本量和发生目标事件的例数；对连续性变量进行 Meta 分析时需要收集各组的均值、标准差和样本量。所有的数据资料均要输入系统综述管理软件（review manager，RevMan），以进行文献结果的分析和报告。

（六）资料分析并形成结果

1. 定性分析　定性分析（non-quantitative synthesis）是采用描述的方法，将每个临床研究按研究对象、干预措施、研究结果、研究质量和设计方法等进行总结并列成表格，以便浏览纳入的研究情况、研究方法的严格性和不同研究间的差异，计划定量合成和结果解释。因此，定性分析是定量分析前必不可少的步骤。

2. 定量分析　定量分析（quantitative synthesis）即运用 Meta 分析这一将系统综述中的多个研究结果合并为单个量化指标的统计学方法。Meta 分析的基本内容包括：①合并统计量的选择；②异质性检验；③合并统计量的检验;④漏斗图;⑤敏感性分析与亚组分析。

(1)合并统计量的选择:Meta 分析需要将多个同类研究的结果合并 / 汇总成某个单一效应量(effect size)或效应尺度(effect magnitude),即用某个合并统计量反映多个同类研究的综合效应。若需要分析的指标是二分类变量,可选择比值比(*OR*)、相对危险度或危险差(*RD*)为合并统计量,用于描述多个研究的合并结果。在 Cochrane 系统综述中还常见到 Peto 法的 *OR*,对发生率较小的试验结果进行 Meta 分析可能是最有效且偏倚最小的方法。*RR* 或 *OR* 均是相对测量指标,其结果解释与单个研究指标相同,而 *RD* 是两个率的绝对差值。

如果需要分析的指标是数值变量,可选择均数差(mean difference,*MD*)、加权均数差(weighted mean difference,*WMD*)或标准化均数差(standardized mean difference,*SMD*)为合并统计量。*WMD* 即为两均数的差值,消除了多个研究间的绝对值大小的影响,以原有的单位真实地反映了试验效应;*SMD* 可简单地理解为两均数的差值再除以合并标准差的商,它不仅消除了多个研究间绝对值大小的影响,还消除了多个研究测量单位不同的影响,尤其适用于单位不同或均数相差较大的资料汇总分析,但标准化均数差是一个没有单位的值,因而对 *SMD* 分析的结果解释要慎重。

(2)异质性检验:异质性检验(tests for heterogeneity),又称同质性检验(tests for homogeneity)。Meta 分析前需要对多个研究结果进行异质性检验,以判断多个研究是否具有同质性。按统计原理,只有同质的资料才能进行多个研究统计量的合并,反之则不能。异质性检验的方法,目前多用 χ^2 检验(Chi-square test)。若异质性检验结果为 P >0.10,可认为多个同类研究具有同质性,可选择固定效应模型(fixed effect model)计算其合并统计量。当多个研究结果经异质性检验后 $P \leqslant 0.10$,可认为多个研究结果有异质性。纳入研究的异质性大小可用 I^2 来衡量。I^2 的计算公式如下:

$$I^2=\frac{Q-(k-1)}{Q}\times 100\%$$

式中的 Q 为异质性检验的 χ^2 值,k 为纳入 Meta 分析的研究个数。在 RevMan 中,I^2 是可用于衡量多个研究结果间异质程度大小的指标,用于描述由各个研究所致,而非抽样误差所引起的变异(异质性)占总变异的百分比。在 Cochrane 系统综述中,只要 $I^2 \leqslant 50\%$,其异质性可以接受。此外,还有一些图表法用于展示异质性。如表转化 Z 分值图、Radial 图、Forest 图(森林图)、LAbbe 图等。其中,通过目测森林图中的可信区间重叠程度,借以判断异质性最为常用。若可信区间大部分重叠,无明显异常值,一般可认定同质性较高。

当异质性检验出现 $P \leqslant 0.10$ 时,首先应分析导致异质性的原因,如设计方案、测量方法、用药剂量、用药方法、疗程长短、病情轻重、对照选择等因素是否相同,必要时应与原文作者取得联系。由这些原因引起的异质性可用亚组分析(subgroup analysis),Meta 回归进行分析和处理。若经这些方法分析和处理后,多个同类研究的结果仍然不能解决异质性时,可选择随机效应模型(random effect model)。需特别注意的是,随机效应模型是针对异质性资料的统计处理方法,不能代替导致异质性的原因分析。

目前,随机效应模型多采用 D-L 法(DerSimonian & Laird 法)。即通过增大小样本资料的权重,减少大样本资料的权重来处理资料间的异质性,但这种处理存在着较大风险。小样本资料往往由于质量较差,偏倚较大;而大样本资料往往质量较好,偏倚较小。因此,经随机效应模型处理的结果可能削弱了质量好的大样本信息,增大了质量差的小样本信息,故对随机效应模型的结论应当慎重和委婉地陈述。

(3)合并统计量的检验:无论采用何种方法计算得到的合并统计量,都需要用假设检验(hypothesis test)的方法检验多个同类研究的合并统计量是否具有统计学意义,常用 $z(u)$ 检验,根据 $z(u)$ 值得到该统计量的概率(P)值。若 $P \leqslant 0.05$,多个研究的合并统计量有统计学意义;若 P>0.05,多个研究的合并统计量没有统计学意义。

置信区间是按一定概率估计总体参数(总体均数、总体率)所在范围 / 区间,如 95%*CI*,是指总体参数在该范围 / 区间的可能性为 95%。置信区间主要有估计总体参数和假设检验两个用途。若要利用样本资料得到总体值 / 参数时,常用置信区间进行估计,如均数的置信区间、率和 *OR* 的置信区间等。置信区间的范围愈窄,用样本指标估计总体参数的可靠性就愈好;反之其可靠性就愈差。置信区间可用于假设检验,95% 的置信区间与 α=0.05 的假设检验等价,99% 的置信区间与 α=0.01 的假设检验等价。

当试验效应指标为 *OR* 或 *RR* 时,其值等于 1 时试验效应无效,此时其 95% 的置信区间若包含了 1,等价于 P> 0.05,即无统计学意义;若其上、下限不包含 1(均大于 1 或均小于 1),等价于 P<0.05,即有统计学意义。

当试验效应指标为 *RD*、*WMD* 或 *SMD* 时，其值等于 0 时试验效应无效，此时其 95% 的置信区间若包含了 0，等价于 $P>0.05$，即无统计学意义；若其上、下限不包含 0（均大于 0 或均小于 0），等价于 $P<0.05$，即有统计学意义。

（4）漏斗图：漏斗图（funnel plots）最初是用每个研究的处理效应估计值为 x 轴，样本含量大小为 y 轴的简单散点图（scatter plot）。对处理效应的估计，其精确性是随样本含量的增加而增加，小样本研究的效应估计值分布于图的底部，其分布范围较宽；大样本研究的效应估计值分布范围较窄。当无偏倚时，其图形呈对称的倒漏斗状，故称为"漏斗图"。实际使用时应注意：做 Meta 分析的研究个数较少时不宜做漏斗图，一般推荐研究个数在 9 个及以上时才需做漏斗图。

漏斗图主要用于观察某个系统综述或 Meta 分析结果是否存在偏倚，如发表偏倚或其他偏倚。如果资料存在偏倚，会出现不对称的漏斗图，不对称越明显，偏倚程度越大。导致漏斗图不对称的主要原因可能有：①选择性偏倚（selection bias）；②发表偏倚（publication bias）；③语言偏倚（language bias）；④引用偏倚（citation bias）；⑤重复发表偏倚（multiple publication bias）；⑥小标本研究的方法学质量差（poor methodological quality of smaller studies）；⑦真实的异质性（true heterogeneity）；⑧机遇（chance）；⑨抄袭（plagiarism）。

（5）敏感性分析与亚组分析：敏感性分析（sensitivity analysis）是用于评价某个 Meta 分析或系统综述结果是否稳定和可靠的分析方法。如果敏感性分析对 Meta 分析或系统综述的结果没有本质性的改变，其分析结果的可靠性大大增加。如果经敏感性分析导致了不同结论，这就意味着对 Meta 分析或系统综述的结果解释和结论方面必须要谨慎。通常敏感性分析包括以下几个方面的内容：①改变研究类型（如使用不同测量方法的临界点）的纳入标准、研究对象、干预措施或终点指标；②纳入或排除某些含糊不清的研究，不管它们是否符合纳入标准；③使用某些结果不太确定的研究的估计值重新分析数据；④对缺失数据进行合理的估计后重新分析数据；⑤使用不同统计方法重新分析数据，如用随机效应模型代替固定效应模型，反之亦然；⑥排除某些设计不太严格的研究，如排除非安慰剂对照的研究。

亚组分析（subgroup analysis），即根据患者可能影响预后的因素，分成不同的亚组来分析其结果是否因为这些因素的存在而不同。如可根据年龄、性别、病情严重度等进行亚组分析。亚组分析对临床指导个体化处理有重要意义，但因为亚组的样本量常很小，容易因偶然性大而得出错误结果。因此，对亚组分析结果要谨慎对待，一般看作为假说的产生。只有在后来的高质量研究中得到证明或事先确定拟分析的亚组，并且样本足够大时，亚组分析的结果才较可靠。

Cochrane 系统综述建议，在系统综述的计划书中事先设定好待分析的重要亚组，避免事后亚组分析，亚组数量不要太多。亚组分析容易导致两种危害，既否认有效处理的"假阴性"结论或得出无效甚至是有害的"假阳性"结论，也容易产生出一些令人误解的建议。

若某个 Meta 分析或系统综述的结论建立在亚组分析基础上时，下述条目可有助于评价某研究是否应该使用亚组分析或亚组间干预效果是否真正有差别，也可以用来评价不同设计方案干预效果（如特殊药物与习惯使用的药物）的差异是否真实。

1）组间差异有无间接证据支持？若无，无须使用亚组分析。

2）亚组间差异的假设是在分析之前而不是在分析过程中提出的吗？若不是，无须使用亚组分析。

3）亚组间差异是通过研究内而不是研究间的比较提出的吗？

4）亚组分析的统计方法有 Breslow-Day 法和回归近似法，但这些方法用于不同研究间的亚组分析也有困难。亚组间差异在不同研究间一致吗？

5）亚组间差异的大小很重要吗？如果不重要，不管亚组分析结果还是非亚组分析结果，都可以认为无差异。

6）亚组分析是少数的假设检验之一吗？

7）亚组间的差异具有统计学意义吗？

（6）森林图的解读：Meta 分析的结果通常以森林图（forrest plot）的形式表达（图 2-7-2）。森林图的平面直角坐标系以一条垂直的无效线（横坐标刻度为 1 或 0，即无统计学意义的值）为中心，*RR* 和 *OR* 无效竖线的横轴尺度为 1，而 *RD*、*MD* 和 *SMD* 无效竖线的横轴尺度为 0。用平行于横轴的多条线段表达每个被纳入的研究的效应量及其可信区间，可信区间中间的正方形图形（或其他图形）的大小代表研究的样本量或权重，正方形的中心是该研究的效果的点估计值。综合效应一般用菱形表示，以区别具体研究的结果，菱形的中心点是综合结果的点估计值，其宽度表示可信区间。若某个研究 95% 可信区间的横线与无效竖线相交或相切，即该研究无统计学意义；反之，若该横线落在无效竖线的左侧或右侧，不与无效竖线相交，该研究有统计学意义，详见下述实例分析。

案例 2-7-1：为了解二甲双胍对多囊卵巢综合征的治疗作用，研究者收集了以患者排卵数为评价指标的 7 个随机对照试验的结果(表 2-7-1)。

表 2-7-1　二甲双胍对多囊卵巢综合征的治疗性研究

K 个研究	二甲双胍组		对照组		*OR*	*OR* 的 95%*CI*	
	排卵数(*n*)	治疗总数(*N*)	排卵数(*n*)	治疗总数(*N*)		下限	上限
Fleming2002	37	45	30	47	2.62	0.99	6.90
Jakubowicz2001	8	28	0	28	23.6	1.29	433.02
Nestler1996	5	11	1	13	10.00	0.94	105.92
Nestler1998	12	35	1	26	13.04	1.57	108.36
Ng2001	3	9	3	9	1.00	0.14	7.10
Vandermolen2001	1	12	1	15	1.27	0.07	22.72
Yarail2002	6	16	1	16	9.00	0.94	86.52
合计	72	156	37	154			

该数据资料在 RevMan 5.0 软件中的计算结果如图 2-7-2 所示。

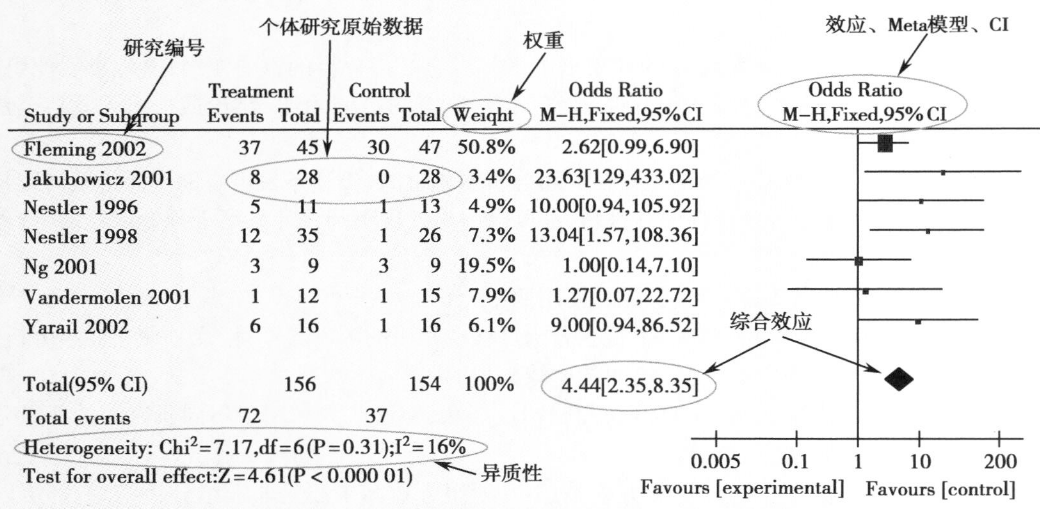

图 2-7-2　7 个二甲双胍治疗多囊卵巢综合征的 Meta 分析结果(森林图)

图 2-7-2 左侧所示为 7 个独立研究的数据，中间为个独立研究的固定效应模型(Fixed effect model) *OR* 值及、95%*CI* 的计算结果，如 Fleming2002(第 1 个)的研究，其 *OR* 为 2.62，95%*CI* 为 0.99~6.90；右侧所示为 7 个独立研究的森林图(forest plots)，该图的竖线为无效线，即 *OR*=1，每条横线为该研究的 95% 可信区间上下限的连线，其线条长短直观地表示了可信区间范围的大小，线条中央的小方块为 *OR* 值的位置，其方块大小为该研究权重大小。若某个研究 95% 可信区间的线条横跨为无效竖线，即该研究无统计学意义；反之，若该横线落在无效竖线的左侧或右侧，该研究有统计学意义。从图中可见，在 7 个研究中第 1、3、5、6 和第 7 个

研究 *OR* 的 95%*CI* 都包含了 1（下限小于 1，上限大于 1），即无统计学意义，认为二甲双胍无效，而其余 2 个研究的 95%*CI* 的上下限都大于 1，认为二甲双胍有效；中间底部所示为该 7 个研究的 Meta 分析结果：异质性检验（test for heterogeneity）χ^2 值和 *P* 值，该实例 χ^2=7.17，*P*=0.31，I^2=16%，合并效应量 $OR_{合并}$=4.44，其 95%*CI*（2.35~8.35）。

根据上述分析结果，可认为这 7 个二甲双胍治疗多囊卵巢综合征研究资料具有同质性（异质性检验 χ^2=7.17，*P*=0.31，I^2=16%），因此，合并效应量 *OR* 采用固定效应模型，$OR_{合并}$=4.44，其 95%*CI* 为 2.35~8.35，可认为二甲双胍治疗多囊卵巢综合征有效。该研究的漏斗图（图 2-7-3），其图形较对称，可认为该研究的偏倚较小。

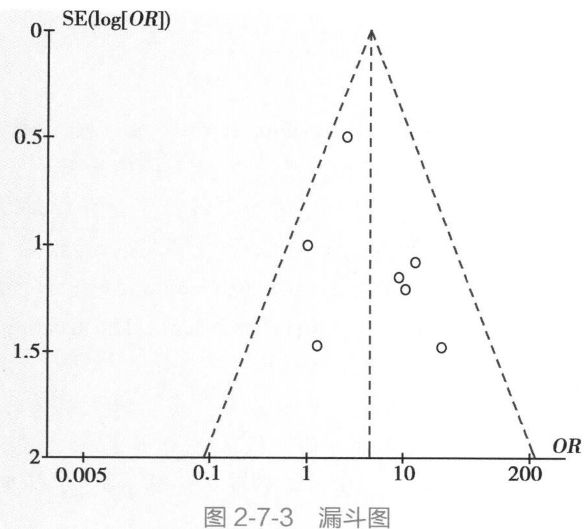

图 2-7-3　漏斗图

（七）结果的解释

系统综述的讨论与评价者的结论部分即对结果的解释。在系统综述的讨论与结论中，以下几方面有助于人们的决策：证据的强度、结果的可应用性、其他与决策有关的信息（如费用问题和临床实践的现状），以及干预措施的利、弊、费用的权衡。Cochrane 系统综述更倾向于从国际化角度讨论问题，不只是强调某一特定国家和地区问题。评价者应当记住，同样的证据不同的人会做出不同的决策，评价的主要目的是提供信息，而不是提出建议或推荐性意见。讨论与结论应有助于人们正确理解证据的含义及其与实际决策的关系。

1. 证据的强度　首先，应对纳入研究的方法学质量及其不足之处，以及系统综述本身的方法进行讨论，这部分内容将对医疗卫生决策及未来的研究产生影响。其次，对未纳入评价的其他证据加以讨论。如涉及药物评价需要考虑药物剂量和罕见不良反应的非随机性研究。有的系统综述对干预措施与重要结局之间的因果关系只能提供间接证据，如采用中间结局指标(生理或生化指标)。而循证医学强调患者相关的重要结局，如生存率、发病率、某一事件发生率等。在没有这些结局时，只能采用上述中间结局，即所谓替代指标。

2. 可应用性　将任何研究发现推广应用到普通人群是一次飞跃。人们需要在合理的推广运用与得出保守的结论之间保持平衡。系统综述的用户需要决定证据是否适合于特定的人群，这往往取决于纳入研究对象的背景是否与自己的患者相似，得出结论的干预特征。评价者应当对证据可能应用的情况及影响应用效果的可预测因素进行讨论。通常要考虑生物学或文化的差异、患者对于预措施的依从性、患者基线水平(事件率)的差异、费用及患者的态度。

3. 其他相关信息　其他类型的证据，尤其是来自于流行病学研究的证据、有关临床实践的现状、有关费用的信息等卫生决策将会对系统综述有所帮助。然而有些问题将超出系统综述的范围，如结合某一国家或地区的实际，往往需要通过诸如编写临床实践指南或进行卫生技术评估来实现。

4. 不良反应　评价者应当考虑所有重要的干预结局，包括不良反应的结局。有关不良反应的证据在不同情况下的严重程度及其发生频率，特别是不良反应与某一特定的干预之间的因果联系需要进行严格评价。由于很多临床研究对不良事件的调查、报告重视不够，评价者对此应当引起足够的重视。

5. 结论的意义　最后评价者需要对系统综述的发现对于临床实践的意义进行总结，对该评价结果对于未来的科学研究具有的价值进行概括。

（八）系统综述的改进与更新

系统综述的改进与更新是指在系统综述发表以后，定期收集新的原始研究，按前述步骤重新进行分析、评价，以及时更新和补充新的信息，使系统综述更加完善。Cochrane 系统综述更新包括 2 个方面：①方法学更新，Cochrane 系统综述在不断完善与提高中发展。Cochrane 协作网有专门的方法学小组为 Cochrane 系统综述作方法学支撑。②检索更新，包括检索策略、新增加的数据库及检索时间的更新，尽力筛检和纳入新研究。

知识点

1. 系统综述(systematic reviews) 是一种全新的文献综合方法,指针对某一具体临床问题,系统、全面地收集现有已发表或未发表的临床研究,采用临床流行病学严格评价文献的原则和方法,筛选出符合质量标准的文献,进行定性或定量合成,得出可靠的综合结论。

2. Cochrane 系统综述 是 Cochrane 协作网的评价人员按照统一的工作手册(Cochrane reviewers'handbook),在相应 Cochrane 评价小组编辑部的指导和帮助下所完成的系统综述。

3. Meta 分析(meta analyses) The Cochrane Library 定义 Meta 分析是将系统综述中的多个研究结果合并为单个量化指标的一种统计学方法。David Sackett 等在 Evidence Based Medicine 一书中定义 Meta 分析是运用定量方法汇总多个研究结果的一种系统综述方法。

4. 系统综述步骤 ①提出循证临床问题;②检索文献;③筛选文献;④对纳入的文献质量进行评价;⑤资料提取;⑥资料分析并形成结果;⑦结果的解释;⑧系统综述的改进与更新。

第二节 评价原则

系统综述和 Meta 分析在医疗保健领域已变得越来越重要。临床医生通过阅读来更新自己在该学科中所掌握的信息,同时它们还常常成为制定临床实践指南的证据基础。与所有的研究一样,系统综述价值的大小取决于已经存在的研究、研究的发现及报告的明晰与否。同时,因制作者的水平差距较大,故质量也参差不齐。因此,使用 Meta 分析前一般是需要对其质量进行评价的。

系统综述和 Meta 分析的质量可以分为报告质量和方法学质量这两个大方面,两个方面存在一定的联系,但也有差别。报告质量好的研究不一定方法学正确,报告质量不好的研究也可能具有较好的真实性,但是较差的报告质量将影响结果的实用性;方法学质量越高,研究的可重复性就越好,其论证强度越高,结果也越可靠。

一、系统综述的报告规范

系统综述和 Meta 分析的文章报告规范主要有干预性研究的报告规范 PRISMA,观察性研究的报告规范 MOOSE。

(一) 干预性研究的系统综述和 Meta 分析报告规范:PRISMA

2009 年,为了进一步提高系统综述和 Meta 分析文章报告的质量,由国际著名专家组成的系统综述和 Meta 分析优先报告的条目 PRISMA(preferred reporting items for systematic reviews and Meta analyses)小组在国际重要医学期刊,包括《英国医学杂志》《临床流行病学杂志》《内科学年鉴》和美国《公共科学图书馆医学杂志》等,同步发表了《系统综述与 Meta 分析优先报告条目:PRISMA 声明》。该标准的制定对于改进和提高系统综述和 Meta 分析的报告质量起到重要作用。该声明较以往制定的《随机对照试验 Meta 分析报告质量》(quality of reporting of Meta analyses,QUOROM),即《QUOROM 声明》更加全面、完善。《PRISMA 声明》由 27 个条目组成的清单(表 2-7-2)及一个四阶段的流程图(图 2-7-4)组成。PRISMA 声明的目的在于帮助作者改进系统综述和 Meta 分析的撰写和报告。主要针对的是随机对照试验的系统综述。PRISMA 也可以用于已发表系统综述的严格评价。然而,PRISMA 清单并非测量系统综述质量的工具。

表 2-7-2 PRISMA 2009 清单

项目	编号	条目清单	所在页码
标题			
标题	1	明确本研究报告是系统综述、Meta 分析,还是两者兼有	

续表

项目	编号	条目清单	所在页码
摘要			
结构式摘要	2	提供结构式摘要，包括背景、目的、资料来源、纳入研究的标准、研究对象和干预措施、研究质量评价和数据综合的方法、结果、局限性、结论和主要发现、系统综述的注册号	
前言			
理论基础	3	介绍系统综述研究的理由和依据	
目的	4	通过对研究对象、干预措施、对照措施、结局指标和研究类型（participants、interventions、comparisons、outcomes、study design，PICOS）5 个方面为导向的问题提出所需要解决的清晰明确的研究问题	
方法			
方案和注册	5	如果已有研究方案，则说明方案内容并给出可获得该方案的途径（如网址），并且提供现有的已注册的研究信息，包括注册号	
纳入标准	6	将指定的研究特征（如 PICOS 和随访的期限）和报告的特征（如检索年限、语种和发表情况）作为纳入研究的标准，并给出合理的说明	
信息来源	7	针对每次检索及最终检索的结果描述所有文献信息的来源（如资料库文献，与研究作者联系获取相应的文献）	
检索	8	至少说明一个资料库的检索方法，包含所有的检索策略的使用，使得检索结果可以重现	
研究选择	9	说明纳入研究被选择的过程(包括初筛、合格性鉴定及纳入系统综述等步骤，还可包括纳入 Meta 分析的过程）	
资料提取	10	描述资料提取的方法（如预提取表格、独立提取、重复提取）及任何向报告作者获取或确认资料的过程	
资料条目	11	列出并说明所有资料相关的条目（如 PICOS 和资金来源），以及作出的任何推断和简化形式	
单个研究存在的偏倚	12	描述用于评价单个研究偏倚的方法（包括该方法是否用于研究层面或结局层面），以及在资料综合中该信息如何被利用	
概括效应指标	13	说明主要的综合结局指标，如危险度比值（risk ratio）、均值差（difference in mean）	
结果综合	14	描述结果综合的方法，如果进行了 Meta 分析，则说明异质性检验的方法	
研究偏倚	15	详细评估可能影响数据综合结果的可能存在的偏倚（如发表偏倚和研究中的选择性报告偏倚）	
其他分析	16	对研究中其他的分析方法进行描述（如敏感性分析或亚组分析，Meta 回归分析），并说明哪些分析是预先制定的	
结果			
研究选择	17	报告初筛的文献数，评价符合纳入标准的文献数以及最终纳入研究的文献数，同时给出每一步排除文献的原因，最好提供流程图	
研究特征	18	说明每一个被提取资料的文献的特征（如样本含量、PICOS 和随访时间）并提供引文出处	
研究内部偏倚风险	19	说明每个研究中可能存在偏倚的相关数据，如果条件允许，还需要说明结局层面的评估（见条目 12）	
单个研究的结果	20	针对所有结局指标（有效性或有害性），说明每个研究：(a) 各干预组结果的简单合并数据，以及 (b) 综合效应值及其可信区间，最好以森林图形式报告	
结果的综合	21	说明每个 Meta 分析的结果，包括可信区间和异质性检验的结果	

续表

项目	编号	条目清单	所在页码
研究间偏倚	22	说明研究间可能存在偏倚的评价结果（见条目 15）	
其他分析	23	如果有，给出其他分析的结果（如敏感性分析或亚组分析，Meta- 回归分析，见条目 16）	
讨论			
证据总结	24	总结研究的主要发现，包括每一个主要结局的证据强度，分析它们与主要利益集团的关联性（如医疗保健的提供者、使用者及政策决策者）	
局限性	25	探讨研究层面和结局层面的局限性（如偏倚的风险），以及系统综述的局限性（如检索不全面，报告偏倚等）	
结论	26	给出对结果的概要性解析，并提出对未来研究的提示	
资金支持			
资金	27	描述本系统综述的资金来源和其他支持（如提供资料），及资助者在完成系统综述中所起的作用	

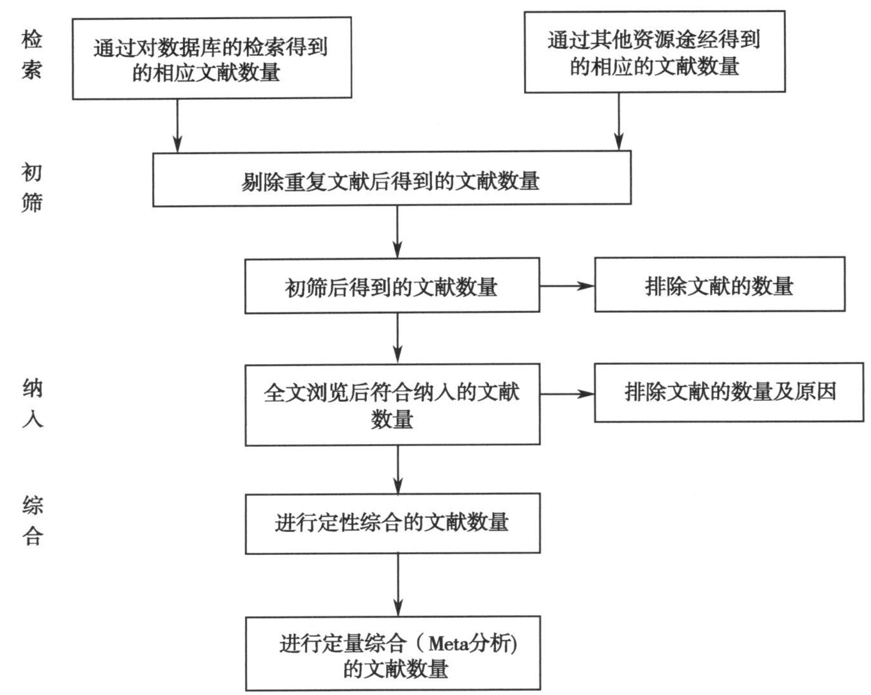

图 2-7-4 PRISMA 声明文献筛选四阶段流程图

（二）观察性研究的系统综述和 Meta 分析报告规范：MOOSE

除了随机对照试验，观察性研究也是流行病学研究的重要组成部分，包括多种研究设计，如队列研究、病例 - 对照研究和横断面调查等，主要用于描述疾病的分布，探索和检验暴露于疾病之间的因果关联。但由于观察性研究很难证明排除了一切偏倚，也不可能完全去除混杂效应，如果观察性研究过程中确实存在相同的系统误差，Meta 分析只会加大这些偏倚，产生统计学上的假象。换言之，如果原材料就有缺陷，那么系统综述结论的真实性也会受到损害。因此，对于观察性研究的 Meta 分析结果应采取科学的态度进行解释，重点应放在检查研究结果异质性的可能来源上。1997 年 4 月，由美国疾病预防控制中心资助，召集临床实践、现场干预、统计学、流行病学、社会科学及生物医学编辑等方面的 27 名专家组成专题研究小组，讨论并制定了流行病学中观察性研究的 Meta 分析（meta-analysis of observational studies in epidemiology，MOOSE）报告规范（表 2-7-3）。

表 2-7-3 MOOSE 报告规范详情表

报告要求
研究背景
定义研究问题
陈述研究问题假设
确定研究结局
暴露 / 干预措施
研究设计类型
研究人群
文献检索策略
文献检索的资格（如图书管理员和调查员）
文献检索策略，包括文献检索的时间范围和使用的关键词
尽可能获取所有文献，包括研究文献作者的个人通信
检索的数据库和档案库
采用检索软件及其版本号，包括使用的特殊功能（如进行主题词及其下位词的扩展检索）
手工检索（如已有文献的参考文献清单）
列出纳入和排除的文献，以及判断标准
处理非英语文献的方法
处理只有摘要和未发表文献的方法
介绍个人通信的情况
研究方法
描述检索文献是否符合研究问题
数据整理和编码的基本原则（如有完善的临床编码规则或便于编码）
数据分类和编码的记录（如多个文献评价者，盲法，以及文献评价者之间的一致性）
混杂的评估（如入选研究中病例和对照的可比性）
评价研究质量，包括对质量评价者采用盲法，对研究结果的可能预测值进行分层分析或者回归分析
评价研究异质性
详细介绍统计分析模型，以便能重复该研究（如详细描述采用的固定效应模型或者随机效应模型，采用该研究模型分析研究结果的理由，剂量反应关系模型，或者累积 Meta 分析）
提供合适的统计图、表
研究结果
绘图总结入选各研究和汇总研究结果
列表描述入选各研究结果
研究结果的敏感度分析（如亚组分析）
研究结果统计学稳健性的指标
讨论
定量地评价偏倚（如发表偏倚）
解释排除标准的合理性（如排除非英语文献）
评价入选研究的质量

续表

报告要求
研究结论
导致观察到结果的其他可能原因
概括性的结论(如根据研究所得的数据,在评价文献涉及的领域,对研究结论进行适当地外推)
为以后该问题的研究提供指导意见
公布研究资助来源

二、系统综述和 Meta 分析的质量评价工具

系统综述和 Meta 分析的质量评价工具主要有荷兰大学医学研究中心和加拿大渥太华大学的 AMSTAR(A measurement tool for the "assessment of multiple systematic reviews");加拿大麦克马斯特大学 Oxman AD 和 Guyatt GH 于 1991 年研制的用于评价系统综述真实性的最常用工具 OQAQ 量表;英国牛津循证医学中心文献严格评价项目 CASP 清单(critical appraisal skill program,CASP,2004)。

(一) AMSTAR

AMSTAR 的评价目的是评价系统综述和 Meta 分析的方法学质量,特别是对于汇总评价制作时。目前,AMSTAR 运用较多的领域有同类系统评价研究、测量工具方法学研究、卫生技术评估,以及被专业期刊编辑作为推荐工具等,在国内外得到了广泛的应用(表 2-7-4)。

表 2-7-4 AMSTAR 质量评价工具

描述	解释
1. 是否提供了前期方案?	在系统综述制作之前,应确定研究问题及纳入 / 排除标准
2. 纳入研究的选择和资料提取是否具有可重复性?	至少要有两名独立的资料提取员,且对不同意见采用适当的方法达成一致
3. 是否进行了全面的文献检索?	至少检索 2 种电子数据库。检索报告必须包括年份以及数据库,如 Central、Embase 和 Medline。必须说明采用的关键词和 / 或主题词,如果可能应提供检索策略。 应对最新信息的目录、综述、参考书、专业注册库,或特定领域的专家进行补充检索或咨询,同时还需检索纳入研究后的参考文献
4. 发表状态是否已考虑在纳入标准中,如灰色文献?	作者应说明其检索不受发表类型的限制。应说明是否根据文献的发表情况排除文献(从系统评价中),如语种
5. 是否提供了纳入和排除的研究清单?	应提供纳入和排除的研究清单
6. 是否描述纳入研究的基本特征?	从原始研究提取的资料应包括受试者、干预措施和结局指标,并以诸如表格的形成进行总结。应报告纳入研究的系列特征,如年龄、种族、性别、相关社会经济学数据、疾病状态、病程、严重程度或其他应报告的疾病等
7. 是否评价和报道了纳入研究的科学性?	应提供预先选用的评价方法(如有效性研究,评价者是否把随机、双盲、安慰剂对照或分配隐藏作为评价标准);其他类型研究的相关标准条目亦需交代
8. 是否恰当地运用纳入研究的科学性推导结论?	在分析结果和推导结论中,应考虑方法学的严格性和科学性;且在形成推荐意见时,亦需要明确说明
9. 合成纳入研究结果的方法是否恰当?	对于合成结果,应首先确定纳入的研究结果是可合并的,并采用一定的统计方法评估异质性(如卡方检验和 I^2 检验)。如果存在异质性,应采用随机效应模型,和 / 或考虑合成结果的临床适宜程度(如是否适合合并?)
10. 是否评估了发表偏倚的可能性?	发表偏倚的评估应采用某一种图形进行辅助(如漏斗图及其他可行的检测方法)和 / 或统计学检验方法(如 Egger 回归法)
11. 是否报告了利益冲突?	应清楚交待系统评价及纳入研究中潜在的资助来源

(二) OQAQ 量表

OQAQ(Oxman-Guyatt overview quality assessment questionnaire)量表是用于评价系统综述真实性的最常用工具。OQAQ 量表共有 9 个方面 10 个条目,前 9 个条目可以评为充分(报告并正确使用)和不充分(没有报告或不正确),第 10 个条目是对整个文献质量进行打分。评价者根据前面 9 个问题的情况给 1~7 分,1 分代表该系统综述不符合标准,7 分则代表该系统综述完全符合。若前 9 项有 1 个以上条目回答为“不能确定”,则表明该系统综述存在“小的缺陷”;若条目 2、4、6、8 中有回答为“否”者,则说明存在“大的缺陷”。一般有明显缺陷者,其综合评分为 1 分;大的缺陷评为 3 分;有小的缺陷者评为 5 分;缺陷可被忽略者为最高分 7 分。

OQAQ 量表不涉及发表质量和研究的重要性,主要针对系统综述中容易产生偏倚的几个关键环节(是否进行了全面的文献检索;如何减少在文献选择、数据提取和质量评价过程中偏倚的产生;对原始研究的质量评价是否采取恰当的评价工具和方法;研究数据合并是否恰当;研究结论是否客观),是目前较常用的工具之一(表 2-7-5)。

表 2-7-5　OQAQ 量表

条目	描述
1	是否报告了文献检索方法 Were the search methods reported
2	检索是否全面 Was the search comprehensive
3	是否报告了研究的纳入标准 Were the inclusion criteria reported
4	是否避免了纳入研究的选择偏倚 Was selection bias avoided
5	是否报告了对纳入研究真实性评价的标准 Were the validity criteria reported
6	对纳入研究的质量评价是否全面、恰当 Was validity assessed appropriately
7	是否报告了纳入研究的数据合并方法 Were the methods used to combine study reported
8	纳入研究的结局是否合适合合并 Were the findings combined appropriately
9	系统综述的结论是否得到了报告数据的支持 Were the conclusions supported by the reported data
10	此系统综述的总体科学性如何 What was the overall scientific quality of the overview

(三) CASP 清单

英国牛津循证医学中心文献严格评价项目(critical appraisal skill program,CASP,2004)包括 10 个条目,其中前 2 条是筛选问题,3~10 是细节问题;1~5 和 8~9 条均用“是”“否”及“不知道”判定。CASP 清单不仅评价了方法学质量,更考虑了研究的适用性;因此,更适合用于使用系统综述和 Meta 分析结果进行实践时的评价(表 2-7-6)。

表 2-7-6 CASP 清单

条目	提示
第一部分研究结果可靠吗?	
1. 系统综述是否定义了一个清晰明确的问题?	有一个关注以下问题的内容:①研究的人群;②给予的干预措施或暴露因素;③预计的结局
2. 系统综述纳入的研究设计类型合适吗?	最佳排序的研究应:①涉及了研究问题;②采用了合适的研究设计(通常采用随机对照试验评价干预措施)
3. 是否纳入了所有的相关文献?	主要看:①使用了哪些文献数据库?②对纳入研究的参考文献进行了检索;③联系了本领域的专家;④检索了未发表文献;⑤检索了非英语文献
4. 系统综述制作者是否对纳入研究的质量进行了充分的评价?	系统综述制作者需对纳入研究进行严格的评价。缺乏严格的评价可能会影响研究的结果
5. 如果对纳入研究的结果进行了 Meta 分析,这样做是否合适?	考虑:①研究间的结果是否相似;②是否所有纳入的研究均给出了清晰的结果;③不同研究的结果是否相似;④是否讨论了任何变化结果的原因
第二部分研究结果是什么?	
6. 系统综述总的结果是什么?	如果你清楚地知道作者的最终结果,考虑:①结果是(数值,如果有的话);②结果是如何表示的(*NNT*、*OR* 等)
7. 结果的精确度如何?	查看可信区间,如果提供了话
第三部分研究结果适用吗?	
8. 研究结果是否适用于当地人群?	考虑是否:①系统综述中的人群和当地人群可能完全不同,需要引起足够的关注;②当地人群有可能与系统评价中的人群相似
9. 考虑所有的重要结局了吗?	
10. 获益是否大于危害和成本?	如果系统综述中没有涉及此内容,你是如何看待的?

建议在评价系统综述和 Meta 分析的质量时,最好能够采用相应的报告规范结合方法学质量的评价工具进行,以相互补充。

知识点

1. 系统综述和 Meta 分析的质量可以分为报告质量和方法学质量这两个大方面,两个方面存在一定的联系,但也有差别。报告质量好的研究不一定方法学正确,报告质量不好的研究也可能具有较好的真实性,但是较差的报告质量将影响结果的实用性;方法学质量越高,研究的可重复性就越好,其论证强度越高,结果也越可靠。

2. 系统综述和 Meta 分析的文章报告规范 主要有干预性研究的报告规范 PRISMA 和观察性研究的报告规范 MOOSE。

3. 系统综述和 Meta 分析的质量评价工具 主要有 AMSTAR 质量评价工具,OQAQ 量表,CASP 清单。

(祁艳波 姚业祥)

推荐阅读资料

[1] 王家良 . 循证医学 .3 版 . 北京:人民卫生出版社,2015 :71-90.

[2] 曾宪涛,黄伟,田国祥 .Meta 分析系列之九:Meta 分析的质量评价工具 . 中国循证心血管医学杂志,2013,2(5):3-5.

[3] MOTHER D,LIBERATI A,TETZLAFF J,et al.Preferred reporting items for systematic reviews and meta-analyses:the PRISMA statement.Academia and the Profession,2009,151(4):264-269.

[4] JONATHAN M L,INGRID H K F,ROBERT J N.Metformin in polycystic ovary ayndrome:systematic review and Meta analysis.BMJ,2003,327 :951.

第八章　临床实践指南

临床问题：在医疗实践过程中，临床医师经常需要考虑如何提高医疗质量和患者安全，而患者经常考虑如何选择最佳诊疗模式，决策者经常需要考虑如何使卫生保健更加有效。例如，血小板减少的患者需要治疗的血小板最低阈值是多少；拔牙需要血小板计数保持在多少以上；妊娠妇女血小板减少对分娩出血的危害；不同药物治疗的成本比较。这些都需要循证临床实践指南来帮助临床医师、患者、决策者进行合适的决策。

第一节　基本概念

一、定义

由于不同地区和不同医生之间的医疗水平存在差异，有必要制定指导、规范医疗实践的文件。20 世纪 80 年代开始制定诊疗常规，委托某一领域比较著名的专家撰写，由卫生管理机构统一发布。90 年代以后由一个专家小组讨论后撰写，称为非正式专家共识。既往这些均称为临床实践指南，但是现在实践指南有了明确和公认的定义，上述诊疗常规、非正式专家共识等不再是严格意义上的临床实践指南。

从美国医学研究所（IOM）对临床实践指南（clinical practice guideline）定义的变化，可以发现临床实践指南的内涵已发生显著的变化。1990 年 IOM 对临床指南的定义是：系统开发的多组指导意见，帮助医生和患者针对具体临床问题作出恰当处理和决策，从而选择合适的卫生保健服务。2011 年 IOM 的定义是：通过系统综述生成的证据及对各种备选方案进行利弊评价和权衡之后，提出的最优推荐意见。该定义强调了循证医学方法的重要性，要求在寻找相应的证据和通过系统的文献评价、权衡利弊后提出推荐意见。

循证临床实践指南的特点如下：①清晰地界定的临床问题和人群。②规范的证据质量评价和分级。科学规范地获取评价证据，根据规范统一标准进行证据质量评价并给予分级。③根据证据等级结合患者的价值观进行推荐，从而达到证据的临床转化。④实时更新的特点：如果有新的证据出现，指南应做相应的调整。

制定指南的目的在于：①改善临床结局，提高医疗质量；②以患者为中心、尊重患者价值观的临床决策；③减少临床实践中的不恰当差异，确保患者安全；④促进医疗资源的合理配置；⑤科学合理研究结果，使用临床决策清晰、透明。

二、制定循证指南的基本步骤

循证指南制定法（evidence-based guideline development）是目前国际推崇的指南制定方法，即将推荐意见与证据质量明确地联系在一起，依据现有证据来确定推荐意见的强度。这也是循证临床指南的明显特征，是保证指南的科学、公正和权威的方法。

国际上通用的循证指南制定流程一般包括 10 个步骤（图 2-8-1）。

1. 确定临床指南范围（scope of guideline）　指南范围可以明确界定该指南包含和不包含的内容、必须包括的重要临床问题，提供工作框架。确定指南拟解决问题的重要性（如发病率、结局效果、经济费用）及制定指南的必要性、目的和使用范围。

2. 成立指南制定小组　由 13~20 人组成，成员主要包括主席、临床医师（包括专科医师和全科医师）、护理专业人员、患者或其照护者、系统评价专家、卫生经济学家、信息学家等。一般每月召开 1 次会议，整个指南制定过程需要召开 10~15 次会议。一个临床实践指南的制定需要 10~18 个月。

3. 签署利益冲突声明　指南在发布前，指南制定小组成员均应对该指南中所涉及的药物、器械等商业机构做出利益声明，任何受邀并切实参与到指南制定过程的人员都必须填写利益声明表，且必须同意在指南中发表。

4. 形成临床问题和系统综述问题　一般确定15~20个具体的综述问题，常见的是治疗、诊断、预后三方面的问题。每个问题均采用PICO方式。

5. 检索研究证据　文献检索的过程就是搜集证据的过程。由信息学家制定文献检索策略，尽量查全、查准。保证检索证据的过程是透明的、全面的、可重复的。每次都要完整记录检索问题、检索日期、检索策略、使用的数据库、检索的结果等。

6. 综合证据　完成文献检索后需要阅读、筛选、评价所检索到的证据，采用系统综述的方法进行证据的综合，分别回答上述第4步提出的各个系统综述问题，保证指南的推荐意见是基于最佳证据。

7. 证据质量分级　目前国际上常用的证据分级系统有两个：牛津循证医学中心证据分级系统和GRADE证据分级系统（参见第一篇第一章）。

8. 形成推荐内容和强度　指南制定小组在证据分级和经济学证据的基础上做出相应的指南建议，权衡干预措施的好处和坏处、健康获益和卫生资源后决定推荐的强度。当一项干预措施的益处超过它的风险和经济负担，则强烈推荐；当益处和风险之间的平衡无法确定或者证据质量比较低时，推荐强度就减弱。从证据到指南推荐意见需要规范的方法，如共识形成会议、专家投票等。多数情况下，高级别的证据对应强推荐，但是在制定指南时还要权衡利弊，考虑经济学成本、患者的价值观、医疗环境等因素，并非一定是上述的对应关系。所以，GRADE的A级证据并非一定是强推荐意见，C级证据也可以是强推荐。例如，妊娠妇女合并免疫性血小板减少症，需要进行治疗时可以首选静脉用大剂量丙种球蛋白（1C），虽然没有系统综述或RCT等高质量的证据支持，但是因为安全性高，医师和患者接受程度高，观察性研究发现有一定的疗效，证据等级为C，故推荐强度为强推荐。

9. 指南的撰写和外部评审　指南的基本结构包括以下几个部分：摘要、简介、制定方法、综述问题、证据总结、比较详细的推荐建议和推荐强度、研究建议、参考资料和附录。指南初稿完成后，送非指南制定小组的专家进行外部审阅，提出修改意见。

10. 发表和定期更新　当指南正式成文后，可制成各种版本发布，供不同的对象使用。除了全文外，可以是摘要性的结论性建议，也可以是针对患者的教育手册。一般3~5年需要更新。

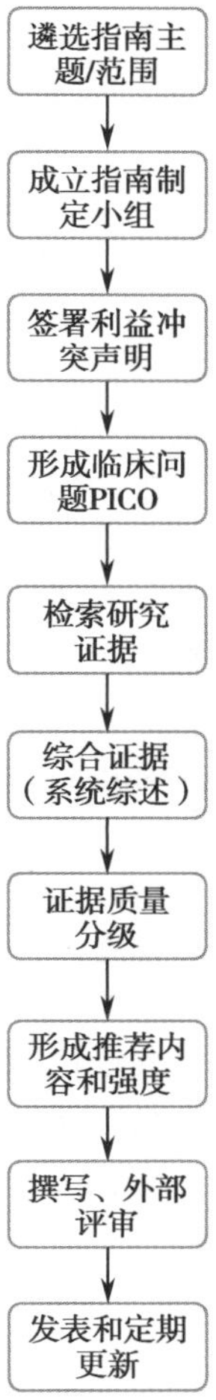

遴选指南主题/范围
↓
成立指南制定小组
↓
签署利益冲突声明
↓
形成临床问题PICO
↓
检索研究证据
↓
综合证据（系统综述）
↓
证据质量分级
↓
形成推荐内容和强度
↓
撰写、外部评审
↓
发表和定期更新

图2-8-1　循证临床实践指南制定的主要步骤

三、循证临床实践指南的网络资源

21世纪的循证医学资源增长迅猛，临床实践指南作为循证医学资源的特殊成员，其网络资源也日益增多。以下介绍主要的临床实践指南网络资源的分布和检索方法。

（一）原始研究证据数据库

美国国家图书馆开发研制的PubMed是循证医学原始研究证据数据库的代表，也是查找临床实践指南的重要资源。它收录了世界各国制定的指南，在“Article types”的下拉菜单中选中“guideline”即可检索临床实践指南。

中国知识基础设施数据库（China national knowledge infrastructure，CNKI）（http://www.cnki.net），中国生物医学文献数据库（China biology medicine disc，CBMdisc）（http://www.sinomed.ac.cn/zh/）等国内数据库可以检索到国内的各种临床实践指南。

（二）综合性临床指南和循证证据资源库

UpToDate（http://www.uptodate.com）创建于1992年，是基于循证医学原则的临床决策支持系统，是图文并茂的综合性循证指南、患者手册及药物间相互作用查询系统，给医生、药师提供即时、实证的临床医药信息，并可以快速解答临床专业人员提出的临床问题。数据库中附有图片，包括图表、X线片、相片、影像资料及Medline的引用文献摘要。UpToDate主题包括内科学、妇产科等二十个类别，每个主题之下尚有更专精的类别，其内容由网罗众多相关的文献而成，可快速地获得临床上最前沿的医学问题答案。目前在国内已经有中文版数据库(http://www.uptodatechina.com/)。

类似的资源库还有英国医学会开发的 http://bestpractice.bmj.com/,目前尚无中文版。

(三)临床实践指南网站

世界各国都有相应的网站专门提供临床实践指南检索。其中比较大型且权威的有美国国立指南数据库和英国国家临床指南中心网站等。

1. 美国国立指南文库(national guideline clearinghouse,NGC)(http://www.guideline.gov)由美国卫生健康研究与质量机构、美国医学会和美国卫生健康计划协会于 1998 年联合制作。它是一个提供 CPG 和相关证据的且功能完善的免费数据库。NGC 还可对检索到的指南进行比较。

2. 英国国家临床指南中心是由英国国家卫生和临床优化研究所(National Institute for Health and Care Excellence,NICE)于 2009 年创建的多学科卫生服务研究机构,为 NICE 制定循证临床实践指南,目的是改善英格兰和威尔士国家卫生体系(National Health Service,NHS)的患者治疗质量,是世界上最大的临床指南制定机构之一。其指南也可在 NICE 网站的"Guidance"栏目(http://www.nice.org.uk/Guidance)中进行检索和浏览。在"已发表指南(published guideline)"栏目中可通过关键词检索已出版的指南,在"正在制定的指南(guidelines in development)"栏目中可看到正在制定的指南及其发展史。

3. 苏格兰校际指南网络(http://www.sign.ac.uk/)建立于 1993 年,为苏格兰的国家卫生体系(NHS)提供临床实践指南。收录已发表的和正在制定的指南。重点关注肿瘤、心血管疾病和心理卫生等领域,免费提供指南全文。

4. 国际指南网络(http://www.g-i-n.net/gin)成立于 2002 年,该网络通过降低世界范围的不恰当的干预差异来支持循证卫生服务、改善医疗卫生效果。国际指南网络下设多个工作组专注于特定主题并交换意见,以改进研究方法。

5. WHO 指南(http://www.who.int/publications/guidelines/en/)比较专注于公共卫生、重大疾病和常见疾病。

知识点

1. 临床实践指南是通过系统综述生成的证据及对各种备选方案进行利弊评价和权衡之后提出的最优推荐意见。实践指南为临床医生提供具体的推荐意见并指导医疗行为,是连接证据和临床实践的桥梁。

2. 循证临床实践指南强调了循证医学方法,如系统综述、证据分级、推荐等级等方法在制定指南中的规范应用,提高了指南的质量。循证指南的制定方法包括 10 个基本步骤。

第二节 评 价 原 则

一、基本评价原则

对同一种疾病,不同的国家或学术组织可能制定出不同的指南,指南的质量也可能参差不齐,甚至某些建议互相矛盾,这些都将给临床决策带来极大困扰。因此,在使用指南之前,临床医生应有评价和鉴别其质量高低的能力,能判断该指南是否值得推荐使用,或从众多的指南中挑选出质量最好的应用于临床实践。

(一)循证临床实践指南真实性评价

循证临床实践指南的核心是指导临床实践决策,因此它的真实性尤为重要。循证临床实践指南真实性评价包括:①指南针对的问题是否清晰(包括人群、不同干预方案、患者所有的重要结局)。一个高质量的临床指南会考虑对患者重要的结局,如治愈、生活质量、死亡、致残等。②指南制定流程是否规范,一般指南开发包括如下流程:明确临床问题、指南开发团队组织运营、提取及评价证据、从证据到推荐、修改和更新。③是否由多学科人员参与(相关不同学科临床专家、临床工作人员、方法学家等)。④证据提取是否全面、方法是否科学。⑤是否严格评价证据质量并分级：如 GRADE 证据质量评价与分级。⑥是否根据证据质量分级并结合指南应用背景作出谨慎推荐。确定推荐意见是循证临床实践的难点和核心。指南的推荐意见首先要来自研究的证据，对证据进行质量评价后形成证据级别，然后结合患者的社会、经济、人文、政治、需求、利弊分析等来决定推荐强度，即是否推荐。因此，不是所有的高级别证据都是强推荐，高级别证据也有弱推荐；反之亦然。

（二）循证临床实践指南重要性评价

循证临床实践指南重要性评价，就是评价研究合并后的新的研究结果重要程度的过程。通过系统评价和 Meta 分析、决策分析、成本效益分析后，临床医生通常要知晓不同干预措施对患者的每一个重要和/或关键临床结局影响的利弊差异具体是多少，备选措施的把握度到底有多大，能够节约多少钱。如在治疗成人急性腰背痛的循证临床实践指南中认为，神经根减压手术能加速患者恢复，也必须清晰地告知恢复的速度到底是几天、几星期或是若干月。

（三）循证临床实践指南实用性评价

1. 指南是否回答了临床需要解决的问题　选择出质量好、可信度高、实用性强的指南后，还需要明确指南是否回答了临床需要解决的问题。有时候筛选出的指南可能并未包含临床医生关心的问题，此时可能需要重新筛选指南。值得注意的是，临床面临的问题相当复杂。现有指南不可能囊括所有的临床问题，如果针对某个临床问题不能从指南中获取证据，则可能需要查找其他的证据，如系统评价、随机对照研究等。

2. 指南的时效性　随着生物医学技术的不断发展，每天都有大量的基础和临床试验结果问世，过去认为有效的治疗手段可能被新的证据证明无效，而过去认为无效甚至禁忌的治疗手段也可能被新的证据证明有效。因此，应尽可能选择最新的指南。如既往认为心力衰竭是使用 β 受体阻滞剂的禁忌证，而现在的大型随机对照试验却证实 β 受体阻滞剂可以改善心力衰竭患者的预后。新的指南均认为 β 受体阻滞剂是治疗心力衰竭的重要药物。

3. 患者的临床情况是否与指南目标人群相似　由于制定指南时采用的证据绝大多数是基于人群的临床试验，而临床工作中却需要将指南建议应用于个体患者。因此，一些医生总是担心自己面临的患者与指南的目标人群存在不同而拒绝应用指南。实际上，应用指南的重要步骤之一是分析临床面临的个体患者与指南的目标人群具有的相似性，而不是存在的不同之处。在应用指南时，应充分考虑患者的社会人口学特征和临床特征是否与指南的目标人群一致。如果某些重要特征与指南的目标人群存在显著差异，医生就应该根据自己病例的实际情况，谨慎使用指南建议。值得指出的是，个体患者的临床特征极少与指南目标人群的特征完全相似。总会存在或多或少的差异，应用指南只是尽可能减少临床决策的不确定性，而不可能消除这种不确定性。

4. 本地区/医院的医疗条件及患者的经济状况如何　如果患者的情况与指南的目标人群相似，可以考虑应用指南推荐的干预措施。下一步就需要根据本地区/医院目前的医疗条件，评估该干预措施的可行性和费用效益比，以及患者的经济状况，对医疗费用的承受能力，医疗保健系统的覆盖支持能力等。如世界各国指南均推荐急性心肌梗死发作早期数小时内行经皮冠状动脉介入疗法，但我国绝大多数基层医院并无条件开展这项治疗，而且大多数心肌梗死患者也无法承受相应的高昂费用。此时就只能采取指南建议的其他药物治疗措施。

5. 认识并克服指南在实施过程中可能遇到的障碍　指南在实施过程中会面临来自医疗机构、社会和医生等各方面的障碍。常见的障碍来源：①临床医生，如临床医生盲目自信，缺乏评价证据的能力或繁忙的临床工作使其没有时间评价和实施指南；②环境因素，如来源于制药公司的误导，上级医师不同意采纳指南提供的证据，习惯性给予“常规治疗”；③患者因素，如患者拒绝接受某些治疗；④社会因素，如某些新的治疗措施社保不予支付；⑤其他因素，指南本身也可能成为指南实施的障碍，主要体现在指南表述含糊不清或其建议与临床“常规治疗”存在矛盾。为避免这些障碍需要采取的措施是：成立指南实施小组、开展循证医学教育、计算机辅助决策、多专业专家合作等。

6. 患者/亲属的价值取向和意愿　患者/亲属的价值取向和意愿在临床决策中的重要性已经受到临床医生的日益重视。指南的推荐强度越强，采取该项干预措施预期获得效益/风险比就越大，患者/亲属选择该项干预措施的可能性也就越大。而对于那些推荐强度较弱的干预措施而言，预期的效益/风险比变得不再确定，不同的患者可能选择截然相反的干预措施。在这种情况下考虑患者/亲属的价值取向和意愿就显得尤为重要。如已经口服华法林 1 年的下肢深静血栓的患者，如果继续服用华法林，则再次发生下肢深静脉血栓的概率会降低 10%，但是出血的风险会相应增加，而且需要定期检测出凝血时间。在这种情况下，一部分患者可能会选择继续服用华法林，另一部分患者则可能选择停用，此时患者的价值取向和意愿就显得尤为重要。指南的推荐意见是原则性的，应在一般原则指导下，实施个体化诊治，同时还应结合患者/家属的需求及价值取向。

二、临床实践指南的评价工具

许多国家和学术团体都制定了指南的评价工具，以便科学客观地评价指南的质量。目前，国际上应用比较广泛的是指南研究与评价（appraisal of guidelines research and evaluation，AGREE）量表，该量表是2003年由13个欧洲国家的研究者制定和首次发布，2009年修改后称为AGREE Ⅱ（http://www.agreetrust.org/）。

AGREE Ⅱ由用户手册，6个领域（指南的范围和目的、参与人员的组成、指南开发的严谨性、指南的清晰性、指南的适用性和制定工作的独立性），23个条目，以及2个总体评价条目组成（表2-8-1）。每个领域针对指南质量评价中的某一方面。

表2-8-1 AGREE Ⅱ指南评价工具

领域	条目	评分*
领域1. 范围和目的	1. 明确描述指南的总目的	1~7
	2. 明确描述指南涵盖的卫生问题	1~7
	3. 明确描述指南适用的人群（患者，公众，等）	1~7
领域2. 参与人员	4. 指南开发小组包括了所有相关专业的人员	1~7
	5. 收集目标人群（患者、公众等）的观点和选择意愿	1~7
	6. 明确规定指南的使用者	1~7
领域3. 严谨性	7. 应用系统方法检索证据	1~7
	8. 清楚描述选择证据的标准	1~7
	9. 清楚描述证据的强度和局限性	1~7
	10. 清楚描述形成推荐建议的方法	1~7
	11. 形成推荐建议时考虑了对健康的益处、副作用及危险	1~7
	12. 推荐建议和支持证据有明确的联系	1~7
	13. 指南在发布前经过外部专家评审	1~7
	14. 提供指南更新的步骤	1~7
领域4. 清晰性	15. 推荐建议明确，不含糊	1~7
	16. 明确列出不同的选择或卫生问题	1~7
	17. 容易识别重要的推荐建议	1~7
领域5. 应用性	18. 指南描述了应用时的促进和阻碍因素	1~7
	19. 指南为如何将推荐意见应用于临床实践提供了建议和/或配套工具	1~7
	20. 临床指南考虑了应用推荐意见时潜在的资源投入问题	1~7
	21. 指南提供了监督和/或审计标准	1~7
领域6. 独立性	22. 赞助单位的观点不影响指南的内容	1~7
	23. 指南开发小组成员的利益冲突要记载并公布	1~7
指南全面评价	1. 指南总体质量的评分	1~7
	2. 我愿意推荐使用该指南	是 是（修订后使用） 否

注：*1分表示很不同意，7分表示很同意。

每个指南应该至少有 2 个评价者独立进行评价，评价人数最好是 4 人，便于进行重复性和可靠性评价。以上 23 个条目均采用 1~7 分的记分法，1 分表示很不同意，逐步递增到 7 分为很同意。在每一个条目下，都有相应的条目解释、信息查找及如何评价等说明。各领域的记分采用标准化百分法。计算方法如下：

（1）该领域实际得分分值 = 该领域所有评价者每个条目记分之和

（2）该领域最高可能分值 = 评价者人数 × 该领域条目数 ×7

（3）该领域最低可能分值 = 评价者人数 × 该领域条目数 ×1

（4）该领域标准化分值 =100%×（实际得分分值 – 最小可能分值）/（最大可能分值 – 最小可能分值）

最后，AGREE Ⅱ还有 2 个条目用于对指南进行总体评价，包括对指南质量的总体评估，以及是否推荐在实践中使用该指南。应注意 6 个领域的得分是独立的，不宜合并成一个质量评价的总分值。

尽管这些领域的分值可以用来比较指南，并帮助决定是否推荐使用这一指南，但是却没有规定最小领域分值应该是多少，也没有界定识别指南质量高低的领域分值界限，而应该由用户根据具体情况做出决定是否推荐和使用该指南。

ER-2-8-1 AGREE Ⅱ标准化分值的计算方法（难点微课）

AGREE Ⅱ量表的不足在于缺乏具体标准来评价指南的临床内容，缺乏对推荐意见合理性的审查，因此还需要专家评议和临床试用来补充评估。尽管如此，AGREE Ⅱ量表仍是评价指南质量的首选工具。

知识点

1. 指南的评价包括真实性、重要性和实用性评价　真实性评价主要评价指南制定过程是否科学规范。指南中高级别的证据有可能会是弱推荐，低级别的证据也有可能会是强推荐。

2. 指南的应用原则是个体化决策，基于指南的推荐意见，结合患者的意愿，考虑真实的医疗环境，进行以患者为中心的临床决策。

3. 指南质量的评价工具最常用的是 AGREE Ⅱ，包括 23 个条目和 2 个总体评价条目，由 2~4 人评分，计算标准化分值。

（王小钦　徐佩茹）

推荐阅读资料

王小钦，王吉耀．循证临床实践指南的制定与实施．北京：人民卫生出版社 .2015：10-45.

第九章　循证临床决策

临床问题：有一肿瘤患者疾病复发，现有一新的靶向药物上市，据文献报道，应用该药后中位生存期可能延长 2 个月（范围 0.1 个月 ~7 个月）。但是价格很贵，一个疗程 10 万元，不属于政府医疗保险范围。是否应用给这名患者该新药治疗呢？应该如何进行临床决策？

第一节　循证临床决策的概念

临床医师每天在医疗实践中针对不同患者的具体情况应用不同的诊断方法和治疗措施，分析预后和病因，整个决策的过程就是临床决策。医师每时每刻均处于临床决策之中。这也是一个不断实践循证医学的过程，提出问题、寻找合适的诊断或治疗方法（寻找证据）、权衡各种方法的利弊（评价和选择证据）、应用最适合该患者的方法、最后观察效果进行后效评价，不断反馈和改进，提高诊疗水平。有时是正确的决策，有时是错误的决策，也可能是部分正确部分错误。临床医师要清楚地认识到，每次都能做出正确的决策是不可能的，但是要尽量降低错误的概率。如何减少错误的决策呢？要应用循证医学的理念和三大要素，与患者积极沟通、共同决策。

临床医师应用循证医学三大要素，即现有最佳的循证医学证据、患者的意愿和就医条件、医师的经验和判断，进行综合临床决策，把循证医学的理念应用于日常的临床决策，这就是循证临床决策（evidence-based clinical decision）。这种循证临床决策是个体化的决策，是通过医患共同决策模式来实现的。

医患共同决策（shared decision making，SDM）是指在医疗过程中，医师应用专业知识，充分告知患者备选的各种诊疗方法和利弊，患者考虑自己的价值观、倾向性和处境，积极表达自己的看法和疑虑，医患双方共同参与、讨论，由医师和患者共同作出的最适合患者个体的医疗决策过程。SDM 是以患者为中心的循证临床决策模式（图 2-9-1）。

现在国内临床决策模式最多见的是“告知模式”“家长模式”和“代理人模式”，医师占了主要地位，患者参与度很低，决定权很少（表 2-9-1）。在 SDM 模式下，患者拥有一半甚至绝大部分的最终决定权，虽然医生处于医学知识的“绝对垄断”地位，但归根结底治疗和预后都是需要患者自己承担的过程，患者本人才是对自己的身体情况、治疗期望、价值取向和经济情况最为了解的人。因此，共同决策是最为理想的医患合作模式，但其基础是临床医师对循证医学证据有合理的理解和解释。

表 2-9-1　常用的临床决策模式与共同决策模式的比较

决策模式	基本描述	与共同决策的比较
家长式	临床医师根据医疗情况，在整个医疗过程中进行临床决策	临床医师控制全部的医疗行为，患者不提供价值观或偏好，只是在需要签字的知情同意上获知诊疗情况
代理式	临床医师考虑了患者的价值观和偏好，进行全权代理式临床决策	没有对价值观和偏好进行互相讨论，只是在临床决策过程中考虑了患者的价值观
告知式	临床医师把各种治疗方案均告知患者，让患者进行最后的决策	患者像一个选择方案的消费者，医师不提供自己的倾向，在决策过程中不与患者合作

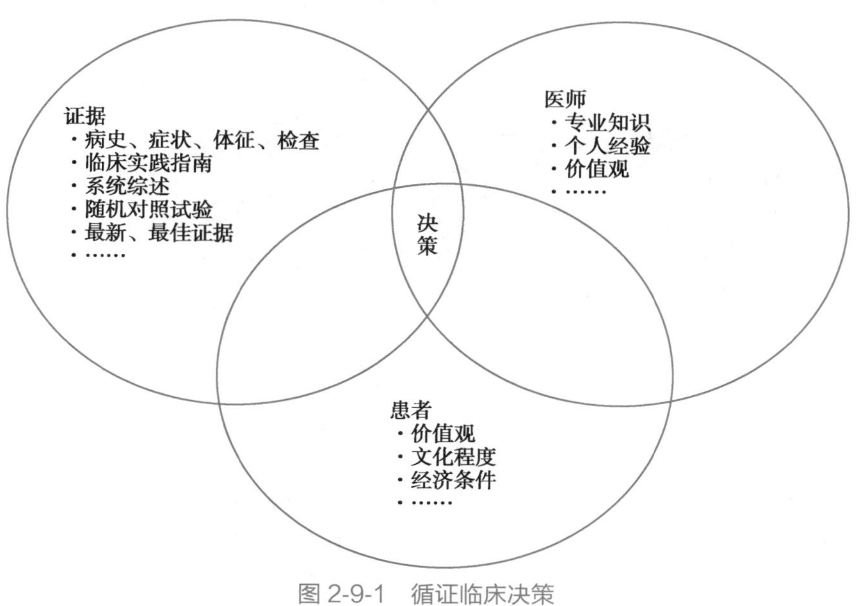

图 2-9-1　循证临床决策

知识点

1. 循证临床决策是指把循证医学的理念和三大要素应用于临床决策，把循证医学和临床决策相结合进行科学的临床决策。共同决策是实现循证临床决策的最佳模式。

2. 共同决策是指医师充分告知各种诊疗方法的利弊，在患者充分理解的基础上，考虑自身的情况，医患共同参与、讨论，一起制定个体化的诊疗方案的过程。

第二节　医患共同决策的实施步骤

SDM 模式有 4 个关键特点：至少有医生与患者双方参与、双方交流共同分享信息、双方均表达和讨论治疗的偏好和倾向、双方最终就即将开展的治疗达成一致。实施时包含必要的步骤有：确认和解释问题、提供诊疗选择、讨论获益和风险、评估患者的价值观和倾向性、讨论患者的能力、提供医生所知的信息或推荐、确认与澄清患者是否理解、进行决策及安排随访。具体步骤如下。

一、医师和患者决定同时参与进行共同决策

医生告知患者要进行临床决策，且患者的观点很重要，患者表示主动参与，建立合作关系。患者可能希望医生能非常明确地提供倾向性的治疗，但事实上，有些措施利弊非常明确，如缺铁性贫血补铁治疗肯定是有益的，但是很多健康问题的治疗利弊并不一定有足够明确的证据，医疗服务中存在许多不确定性，即“灰色地带”（图 2-9-2），对这些治疗的选择很大程度上有赖于患者的价值观及由此产生的利弊权衡。

二、医患双方交流和分享医疗信息

医生向患者解释可能的选择及每种选择的优缺点。医生采用中性的态度向患者解释每种选择的获益和风险程度，有时需要提供文献、图表、视频、网址等内容帮助患者了解信息。

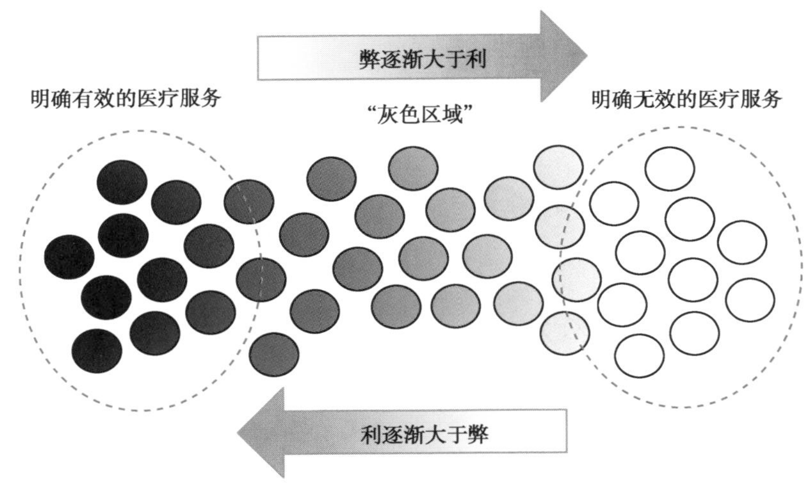

图 2-9-2 医疗服务的利弊分布

医师要重点关注以下几个方面:①检查知识,即使有文化的患者也可能只是对疾病一知半解,甚至可能是错误的观念。临床医师可以询问患者:"您以前对这个疾病有多少了解?"②授予知识,告诉患者关于疾病的知识,改正其错误观念。③列举治疗方案,清楚地列举出治疗方案。"在我们进一步讨论前,让我给你列举出这种疾病的治疗方案。"④描述治疗方案,告诉患者每一治疗方案具体如何实施,每个治疗方案之间的相似处和差异,以及每一方案的好处和弊端。

三、医患双方讨论治疗倾向和偏好,权衡利弊

医生与患者讨论治疗的倾向和偏好,并在患者的思考过程中提供支持。开始患者并无倾向性,是在与医生共同经过深思熟虑后形成的。在权衡利弊的过程中,将与结局相关的所有事项明确地呈现给患者非常必要,包括不良反应。

具体包括:①引出患者偏好,"可以告诉我以你的角度,对你来说最重要的是什么?你倾向于什么方案?"②给予建议,临床医师告诉患者自己的想法。③深入沟通,如果医患关于治疗方案存在不同的偏好,临床医师和患者需要进行深入的沟通和探讨。④引向决定,"你是否需要更多的时间再重新考虑一下?还是你已经有了自己的想法?"

四、共同决策、实施和随访

医生和患者讨论与决策有关的偏好,进行决策并安排可能的随访。经过深思熟虑,患者的偏好得以形成后即可进展到真正的决策阶段。如果患者需要时间思考或与人进行讨论,则需安排随访;如患者个人能进行决策或医生与患者就治疗可达成一致,则需安排实施这一决策,如处方药物、安排转诊、计划下次随访等。

案例 2-9-1:男性,60 岁,诊断某肿瘤 3 年,化疗后曾经达到完全缓解,但又复发,复发后再次化疗没有效果,预计生存期不到 6 个月。现有一新的靶向药物在半年前上市,根据Ⅲ期临床试验的数据,可以延长中位生存期 2 个月,范围是 0.1 个月 ~7 个月。但是价格昂贵,一个疗程 10 万元,不属于政府医疗保险报销范围。医师和患者进行了 SDM,访谈总结见表 2-9-2。

表 2-9-2 在肿瘤靶向治疗中的医患共同决策访谈

核心内容	举例
至少有医患双方参与	医师:现在肿瘤属于复发难治性,有几种不同的治疗方案,我愿意与你讨论这些选择,一起讨论哪种方案最适合你

续表

核心内容	举例
双方共同分享信息	医师：让我来告诉你可以选择的治疗和不良反应，以及每种治疗的风险和获益，也请你告诉我，你对这些治疗有哪些关注的问题，你最关心的是什么，最担心的是什么
双方均表达了治疗的倾向性	医师：我倾向性于用新的靶向药物，不良反应很少，是安全的 患者：但是很贵，不能报销，而且平均只能延长2个月，最多也只能多活7个月。我更倾向性于可以报销的传统治疗，虽然我知道一般不超过6个月 医师：你有无商业保险，或者单位可以帮助你报销一部分 患者：我要再商量和考虑一下 医师：我们明天再接着讨论
双方最后达成一致决策并实施	医师：那么我们就使用传统治疗和支持治疗，一个疗程后再评估。到时候可以再调整方案，如果你有什么新的想法，随时告诉我们

知识点

共同决策包括4个基本的步骤：医师和患者共同决定参与临床决策；医师向患者介绍各种可能备选方案的利和弊；患者考虑自身的价值观和条件等，权衡利弊；医患共同讨论偏好，形成决策，实施和随访。

第三节　循证临床决策时需要注意的原则

在SDM过程中，医师对循证医学证据的寻找、选择、理解和解释非常重要，对患者的决策起到了关键的作用。首先，医师应具备寻找最新证据的能力，评价和判断其真实性、精确性、实用性。正确进行诊断决策的前提是清楚各项诊断试验的应用指标及其临床意义。熟悉诊断试验的敏感性、特异性、阳性预测值、阴性预测值、诊断准确性及似然比，还必须熟悉自己所在地区各种疾病的患病率。因为患病率不同，阳性预测值也会不同，同一诊断试验应用于低患病率的人群，会导致假阳性率升高，导致过度诊断。正确进行治疗决策时要对患者的治疗效果进行综合评估，计算平均效用值，平均治疗成本，以及因疾病造成的生命、健康损失平均价值。其次，还要对治疗引起的不良事件进行综合评估，计算出主要不良事件与结局事件相比的相对价值，估算治疗不良事件的平均成本等。具体而言，在循证临床决策过程中，需要考虑以下4个基本原则。

一、临床决策时应该重视证据的绝对获益，而非相对获益

相对危险度（*RR*）、相对危险度减少（*RRR*）、绝对危险度减少（*ARR*）、*NNT*都是评价临床疗效常用的指标，但其价值不同。

案例2-9-2：某国产药不良反应发生率0.9%，进口药不良反应发生率0.4%，*RRR*=(0.9%–0.4%)/0.9%=56%，看上去危险度相对减少了56%，而实际上*ARR*=0.9%–0.4%=0.5%，危险度绝对减少值只有0.5%（表2-9-3），*ARR*数据比*RRR*数据更重要，更有临床价值。*NNT*=1/*ARR*=1/0.5%=200，说明采用进口药治疗200例患者才可能比国产药减少1例不良反应的发生。当进口药物十分昂贵，绝对的不良反应发生率下降很少，*NNT*又比较大时，选择国产药物是合理的和经济的。患者无法了解或完全不懂得治疗的价值，临床医师可以通过充分收集这些证据，告知患者，让患者充分知情、彻底了解利弊的情况下共同决策，这样才能够做到真正的尊重患者，实现有效率和有价值的医疗。

表 2-9-3 评价临床疗效的常用指标

指标	进口药	国产药
不良反应率	0.4%	0.9%
相对危险度(*RR*)	0.4% / 0.9%=0.44	
相对危险度减少(*RRR*)	100%–44%=56%	
绝对危险度减少(*ARR*)	0.9%–0.4%=0.5%	
益一需治患者(*NNT*)	1/0.5%=200 例	

看文献中的证据,不能只看 *P* 值的大小,要看实际的临床意义,临床意义永远大于统计学意义。如某降压新药物比传统降压药物多下降了 2mmHg,虽然 $P<0.05$ 有统计学意义,但是血压下降 2mmHg 却没有临床价值,不值得推广。在临床决策时,一定要注意临床价值,并考虑治疗成本。如某一靶向药物治疗肿瘤,可以延长生存期 1 个月,$P=0.001$,但是一个疗程需要 10 万元,那么是否应该给患者这种靶向药物呢?这就要因人而异,看患者的意愿和条件了。

二、临床决策时应该评估获益所需要的时间

一项治疗措施达到患者预期获益所需要的时间,与患者目前的期望寿命相比的时间差,也是指导决策的重要指标。尤其对于老年患者来说,如果一项治疗措施获益所需时间很长,超过了患者的预期寿命,那也就意味着患者不仅无法从该项治疗中获益,反而需要承担治疗所带来的副作用及经济负担等危害,这种情况下仍采取该治疗措施即为过度治疗。因此,凡是获益时间大于患者预期寿命的治疗措施都应该被排除在决策选择范围外。

案例 2-9-3:2016 年美国《内科学年鉴》发表了美国预防服务工作组发布的阿司匹林用于心血管疾病和结直肠癌的一级预防指南,推荐 10 年后发生心血管风险≥ 10%、预期寿命大于 10 年且无出血风险增加的 50~59 岁人群可以考虑服用小剂量的阿司匹林来预防心血管疾病和结直肠癌。因为既往研究表明,阿司匹林可以让服用者在结直肠癌方面有预防获益,但是这个获益在阿司匹林服用 5~10 年后才变得显著,而预期寿命较短者不大可能从中获益。因此,得出了阿司匹林应在 50~59 岁使用更有可能产生获益这一结论,并以此为依据更新了指南。

文献中一般不直接写出治疗获益所需的时间,临床医师可以通过干预组和对照组的 Kaplan-Meier 生存曲线图来估计,两条曲线的分叉点对应了最小获益时间,可以据此判断。

案例 2-9-4:强化血糖治疗方案将糖化血红蛋白(HbA1c)控制在 6.4%~7.0%,传统血糖治疗方案一般把 HbA1c 控制在 7.9%~8.4%,是否强化血糖控制更能够减少糖尿病并发症呢?需要多长时间才可以获益?从图 2-9-3 可见,应用强化血糖的策略,达到降低微血管并发症的目的,至少需要 9 年时间,所以对于老年高龄患者或者预期未来生存时间小于 9 年的患者,不需要实施严格的强化血糖治疗,否则可能存在过度治疗。

三、临床决策时应该同时评价获益和危害,注重不良反应和改善生命质量

只关注诊疗措施的潜在获益,而忽视可能带来的危害是导致过度治疗的另一重要原因。特别是老年患者体质特殊,基础疾病多,治疗效果往往不如年轻人,易发生并发症,生活质量考虑比重更应该增加;因此,需要针对每个患者个体化地重新评估一项治疗措施的绝对获益和潜在危害,经常采用 *NNT* 和 *NNH* 两个指标来进行评估。*NNH* 是指对患者采取某种治疗措施,出现一例不良作用(危害)时需要的治疗病例数。

ER-2-9-1 NNT 和 NNH(难点微课)

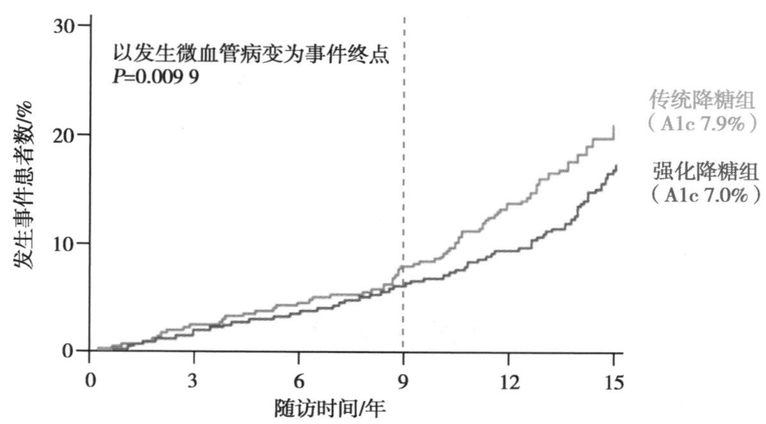

图 2-9-3　强化血糖和传统血糖控制治疗方法对于减少微血管并发症的 Kaplan-Meier 图

案例 2-9-5：对于 60~64 岁的糖尿病患者，有多种并发症和功能损害的老年人，强化血糖控制减少失明风险的 *NNT* 为 2 700，减少终末期肾病的 *NNT* 为 ∞，而对于身体基本健康者减少失明的 *NNT* 为 83，减少终末期肾病的 *NNT* 为 125，说明有多种并发症的患者从中获益较少，那么对于这些患者一般不需要强化降糖。

治疗的目的并非减少某个并发症，而是提高整体生命质量。所以权衡利弊时，不但要考虑疗效，还要考虑安全性、不良反应、经济负担、生活质量、其他并发症等，质量调整生命年（quality adjusted life year，QALY）对每一种疾病的生理和心理功能影响进行量化得到其效用值，范围从 0~1，0 为死亡，1 为完全健康，QALY 可以更好地综合评估一项治疗措施的获益和负担，临床医师要重视这个综合指标。

案例 2-9-6：强化血糖控制治疗虽然比传统血糖控制效果良好，但由于强化血糖控制意味着服用更多的药物，接受更频繁的血糖检测，也就是说相对于传统降糖治疗而言，强化血糖控制会带来更大的治疗负担。通过研究确定了强化降糖的效用值为 0.85（轻度脑卒中的效用值也是 0.85），传统降糖的效用值为 0.95（控制饮食的效用值也是 0.95），若以 QALY 为指标评估强化血糖控制这一措施是否优于传统血糖控制，可以发现，随着患者年龄的增加、治疗负担也增加，强化血糖控制下患者的 QALY 呈现明显的下降趋势，也就是说，强化降糖的治疗策略会导致某些患者生活质量的下降。

四、医患共同决策是实现循证决策的最佳方法

共同决策把医师、患者、证据紧密地联系在一起，得出的决策是以“患者为中心”的。医师和患者考虑问题的角度有时候是不同的，如有研究者比较了高房颤风险患者在进行抗凝药物决策时，患者更关心减少卒中风险的次数，对于额外出血的风险关注度不如医师。在肯定证据在临床决策中的重要性的同时，还必须强调证据本身并不是决策，决策必须兼顾现有的资源、患者的需要和价值取向。证据不会告诉你做或不做、做什么，是人在做选择和决定，而人包括医师和患者，不是医师单方面的选择和决定。同一个证据应用于不同的患者，可以有不同的决策，如上述提及的靶向药物，价格昂贵，不同的患者会有不同的选择；但只要坚定“患者利益第一”，决策就不会犯大错误。

循证医学并不否认医师的直觉和经验，而认为这是很重要的决策内容；但是 SDM 对医师提出了更高的要求，医师一方面需具备现代医学知识与技能，特别是循证医学，以获得最佳临床证据；另一方面需具备以患者为中心的沟通技能，以与患者建立和谐、信任的医患关系，了解并评估其处境、价值观与倾向，并在此基础上进行 SDM，从而达到最佳的医疗照护。

知识点

循证临床决策需要掌握4个原则：临床决策时应该重视证据的绝对获益，而非相对获益；临床决策时应该评估获益所需要的时间；应该同时评价获益和危害，注重不良反应和改善生命质量；医患共同决策是实现循证决策的最佳方法。

（王小钦）

推荐阅读资料

[1] 洪霞. 医患共同决策. 协和医学杂志，2018，9（3）：276-280.

[2] 吴宛玲，王小钦. 应用循证医学三大要素进行医患共同决策减少过度治疗. 老年医学与保健，2018，24（2）：105-107.

[3] SEABURG L，HESS EP，COYLEWRIGHT M，et al.Shared decision making in atrial fibrillation：where we are and where we should be going.Circulation，2014，129：704-710.

[4] MAKAM AN，NGUYEN OK.An evidence-based medicine approach to antihyperglycemic therapy in diabetes mellitus to overcome overtreatment.Circulation，2017，135（2）：180-195.

第三篇

循证实践

第一章　病因研究的循证实践

临床问题：医疗过程中临床医师经常需要考虑某种危险因素或治疗措施是否对患者有害。如一名长期服用钙通道阻滞剂的70岁老年女性高血压患者就曾询问医生“服用钙通道阻滞剂是否增加患癌症的危险”。要回答这些问题，就需要在有关病因学研究（或治疗措施副作用研究）中寻找证据，那么这些证据的真实性如何？结论是否可信？患者的情况又是否适用呢？

PICO问题

P：70岁老年女性，患有高血压

I：服用钙通道阻滞剂（治疗高血压的一线药物）

C：未服用钙通道阻滞剂

O：发生癌症

寻找证据：

我们以“钙通道阻滞剂”和“癌症”为检索词进行检索，检索到病因或治疗副作用相关的文献后，首先阅读题目和摘要，根据调查对象特征、研究问题、研究设计方案等选择合适的文献，如有多篇关于钙通道阻滞剂与癌症风险关联研究的文献，选择大样本、多中心、前瞻性的研究。经过检索、查阅和评价文献，最终发现目前尚没有关于“钙通道阻滞剂”与“癌症”风险相关的指南或系统综述，单个研究报告中有2个研究样本量较大、设计较严谨。分别对这2篇文献进行评价。

在阅读本章前请先阅读第二篇第一章，有助于深入理解。

第一节　前瞻性队列研究原文剖析

一、文献题目和来源

1. 题目　Calcium-channel blockade and incidence of cancer in aged populations

2. 来源　Lancet，1996，348（9026）：493-497

二、研究目的与设计方案

研究利用老年人群队列数据（the established populations for epidemiologic studies of the elderly，EPESE），通过平均3.7年的队列追踪，分析长期服用钙通道阻滞剂是否增加癌症发生的风险。

设计方案（design）如图3-1-1。

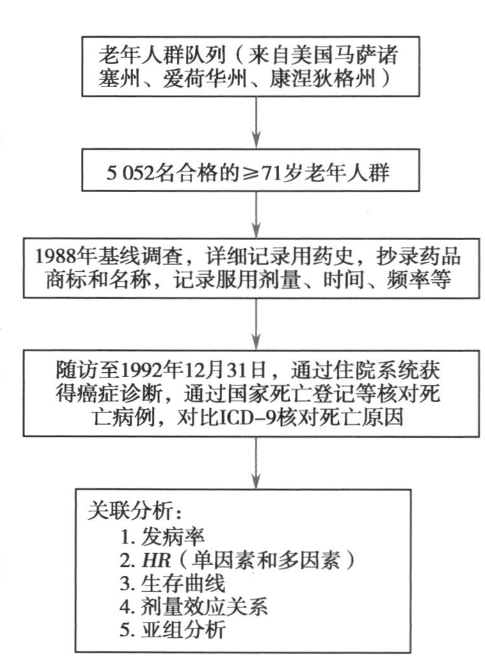

图3-1-1　设计流程图

三、研究场所

美国马萨诸塞州波士顿地区、爱荷华州部分农村地区和华盛顿地区、康涅狄格州纽黑文市。

四、调查对象

1. 诊断标准　1988 年 1 月开始调查至 1992 年 12 月期间，所研究队列人群中，医院病例诊断为癌症或死亡原因按照 ICD-9 编码为 140-208 的，判断为阳性结局。其中，病例诊断依据医院住院病例的信息，个体均有来自 Medicare 管理系统的出院诊断。死亡病例诊断依据来自亲戚随访、死亡讣告和国家死亡登记等。

2. 纳入标准　EPESE 队列建立于 1982 年，在美国马萨诸塞州波士顿地区、爱荷华州农村和华盛顿地区通过整群抽样，对 65 岁及以上老年人群进行调查。同期在康涅狄格州纽黑文市通过分层随机抽样，获得社区老年样本人群。对其中基线资料完整的人群进行随访。

3. 排除标准　资料不完整、1988 年前已经死亡、既往患有癌症、现服用抗癌药物者。

4. 样本量　未报告样本量的计算方法及是否满足统计学要求，仅报告纳入 5 052 例老年人。

五、暴露（或干预措施）和结局

详细询问调查对象药物服用情况，药品种类通过查看药瓶记录，并将商品名转化为药物化学名。记录服用钙通道阻滞剂的类别、剂量和服用时间。

主要结果的测量指标：癌症的发病率，风险比，生存曲线，剂量效应关系，不同钙通道阻滞剂与不同癌症类别风险的 *HR*。

六、主要统计方法

绘制 Kaplan-Meier 生存曲线，Cox 比例风险模型进行多因素分析。

七、主要研究结果

1. 调查对象基本情况　共纳入 5 052 名调查对象，其中服用钙通道阻滞剂的 451 人，未服用者 4 601 人。对两组调查对象的基本情况进行分析，可见两组人群年龄、性别、人种、血压、体重指数、吸烟、饮酒等无差异，但在患有冠心病、脑卒中、高血压、肢体残疾、入院次数等身体健康状况方面有差异。结果见表 3-1-1。

表 3-1-1　调查对象一般情况

特征	未服用钙通道阻滞剂（*n*=4 601）	服用钙通道阻滞剂（*n*=451）	*P*
人口学特征			
平均年龄	79.3（0.1）	79.0（0.3）	>0.1
女性	64.5%	64.1%	>0.1
人种			>0.1
白色人种	94.2%	93.6%	
黑色人种	5.1%	6.4%	
其他	0.7%	0	
共病情况			
冠心病	21.9%	71.2%	<0.000 1
心力衰竭	9.7%	29.3%	<0.000 1
高血压	81.7%	90.0%	<0.000 1
脑卒中	9.2%	12.6%	0.016
糖尿病	15.7%	26.2%	<0.000 1
服药情况			
β 受体阻滞剂	11.6%	23.3%	<0.000 1
ACEI*	4.4%	8.6%	<0.000 1

续表

特征	未服用钙通道阻滞剂（n=4 601）	服用钙通道阻滞剂（n=451）	P
利尿剂	33.5%	50.6%	<0.000 1
地高辛	11.0%	25.1%	<0.000 1
硝酸盐类	6.2%	38.8%	<0.000 1
非甾体抗炎药	12.5%	14.6%	>0.1
阿司匹林	29.7%	37.3%	<0.000 1
雌激素类	0.8%	0.2%	>0.1
糖皮质激素	3.2%	3.8%	>0.1
香豆素	2.6%	6.0%	<0.000 1
收缩压	136（0.4）	138（1.3）	>0.1
舒张压	73（0.2）	72（0.6）	0.033
体重指数	24.4（0.1）	24.8（0.3）	>0.1
吸烟状况			>0.1
现在不吸烟	90.1%	91.8%	
1~19 支 /d	4.9%	5.3%	
≥ 20 支 /d	3.8%	2.7%	
饮酒 ≥ 28.35g/d	5.0%	4.4%	>0.1
肢体残疾	45.4%	62.7%	<0.000 1
入院次数	1.2（0）	2.2（0.1）	<0.000 1

注：*ACEI 为血管紧张素转化酶抑制剂。

2. 癌症发病率和死亡率　自 1988 年纳入队列开始随访，至病例诊断发生癌症、病例因癌症造成的死亡或随访至 1992 年 12 月 31 日为生存时间，平均随访 3.7 年，共计 18 774 人年。共计发生癌症 420 例，癌病发病率为 22.4/（1 000 人·年）。其中 169 名调查对象死于癌症，死亡率为 9.0/（1 000 人·年）。

3. Cox 模型分析　如果把不良事件编码为 1，则 HR>1 是危险因素，HR<1 是保护因素。结果如表 3-1-2 所示，HR 为 1.72，即服用钙通道阻滞剂者发生癌症的风险是未服用者的 1.72 倍(95% CI：1.27~2.34，P=0.000 5)。对于不同的钙通道阻滞剂，服用维拉帕米和硝苯地平两类药物发生癌症的风险比未服用钙通道阻滞剂者高，差异有统计学意义；而服用地尔硫䓬类药物与癌症风险无统计学关联（表 3-1-2）。

表 3-1-2　服用钙通道阻滞剂与发生癌症的关系

	阳性结局	人年数	人 / 每 1 000 人年	未调整		调整多因素后*	
				HR(95%CI)	P	HR(95%CI)	P
全部人群							
未服用钙通道阻滞剂	373	17 225	21.7	1.00（参考值）	—	1.00（参考值）	—
服用钙通道阻滞剂	47	1 549	30.3	1.42（1.05~1.92）	0.032	1.72（1.27~2.34）	0.000 5
按钙通道阻滞剂分类							
维拉帕米	18	420	42.9	2.03（1.26~3.25）	0.004	2.49（1.54~4.07）	0.000 2
硝苯地平	16	480	33.3	1.56（0.94~2.51）	0.083	1.74（1.05~2.88）	0.031
地尔硫䓬	13	641	20.3	0.94（0.54~1.63）	>0.1	1.22（0.70~2.12）	>0.1

注：* 调整性别、年龄、民族、吸烟、饮酒、是否心力衰竭、入院次数等因素。

4. 不同癌症类别　作者进一步分析了服用钙通道阻滞剂与发生不同癌症类别的关系，结果见表 3-1-3。可见，服用钙通道阻滞剂与增加子宫 / 卵巢癌、淋巴 / 血液系统癌症风险有统计学意义，分别为 3.69（95% *CI*：1.22~11.14）和 2.57（95% *CI*：1.13~5.83）。对于胃癌、结肠癌、直肠癌、乳腺癌、前列腺癌、泌尿系统癌症等，服用钙通道阻滞剂增加其发生风险，但结果没有统计学差异。对于肝 / 胆 / 胰腺癌、皮肤癌，服用钙通道阻滞剂与其发生风险的 *HR* 接近 1。对于肺癌，服用钙通道阻滞剂与其发生风险 *HR*<1，但没有统计学差异。不同癌症类别结果不一致，有可能是服用钙通道阻滞剂对不同癌症类别的真实作用效果不同，但也可能由于追踪时间短，样本量小，结果不稳定，仍需要长时间的追踪和大样本的数据来证实。

表 3-1-3　服用钙通道阻滞剂与发生不同癌症类别的关系

癌症类别（ICD-9 编码）	服用钙通道阻滞剂的阳性结局	*HR*（95%*CI*）
胃癌（151）	13	3.64（0.96~13.76）
结肠癌（153）	65	1.98（0.90~4.38）
直肠癌（154）	23	1.32（0.31~5.74）
肝 / 胆 / 胰腺癌（155~157）	24	1.15（0.26~4.96）
肺癌（162）	56	0.21（0.03~1.52）
皮肤癌（172~173）	14	1.11（0.14~8.62）
乳腺癌（174）	31	1.65（0.49~5.55）
子宫 / 卵巢癌（182~183）	23	3.69（1.22~11.14）
前列腺癌（185）	58	1.99（0.93~4.27）
膀胱 / 尿道 / 肾癌（188~189）	38	1.57（0.55~4.47）
淋巴 / 血液系统癌（200~208）	46	2.57（1.13~5.83）

5. 剂量效应关系　危险因素的剂量效应关系是指其致病效应与有关危险因素的剂量或暴露的时间具有显著的相关性，即当病因可以分级处理时（根据量化或特征），随着级别的变化，可以影响疾病在人群的发病率或死亡率的变化。本研究也发现，将服用钙通道阻滞剂的剂量分为低剂量组、中剂量组、高剂量组，相对于未服用钙通道阻滞剂者，其发生癌症的风险呈现明显的剂量效应关系（图 3-1-2）。

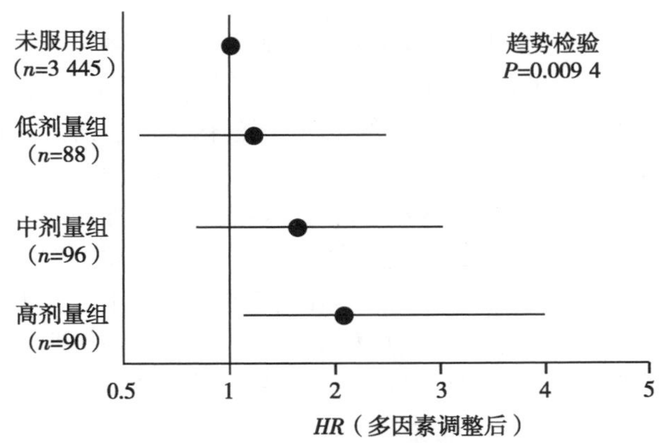

图 3-1-2　服用不同剂量钙通道阻滞剂与发生癌症风险的关系

6. 亚组分析　作者根据有可能影响癌症发生的因素进行分组，分析服用钙通道阻滞剂与发生癌症风险的关系。结果显示，相对于未服用钙通道阻滞剂者，71~79 岁年龄组和≥ 80 岁年龄组的 *HR* 分别为 1.77（95% *CI*：1.20~2.63）和 1.55（95% *CI*：0.93~2.59）；男性和女性两组 *HR* 分别为 1.64（95% *CI*：1.09~2.46）和 1.81（95% *CI*：1.13~2.90）；白色人种和黑色人种 *HR* 分别为 1.60（95% *CI*：1.15~2.22）和 3.42（95% *CI*：1.25~9.39）；现在吸烟和不吸烟两组 *HR* 分别为 1.44（95% *CI*：0.55~3.73）和 1.78（95% *CI*：1.29~2.47）；饮酒量 <28.35g/d 和饮酒量

≥ 28.35g/d 两组的 *HR* 分别为 1.76（95% *CI*：1.27~2.42）和 1.26（95% *CI*：0.42~3.73）；高血压组和未患高血压组的 *HR* 分别 1.71（95% *CI*：1.23~2.37）和 1.99（95% *CI*：0.78~5.07）。亚组分析结果进一步印证了服用钙通道阻滞剂增加癌症发生的风险。

八、结论

老年人群中，长期服用钙通道阻滞剂者发生癌症的风险是没有服用者的 1.72 倍，且存在明显的剂量效应关系。

第二节　前瞻性队列研究文献评价

（一）调查对象是否有明确的定义，各组之间除了暴露因素外，其他重要的方面是否相似、可比

是。研究基于既往构建的老年队列人群，有明确的纳入排除标准。新发癌症病例的诊断和因癌症死亡病例的诊断有严格的依据，所研究病例均为队列期间新发病例，有统一的起始时间。

是。根据是否服用钙通道阻滞剂将研究人群分为两组。分析显示，两组人群年龄、性别、人种、血压、体重指数、吸烟、饮酒等无差异，但在患有冠心病、脑卒中、高血压、肢体残疾、入院次数等身体健康状况方面有差异。同时作者进行了亚组分析，对不同身体健康状况亚组人群进行分析，结果显示，服用钙通道阻滞剂能显著增加癌症发生风险。

（二）试验组和对照组有关暴露和结局的测量方法是否相同，即是否采用盲法或客观的方法测量暴露和结局

本文中，两组暴露的测量，均为调查员详细询问调查对象药物服用情况，药品种类通过查看药瓶记录并将商品名转化为药物化学名。详细记录钙通道阻滞剂类别、服用剂量和服用时间。根据是否服用钙通道阻滞剂将调查对象分为两组。

结局为癌症的发生或因癌症导致的死亡，是客观测量的指标。

未采用盲法。因此，在本研究中，观察者可能更关心服用钙通道阻滞剂的患者，更主动、更详尽地随访追查是否发生了癌症。同样，发生了不良反应的患者更关注自己的病况，更容易回忆过去曾经接触的暴露因素。尽管研究设计者尽可能采取了客观的记录药瓶以反映用药情况，但如果观察者和患者都不知道研究假设、不知道研究分组的情况，盲法如实记录观测结果，则能更好地避免上述偏倚造成的影响，增加结果的真实性。

（三）随访时间是否足够长，随访是否完整

该研究是前瞻性队列研究，随访时间从 1988 年开始调查至诊断癌症至因癌症死亡或随访至 1992 年 12 月 31 日，平均随访了 3.7 年，共发生 420 例癌症。在服用钙通道阻滞剂的人群中，共追踪了 1 549 个人年，发生 47 例癌症。若本研究仅随访几周，得到阴性结果，则无法区分阴性结果的真实性。是钙通道阻滞剂的确没有增加癌症的风险，还是随访期短、癌症还没有表现出来？当然，考虑到癌症的潜伏期较长，部分癌症可能仍未随访到，有条件可继续开展随访，以便追踪更长时间内发生的癌症结局。

队列研究中，随访丢失的病例不应超过总观察人数的 10%。一旦超过 20%，则结果很可能失去真实性，因为中途退出的病例可能在某些重要特征上与仍然留在研究中的病例有很大的差别。本研究采用的队列人群是既往有良好基础的队列人群，且通过住院信息和死亡登记系统等获得调查对象诊断癌症或因癌症死亡的信息。但需要注意的是，尽管研究者尽可能采取各类措施获得阳性结局的资料，但仍有可能存在缺失，如部分癌症患者未去医院就诊，或死亡登记不准确等。

（四）是否因在先，果在后，满足因果时间顺序

是。本文采用了队列研究的设计类型，即按照暴露情况进行分组，前瞻性追踪观察结局的发生，病因发生在前，疾病结局发生在后，因果现象发生的时间顺序是合理的。且本文在调查对象的排除标准中，去掉了既往患有癌症的对象。即研究中观察到的癌症病例，均为新发病例，尽可能排除了“因”和“果”同时存在，而无法判断时序性的情况。

（五）有无剂量效应关系

有。随着每日服用钙通道阻滞剂剂量的增加，发生癌症的风险逐渐增加。

（六）有无在其他不同研究中反映因果联系的一致性

钙通道阻滞剂增加患癌症危险的病因学研究，已有多个队列研究和病例 - 对照研究，但结论不尽一致，说明钙通道阻滞剂与癌症的关系尚不明确。而本文为二者间具有相关性的假说提供了支持性证据。

（七）生物学合理性

本文作者提出这样的假设：跨膜的钙信号可以激活细胞凋亡，细胞内钙的增加可以刺激细胞分化，钙通道阻滞剂可以抑制钙的跨膜转运，进而抑制细胞的凋亡和分化，因而促进癌症的发生，并引用多篇既往研究文献证据予以支持。

（八）因果联系强度的大小

评价因果联系强度的指标越远离 1，则因果关联强度越大。本研究中，服用钙通道阻滞剂与增加癌症风险的 *HR*=1.72，其意义为服用钙通道阻滞剂者发生癌症的风险是未服用者的 1.72 倍。

比较调整前后的 *RR* 或 *OR* 值，可在一定程度上辅助判断：如果在调整混杂因素后，*RR*、*OR* 或 *HR* 值大幅下降，那么调整前后的 *RR* 或 *OR* 值都不可信。本研究在调整多项可能的混杂因素后，*HR* 值增至 1.72，说明这些可能的混杂因素并没有对结果造成明显的影响。

（九）研究结果的精确性如何

RR、*OR* 或 *HR* 值的 95% *CI* 即反映了研究结果的精确性。如果 95% *CI* 范围较狭小、下限和上限值不包括 1.0，则其精度高，有统计学意义。本文中报告了 *HR* 的精确性，调整前 *HR* 为 1.42（95% *CI*：1.05~1.92），多因素调整后 *HR* 为 1.72（95% *CI*：1.27~2.34）。

（十）我们自己的患者是否与文献报道的患者非常不同

本文篇首提出临床问题的患者为老年女性，年龄 70 岁，诊断为高血压，该文献为基于美国 70 岁以上老年人群的数据，患者与文献报道的病例临床背景相似，可以采用文献的结果；但也要考虑到人种的差异，是否美国老年人群与中国老年人群的基因和所处环境（包括膳食文化等）有所不同？仍需谨慎下结论。

（十一）患者有可能的收益或风险是什么

本研究中，治疗组癌症发生率为 3.03%，对照组癌症发生率为 2.17%。

即：*AR*=3.03%–2.17%=0.86%

NNH=1/0.86%=116

表示需要 116 人服用钙通道阻滞剂才导致额外一例癌症的发生。说明服用钙通道阻滞剂导致癌症发生的这一副作用较小。

本文未提供服用钙通道阻滞剂对于降低总死亡和心脑血管疾病死亡的数据，因此，查阅文献，2005 年 *Journal of Hypertension* 发表的随机对照试验研究显示，在我国 50~79 岁的中老年人群中，服用维拉帕米能使 2 年死亡率从 3.1% 下降至 2.3%，心脑血管疾病死亡从 2.1% 下降至 1.5%。

即：$AR_{(总死亡)}=0.8\%$

$AR_{(总死亡)}=0.6\%$

$NNT_{(心脑血管疾病死亡)}=1/0.8\%=125$

$NNT_{(心脑血管疾病死亡)}=1/0.6\%=167$

表示治疗 125 例患者可挽救 1 例死亡；治疗 167 例患者可挽救 1 例心脑血管疾病死亡。

AR、*NNH*、*NNT* 的定义详见本书第二篇第一章。

（十二）研究结果是否有助于治疗方案的制定，是否有助于对患者做出解释

通过本文的剖析，对于该患者提出的“服用钙通道阻滞剂是否增加患癌症的危险”这一问题进行解答。目前尚没有定论，但根据这篇文献的分析结果，服用钙通道阻滞剂会增加患癌症的风险。且目前所面临的患者为老年女性，70 岁，与本研究人群较为相似。但仍需注意人种的差异；且需要考虑这名老年女性患者若不服用钙通道阻滞剂降压，有无其他可替代的降压治疗方案？若有，替代的治疗方案是否会增加其他风险？仍需结合患者实际情况综合考虑。

第三节　前瞻性队列研究临床思维与决策

本文为一篇设计规范的病因研究报告，采用队列研究的设计类型，利用来自美国三个地区的数据，5 052例调查对象的大样本研究，平均3.7年的追踪时间，且采用了规范的生存分析统计方法。但研究存在一些不足，如服用钙通阻滞剂这一暴露的数据为基线调查的资料，未对随访期间服药情况进行追踪；结局诊断仅依据医院或死亡登记，会造成漏报；老年人群代表性不足，发生癌症的风险高于一般人群；是否有其他可能的混在因素会影响服用钙通道阻滞剂与发生癌症的风险，如血压水平等。

第四节　病例-对照研究原文剖析

一、文献题目和来源

1. 题目　Calcium channel blockers and the risk of cancer
2. 来源　*JAMA*，1998，279（13）：1000-1004

二、研究目的及设计方案

采用病例对照的研究设计，利用包含9 513名病例和6 492名对照的美国中老年人数据，分析服用钙通道阻滞剂是否增加癌症发生的风险。

自1976—1996年，在美国马萨诸塞州、纽约、费城、巴尔的摩四个城市，由经过专门培训的护士访问员，对因癌症第一次入院或非肿瘤入院的病例进行详细问卷调查。考虑到1980年及以前钙通道阻滞剂的使用较少，且从服用药物至引发癌症发生需要一段时间，本文将调查对象限制在1983—1996年。此外，40岁以下人群较少服用钙通道阻滞剂，作者又进一步将调查对象限制为40岁及以上人群。

三、调查对象

1. 病例的选择标准　1983—1996年间，40~69岁，患有原发性癌症，且首次诊断时间在问卷调查之前，既往无癌症史（除外非黑色素皮肤癌），共纳入9 513名病例。

2. 对照的选择标准　1983—1996年间，40~69岁，因为非恶性情况入院，且入院原因与使用降压药物无关。排除既往有癌症史（除外非黑色素皮肤癌）、首次诊断与降压药物有关，如因心血管疾病入院、或二次诊断疾病与降压药物有关等，共纳入6 492名对照。

3. 诊断　标准病例和对照的诊断均来自于医院病例信息或病理报告，且诊断信息的获取采用了盲法，即调查人员不知道调查对象是否暴露于服用钙通道阻滞剂的情况。

4. 样本量　研究未报告样本量的计算方法及其是否满足统计学要求，仅报告所纳入研究的病例组为9 513名，对照组为6 492名。

四、干预措施

研究者详细询问了调查对象在入院前规律服用药物的情况。对于每一种药物，记录药名、服用起始时间、服用年数等；同时记录了钙通道阻滞剂、β受体阻滞剂和ACEI类药物的服用情况。考虑到药物诱发肿瘤需要一段时间，研究者按照药物服用时间（<1年和≥ 1年）分别进行分析。

五、主要统计方法

采用非条件多元logistic回归调整可能的混杂因素后，计算服用钙通道阻滞剂与癌症风险的*OR*值。对于直肠癌等男女性均可能患有的癌症，则采用全部人群进行分析。对于前列腺癌等仅有男性患有的癌症，病例和对照组仅选择男性人群；而对于乳腺癌等仅有女性患有的癌症，病例组和对照组仅选择女性人群进行分析。

六、主要研究结果

1. 调查对象基本情况　9 513 名病例，平均年龄为 56.0 岁，41.0% 为男性，84.0% 为白种人，29.0% 现在吸烟，27.0% 肥胖（体重指数≥ 28kg/m^2），23% 自我报告既往有服用降压药物史。6 492 名对照，平均年龄为 52.0 岁，42.0% 为男性，68.0% 为白种人，32.0% 现在吸烟，35.0% 肥胖，23.0% 自我报告既往有服用降压药物史。其入院原因包括：2 448 例消化道或尿道问题（胆石症、尿石症、胃溃疡、十二指肠溃疡等），2 075 例急性病症（急性感染、阑尾炎、创伤等），1 969 例其他问题（骨关节病、良性肿瘤、盆腔炎、疝修补等）。

2. 病例组和对照组服用药物情况及 *OR* 值　对于服用钙通道阻滞剂时间≥ 1 年的人群，其平均服药时间在病例组和对照组分别为 3.8 年和 3.7 年，其对发生癌症的 *OR* 值为 1.1，而服用 β 受体阻滞剂和 ACEI 对发生癌症的 *OR* 值也为 1.1。同样，对于服用药物时间 <1 年的人群，三种药物与癌症的 *OR* 无统计学意义(表 3-1-4)。

表 3-1-4　病例组和对照组服用钙通道阻滞剂、β 受体阻滞剂、ACEI 类药物情况

服用药物情况	钙通道阻滞剂		β 受体阻滞剂		ACEI	
	病例	对照	病例	对照	病例	对照
从不服用	8 855	6 011	8 238	5 769	9 047	6 163
服用时间 <1 年	481	352	1 059	591	348	247
OR(95% *CI*)	1.1(0.9~1.3)		1.1(1.0~1.3)		1.1(0.9~1.3)	
服用时间≥ 1 年	162	121	151	102	102	74
OR(95% *CI*)	1.0(0.8~1.3)		1.0(0.8~1.4)		1.2(0.9~1.7)	
服用时间不清楚	15	8	65	30	16	8

3. 不同影响因素下服用钙通道阻滞剂与癌症的风险　在不同性别、年龄、服药时间等情况下，分析服用钙通道阻滞剂与癌症的风险，*OR* 值均在 1.0 左右，无统计学意义(表 3-1-5)。

表 3-1-5　服用钙通道阻滞剂与癌症的风险

特征	病例	对照	*OR*(95%*CI*)
性别			
男性	266	162	1.2(0.9~1.5)
女性	215	190	1.0(0.8~1.2)
年龄 / 岁			
40~64	328	281	1.1(0.9~1.3)
65~69	153	71	1.0(0.7~1.3)
服药时间 / 年			
<1	22	21	0.8(0.4~1.5)
1~4	309	232	1.1(0.9~1.3)
≥ 5	147	97	1.2(0.9~1.5)
地尔硫䓬			
曾经服用	142	105	1.0(0.8~1.4)
服用时间≥ 5 年	44	35	1.0(0.6~1.6)
硝苯地平			
曾经服用	163	132	1.0(0.8~1.3)
服用时间≥ 5 年	53	31	1.5(0.9~2.3)
维拉帕米			
曾经服用	172	111	1.2(0.9~1.5)
服用时间≥ 5 年	51	31	1.1(0.7~1.8)

4. 不同癌症类别 按照癌症发生部位和类别，分析服用钙通道阻滞剂、β受体阻滞剂和ACEI类药物与癌症的风险。结果显示，在48个*OR*值中，仅有5个有统计学意义，分别是：肾癌，服用钙通道阻滞剂*OR*为1.8(95%*CI*：1.1~2.7)，服用β受体阻滞剂*OR*为1.8(95%*CI*：1.3~2.5)，服用ACEI的*OR*为1.9(95%*CI*：1.2~3.0)；呼吸道癌（非肺部），服用β受体阻滞剂*OR*为2.4(95%*CI*：1.4~4.3)；子宫癌，服用ACEI的*OR*为2.1(95%*CI*：1.2~3.7)。而其余癌症与服用三种药物的*OR*值无统计学意义。既往有多个研究结果显示，肾癌与高血压或降压药物相关。此外，作者对服药时间≥5年的调查对象进行分析，结果显示，钙通道阻滞剂与癌症风险的*OR*值均为1.0左右，即服用钙通道阻滞剂与增加癌症的风险无关（表3-1-6）。

表3-1-6 服用药物情况与不同癌症类别的*OR*值

癌症类别	人数	钙通道阻滞剂		β受体阻滞剂		ACEI	
		服药人数	*OR*(95%*CI*)	服药人数	*OR*(95%*CI*)	服药人数	*OR*(95%*CI*)
乳腺癌	2 893	92	1.1(0.8~1.4)	264	1.1(0.9~1.3)	75	1.0(0.8~1.4)
结肠癌	1 004	46	0.9(0.7~1.3)	124	1.1(0.9~1.4)	36	1.0(0.7~1.5)
肺癌	994	35	0.9(0.6~1.4)	91	1.0(0.8~1.4)	17	0.8(0.5~1.5)
前列腺癌	823	110	1.3(0.9~1.7)	140	1.2(0.9~1.6)	89	1.2(0.9~1.7)
恶性黑色素瘤	597	16	1.6(0.8~3.0)	67	1.2(0.9~1.7)	7	1.3(0.5~3.1)
直肠癌	490	19	1.0(0.6~1.7)	63	1.4(1.0~1.9)	14	1.0(0.6~1.8)
膀胱癌	364	27	1.3(0.8~2.0)	46	1.2(0.8~1.7)	20	1.4(0.8~2.4)
胰腺癌	349	20	1.1(0.7~1.8)	43	1.3(0.9~1.8)	14	1.1(0.6~1.9)
卵巢癌	282	12	1.1(0.6~2.0)	27	1.0(0.7~1.6)	10	1.2(0.6~2.4)
肾癌	279	31	1.8(1.1~2.7)	49	1.8(1.3~2.5)	22	1.9(1.2~3.0)
尿道癌	264	19	1.0(0.6~2.7)	36	1.1(0.7~1.7)	23	2.1(1.2~3.7)
淋巴系统癌症	217	5	0.4(0.2~1.1)	16	0.7(0.4~1.2)	4	0.5
白血病	205	13	1.2(0.6~2.2)	24	1.3(0.8~2.1)	2	0.2
食管癌	144	12	1.8(0.9~3.5)	7	0.5(0.2~1.0)	1	0.2
胃癌	141	5	0.8(0.3~2.1)	13	1.0(0.5~1.8)	2	0.5
骨关节肿瘤	114	2	0.4	10	0.9(0.4~1.7)	3	0.7
呼吸道肿瘤(非肺癌)	98	5	1.7(0.6~4.7)	18	2.4(1.4~4.3)	2	1.3
胆囊癌	90	5	1.0(0.4~2.7)	9	1.0(0.5~2.0)	5	1.6(0.6~4.1)
睾丸癌	43	0	0	2	1.1	1	1.2
子宫癌	40	0	0	2	0.5	0	0
甲状腺癌	33	2	1.5	1	0.4	0	0
肝癌	29	2	1.0	5	1.5(0.6~4.3)	1	0.7
小肠癌	20	3	2.9	2	0.9	0	0

七、结论

本研究结果显示，除了肾癌，服用钙通道阻滞剂与癌症总体发生风险或单类别癌症发生风险无关。

第五节　病例 - 对照研究文献评价

（一）调查对象是否有明确的定义，各组除了暴露因素外，其他重要的方面是否相似、可比

是。本研究中病例和对照的选择有明确的纳入、排除标准，病例的诊断均来自医院病例信息或病理报告。

研究者对于病例组和对照组的基本特征进行报告，包括平均年龄、性别、人种、现在吸烟状况、肥胖状况、既往服用降压药物史等，但研究者未对两组人群进行统计学检验。读者也可以自行进行统计学 t 检验（针对数值型变量）或 χ^2 检验（针对分类变量）。若两组人群在重要指标上有差异，则有可能影响服用钙通道阻滞剂与癌症的风险。需要在结果分析时加以注意，可采用分层或多因素调整的方法，以去掉这些指标的影响。例如，本研究中报告了服用钙通道阻滞剂与肾癌发生相关，但既往也有研究指出患高血压的人更容易得肾癌，那么在本研究中，若病例组和对照组人群中患高血压的比例不同，则无法判断服用钙通道阻滞剂的人群增加的癌症患病率，是钙通道阻滞剂引起的还是高血压引起的。

（二）试验组和对照组有关暴露和结局的测量方法是否相同——是否采用盲法或客观的方法测量暴露和结局

本文中暴露的测量为调查员询问调查对象在入院前规律服用药物的情况。对于每一种药物，记录药名、服用起始时间、服用年数等。病例和对照按照明确的标准选择，且诊断信息均来自医院病例和病理报告。

诊断信息的获取采用了盲法，即调查人员不知道调查对象是否暴露于服用钙通道阻滞剂的情况。因此，避免了调查者偏倚，结果真实性更高。而上一篇文献中，未采用盲法，则有可能观察者更关心服用钙通道阻滞剂的患者，更主动、更详尽地随访追查是否发生了癌症，导致结果不真实。

（三）随访时间是否足够长、随访是否完整

本研究是病例 - 对照研究，也叫回顾性研究，因此不涉及随访时间这一问题。

（四）是否因在先，果在后，满足因果时间顺序

本文采用了病例对照的设计类型，即按照是否患有癌症进行分组，回顾性追踪疾病发生前有可能的暴露情况，不符合因果现象发生的时间顺序。因此，病例 - 对照研究设计的病因论证强度比前瞻性队列研究的论证强度低。

（五）有无剂量效应关系

研究者将服用钙通道阻滞剂的服用时间分为 <1 年、1~4 年和 $\geqslant 5$ 年三类，分别计算其与癌症发生风险的关系，结果显示，*OR* 值均为 1.0 左右，无统计学意义，即服用钙通道阻滞剂与癌症发生风险无剂量效应关系。

但研究者未报告服用药物的剂量、服用频率等。若有，可补充分析这些信息与癌症风险有无剂量效应关系。

（六）有无在其他不同研究中反映因果联系的一致性

钙通道阻滞剂增加患癌症危险这一问题，已有多个队列研究和病例 - 对照研究，但结论不尽一致，说明二者关系尚不明确。上一篇文献的结论为支持二者的相关性提供了证据，而本文的结论指出，服用钙通道阻滞剂与癌症（除外肾癌）风险无关。同时，作者指出，上一篇文献中所得到的升高的 *HR* 值，有可能是由于发生的病例数较少，研究结果不稳定造成的，所发生癌症结局数目小的变动都可能会对 *HR* 造成较大的影响。而本文采用病例 - 对照研究，纳入的癌症病例有 9 513 名，因此研究结果更稳定。

（七）生物学合理性

目前关于钙通道阻滞剂与癌症有关的理论依据多认为，钙通道阻滞剂可能干扰细胞的凋亡，因而导致癌症的发生。但研究者也指出，目前这个理论仍缺乏确凿的证据支持。且有些研究指出，钙通道阻滞剂能降低致癌作用，减少癌症发生。但二者间的确凿关系仍需要进一步的研究。

（八）因果联系强度的大小

在病例 - 对照研究中，评价因果联系强度的指标为 *OR*。越远离 1，则越有价值。本研究中，服用钙通道阻滞剂与增加癌症风险的 *OR* 为 1.1（95% *CI*：0.9~1.3），即服用钙通道阻滞剂者发生癌症的风险是未服用者的 1.1 倍，但 95% *CI* 包含 1，该指标没有统计学意义，即本研究认为，服用钙通道阻滞剂与癌症发生风险没有关联。

（九）研究结果的精确性

本研究报告了 *OR* 值的 95% *CI*。且相对于前一篇研究，本文样本量较大，可信区间较窄，即精确性较高。

（十）我们自己的患者是否与文献报道的患者不同

研究为基于美国 40~69 岁老年人群的数据，患者与文献报道的病例临床背景相似，可以采用文献的结果，但也要考虑到人种的差异，需谨慎下结论。

（十一）研究结果是否有助于治疗方案的制定，是否有助于对患者做出解释

通过本文的剖析，对于该患者提出的“服用钙通道阻滞剂是否增加患癌症的危险”这一问题进行解答，目前尚不能认为服用钙通道阻滞剂能够增加癌症风险。但同时需要指出，目前有多篇这方面的文献，结论不一致，且该研究为美国老年人群，目前尚未看到基于我国老年人群的质量较高的大规模数据分析。这名老年女性患者是否继续服用钙通道阻滞剂应结合其高血压患病和控制情况、自身健康状况、有无其他副作用或其他替代药物等综合做出判断。

第六节　病例 - 对照研究临床思维与决策

本文为 1 篇设计规范的病因研究报告，采用病例 - 对照研究的设计类型，利用来自美国四个地区的数据，纳入了包括 9 513 名病例和 6 492 名对照的人群，是较为少见的针对癌症的大样本研究，且采用了规范的统计分析方法。但研究存在一些不足，如未统计服用钙通道阻滞剂的频率和剂量这部分信息，不能完整分析其与癌症的剂量效应关系；未排除其他可能的混在因素；对照组均为医院患者，可能会存在一些影响癌症发生的混杂因素，存在选择偏倚。若能在医院对照之外，再设置一组社区对照人群，即健康人群对照，可增加对照的可比性。若两组对照结果分析均显示无关，则更加印证了服用钙通道阻滞剂与癌症发生风险无关。

病因学研究的目的是明确疾病发生的原因，掌握其发病机制，为正确的诊断、评估危害程度、有效地预防和治疗、控制和消灭疾病做出合理的医疗决策。当明确了疾病的病因（或治疗的副作用）后，就可采取有针对性的、有效的医疗决策，使患者获得最好的治疗效果或果断采取干预措施，降低发病率，减少社会负担。病例 - 对照研究和队列研究都是病因学研究中最常用的研究设计类型。前者相对更省力、省钱、省时间，易于组织实施，特别适用于罕见病的研究；但也存在一些缺点，如信息获取时难以避免回忆偏倚、暴露与疾病的时间先后难以判断，不适于研究人群中暴露比例较低的可能病因。而队列研究由于暴露资料的收集在结局发生之前，因此较好的避免了回忆偏倚，且时间顺序合理，验证病因假说的能力强；但缺点是耗费的人力、物力、财力和时间较多，容易发生失访偏倚，不适合于发病率低的疾病。

就本研究而言，鉴于两篇文献结论相反，目前的证据尚不能充分支持“服用钙通道阻滞剂增加患癌症的危险”这一假说。第一篇发表在 *Lancet* 的队列研究，采用前瞻性设计，符合因果论证的时间顺序。但研究中对暴露和结局的测量未采用盲法，有可能存在检出偏倚和错分偏倚；且研究对象年龄较大，发生癌症的风险高于一般人群；另外，由于癌症作为罕见事件结局，该研究仅随访到 420 例发病，其 *HR* 增高有可能由于阳性病例数的结果不稳定造成。而第二篇发表在 *JAMA* 的病例 - 对照研究，病例数较大，并获得了有可能的影响因素等信息。但也存在一些不足，包括对照组设置为住院患者而非健康对照人群，有可能造成病例组和对照组的差异被低估。两篇文献设计均存在不足，且由于研究人群特征不同，研究结果不一致。对于临床医生和研究者，一方面可以在这个领域组织开展或关注大规模多中心前瞻性的科学研究，进一步寻找确凿的证据；另一方面，在临床实际工作中应注意观察服用钙通道阻滞剂患者的远期预后，尤其是癌症的发病和死亡是否增加，进一步积累病例资料。在临床决策上，通过计算得到 *NNH* 和 *NNT*，其利弊得失从目前的证据难以确定，故临床医生应谨慎决定该患者是否可以采用钙通道阻滞剂进行治疗。总之，在面临病因或治疗副作用的问题时，临床医生在医疗决策过程中，要坚持利大于弊的原则，结合循证医学的证据和临床工作经验，依据目前最新的临床实践指南，同时充分考虑患者的自身情况和意愿，再做出最合适的临床决策。

（刘　淼　何　耀）

推荐阅读资料

[1] 詹思延．流行病学．8 版．北京：人民卫生出版社，2017.

[2] 黄悦勤 . 临床流行病学 .4 版 . 北京:人民卫生出版社,2014.
[3] 李立明 . 临床流行病学(八年制).2 版 . 北京:人民卫生出版社,2011.
[4] SHARON E S.Evidence-based medicine:how to practice and teach it.4th ed.New York:Churchill Livingstone,2010.
[5] ROSENBERG L,RAO R S,PALMER J R,et al.Calcium channel blockers and the risk of cancer.JAMA,1998,279(13):1000-1004.
[6] PAHOR M,GURALNIK J M,FERRUCCI L,et al.Calcium-channel blockade and incidence of cancer in aged populations.Lancet,1996,348(9026):493-497.
[7] LIU L,ZHANG Y,LIU G,et al.The Felodipine Event Reduction(FEVER) Study:a randomized long-term placebo-controlled trial in Chinese hypertensive patients.J Hypertens,2005,23(12):2157-2172.

第二章 诊断试验的循证实践

临床医师每天都面临着做出诊断，为患者选择准确性高的诊断试验，以及评价所做检查的临床价值。诊断试验（diagnostic test）是指应用临床各种试验、医疗仪器等检查手段对就诊的患者进行检查，从就诊者实验室检查结果来诊断和鉴别诊断疾病的试验，包括各种实验室检查、影像学检查、放射性核素、内镜等诊断方法。为了提高临床诊断水平和效率，不仅需要把高水平的诊断试验应用于临床，同时，也需要对现有的诊断试验进行科学的评估和判定，以指导临床医师正确的认识和应用。

第一节 诊断试验原文剖析

临床问题：男孩小明，8岁，爱吃油炸食物，不爱运动。因其祖父是糖尿病患者，小明父母担心小明有患糖尿病可能，能否有敏感、伤害小的检查方法进行筛查，根据结果及早发现、提醒和干预。

背景介绍：1型糖尿病（T_1DM）是遗传学上易感个体胰岛B细胞受到免疫损害而引起的自身免疫性疾病，其患者体内常存在诸多自身抗体。其中胰岛素自身抗体（IAA）因仅与胰岛B细胞特异性抗原结合，是T_1DM患者前期最早出现的自身抗体而备受关注。准确而灵敏地检测IAA，对于自身免疫性糖尿病的前期筛查、早期诊断及治疗监控有重要的临床意义。目前多采用商品化的酶联免疫吸附法（ELISA）或放射免疫（RIA）法试剂盒进行检测，因效果不理想而限制了其临床应用。用一种新的微量平板RIA法检测IAA，是否能作为好的诊断试验用于自身免疫性糖尿病的早期筛查？

PICO问题

P：有糖尿病家族史的儿童

I：微量平板RIA法检测IAA

C：金标准IAA放射免疫法，依照1999年WHO糖尿病诊断标准

O：筛查自身免疫性糖尿病

可以参考第一篇第二章，根据临床问题获取最佳证据中的检索策略，寻找最恰当的文献。本例临床情境中，该医生首先查询了Cochrane图书馆的系统评价，没有查询到新近的相关系统综述。因此，继续限定检索范围，关注用胰岛素自身抗体微量平板放射免疫法与自身免疫性糖尿病诊断的文章。找到一篇2009年发表在《中华核医学杂志》上的应用胰岛素自身抗体微量平板放射免疫法筛查自身免疫性糖尿病的论文。该诊断试验报告是否能用于该患者，首先要对该文章进行剖析和评价，其次参照国际诊断准确研究报告的标准（standards for reporting diagnostic accuracy，STARD）要求，对检索到的文献进行剖析，在阅读本章前请先阅读第二篇第二章，以便于深入理解。

一、文献题目和来源

1. 题目 胰岛素自身抗体微量平板放射免疫法的建立与应用
2. 来源 中华核医学杂志.2009，29（1）：50-54

二、研究目的

研究一种优化的微量平板RIA法检测IAA，准确而灵敏，对于自身免疫性糖尿病的前期筛查、早期诊断

及治疗监控有重要的临床意义。

三、研究设计方案

研究设计流程剖析图如图 3-2-1。

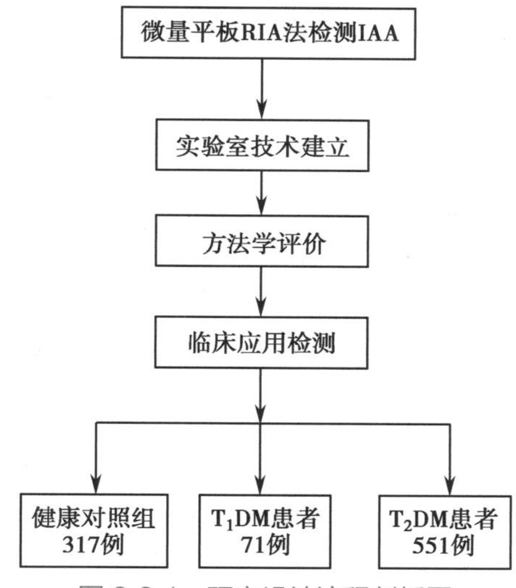

图 3-2-1　研究设计流程剖析图

四、研究对象

T_1DM、T_2DM 患者及健康人群。

五、金标准的选择

诊断试验方法对照标准：IAA 放射免疫法。

临床病例选择：患者按照 1999 年 WHO 糖尿病诊断标准进行诊断。

六、主要研究结果

1. 方法学优化分析　微量平板 RIA 法检测 IAA 实验室技术的创新和建立。

2. 方法学评价

（1）差异性比较：在健康对照者和 T_1DM 患者中选择 3 份血清（滴度指数分别为低、中、高），重复检测 5 次，批内变异系数 4.8%~8.9%，批间变异系数 6.4%~10.5%。

（2）重复性评价：分别选择 20 例 IAA 阴性和 20 例 IAA 阳性的血清重复检测 3 次，结果显示，3 次检测的 IAA 指数呈显著正相关（r 为 0.729~0.917，P 均 <0.001），且差异无统计学意义（P>0.05），3 次结果判断完全一致。

（3）灵敏度和特异性评价：对疾病预防和控制中心提供的 DASP2005 待测血清标本 150 例进行盲法检测，结果显示该方法的灵敏度 50%，特异性 97%。ROC 曲线分析显示，AUC 为 0.835 ± 0.039。

（4）与国产 IAA RIA 试剂盒比较：选择该微量平板 RIA 法检测出滴度呈梯度排列的血清标本 96 例（阳性血清 41 例，阴性血清 55 例），用国产 RIA 试剂盒进行检测。

结果显示，2 种方法所测的 IAA 指数呈显著正相关（r=0.678，P<0.001），结果判断为中度一致（一致率 72.9%，Kappa 值 0.402）。其中低滴度组（48 例，IAA 指数 <0.01）一致率 100.0%；中滴度组（26 例，0.01 ≤ IAA 指数 <0.2）一致率 26.9%；高滴度组（22 例，IAA 指数≥ 0.2）一致率 68.2%。

3. 诊断试验临床应用

（1）选择 317 名健康对照者，微量平板 RIA 法检测 IAA。指数中位数 –0.002 6（–0.075 9~0.220 2），取 99% 百分位数，阳性阈值指数为 0.06，其中 3 名阳性，占 0.95%。

（2）选择 71 例 T_1DM 糖尿病患者，检测其 IAA。指数中位数 0.004（–0.028~3.010），IAA 阳性 14 例，阳性

率 19.7%，明显高于健康对照者的 0.95%（χ^2=54.36，P<0.001）。进一步按年龄分层发现，0~9 岁者 IAA 阳性率显著高于该 T_1DM 组总阳性率（55.6% 和 19.7%，χ^2=4.85，P<0.05）。

（3）选择 551 例初诊 T_2DM 患者，IAA 阳性率 1.5%（8/551），与健康对照组相比，差异无统计学意义（χ^2=0.95，P>0.05）。

第二节　诊断试验文献评价

一、评价文章的真实性

对查询到的相关文章需要根据诊断试验真实性评价标准进行评价，只有通过真实性评价，才能认定结果的可信度，才能确定是否能用于临床医生的诊断实践中。下面就第一节查找到的“胰岛素自身抗体微量平板放射免疫法的建立与应用”诊断试验文章，参照国际诊断准确研究报告的标准（standards for reporting diagnostic accuracy，STARD）要求，进行实例评价。

（一）诊断试验与金标准盲法比较和评价

诊断金标准通常是指当前临床公认的诊断疾病最可靠的方法，它能正确区分“有病”与“无病”。临床诊断常用的金标准包括病原学诊断、病理学诊断、外科手术发现、特殊的影像学诊断、临床综合性诊断标准、长期临床随访所得出的肯定结果等。但应注意，有些疾病诊断的金标准是相对的，又被称为相对金标准，是临床公认的、由临床专业团队共同制定的诊断标准，通常在国内外诊治指南中明确表述。同时，随着医学的发展和对疾病进一步深入的认识，相对金标准在不断地进行完善和更新。本章选用的诊断试验研究一文，研究一种优化的胰岛素自身抗体微量平板放射免疫法，通过检测研究对象血清 IAA 进行自身免疫性糖尿病的前期筛查、早期诊断及治疗监控。研究中采用了目前公认的诊断试验“国产 IAA RIA 试剂盒”作为诊断试验阳性标准对比，而在临床应用研究部分，对于临床病例的选择，T_1DM、T_2DM 患者按照 1999 年 WHO 糖尿病诊断标准进行诊断和纳入。但文中对“国产 IAA RIA 试剂盒”方法技术未能作出描述，对读者深入比较、应用新技术存在一定的局限。

（二）纳入研究病例的分析与评价

不同应用目的的诊断性研究应选择不同的研究对象，如评价筛选诊断试验价值，研究对象可选择普通人群；评价临床诊断试验价值，则应选择病例作为研究对象。同时，病例还应包括不同病期、不同病情程度（轻、中、重）、有无并发症及典型和非典型病例等，以使研究的结果具有代表性。研究对象是否具有代表性，应在文中对其来源、基本特征、纳入 / 排除标准等有详细的描述和分析，以便读者在应用研究结果时有明确的判断。该研究中诊断试验方法“微量平板 RIA 法检测 IAA”既是筛查也是早期诊断方法，研究者选择了健康人群和临床病例，对研究对象的临床诊断有明确的金标准确定，但对其研究对象来源、纳入和排除标准没有详细的描述，研究对象是否有代表性无法判断和评价。

（三）诊断试验的重复性、所确定正常值的合理和可靠性

重复性（repeatability）是诊断试验临床应用的先决条件，即诊断试验需要重复操作，或他人学习后操作，应方法可靠，正常值的判断明确并科学合理。本研究中对“微量平板 RIA 法检测 IAA”实验室技术进行了详尽描述，对优化的新技术关键步骤给予了特别呈现。同时，选择阳、阴性病例进行重复试验研究，对于试验结果的科学真实性给予了充分的显现，有利于读者学习后操作。

文中对诊断试验阳性结果评判有明确阐述，IAA 指数=(标本放射性计数 – 阴性质量控制放射性计数)/(阳性质量控制放射性计数 – 阴性质量控制放射性计数)，IAA 指数≥ 0.06 判定为阳性。因此，读者在重复或应用研究结果时能保持与研究结果的一致。

二、评价临床应用的重要性

（一）估计疾病的验前概率

验前概率（pre-test probability）是指患者在做诊断试验或检查前，患这种病的概率，可理解为诊断前对某病发生可能性的一个判断，临床上为该病的构成比，普查或筛检应以患病率为验前概率。验前概率通常从文献资料、本地调查数据及临床实践中遇到此类患者的概率估计得到。“中国成人糖尿病流行与控制现状”的

调查研究得出结论，中国 18 岁及以上成人糖尿病患病率达 11.6%，不同人群、不同地区、不同医疗机构患病率有所差异，验前概率也就存在不同。早期筛查、诊断糖尿病，进而早期预防或干预，是糖尿病控制的重点。因此，优化诊断试验方法并推广应用具有很好的社会价值。

（二）诊断试验的性能

诊断试验的性能指标包括灵敏度、特异度、预测值和似然比。

灵敏度或真阳性率，指一项诊断试验能将真正有病的人正确诊断为患者的能力。特异度或真阴性率，指一项诊断试验能将真正无病的人正确诊断为非患者的能力。预测值是评估诊断试验价值的指标，表示诊断试验的临床意义，是指在已知某诊断试验结果为阳性或阴性前提下，正确评判有无疾病的概率。阳性预测值是指诊断试验阳性结果中真正有疾病的概率；阴性预测值是指诊断试验阴性结果中真正无病的概率。似然比是指在诊断试验中患者出现某种检测结果（如阳性或阴性）的概率与非患者出现此种结果的概率之比，说明患者出现该结果的机会是非患者的多少倍。阳性似然比是诊断试验中，真阳性率与假阳性率的比值。表明该诊断试验阳性时，患病与不患病机会的比值，比值愈大，则患病的机会愈大。一般认为 $+LR \geqslant 10$ 预示该诊断试验具有较高的临床价值。阴性似然比是诊断试验中，假阴性率与真阴性率的比值。表明判断阴性的可能性是正确判断阴性可能性的倍数，即该诊断试验为阴性时，患病与不患病机会的比值，比值越小，试验的价值越大，一般认为 $-LR \leqslant 0.10$ 预示该诊断试验有较高的诊断价值。

本文献中“微量平板 RIA 法检测 IAA”诊断试验的性能参数汇总（表 3-2-1）：

表 3-2-1　“微量平板 RIA 法检测 IAA”诊断试验的性能参数

	N	灵敏度	特异度	阳性预测值（$+PV$）	阴性预测值（$-PV$）	阳性似然比（$+LR$）	阴性似然比（$-LR$）
参数数值	150 例	50%	97%	94.33%	65.98%	16.67	0.52

从该诊断试验的性能参数看出，“微量平板 RIA 法检测 IAA”用于自身免疫性糖尿病的前期筛查、早期诊断具有较好的诊断价值。

（三）诊断性试验的临床实用性

针对发病率日益增高的糖尿病，前期筛查、早期诊断具有积极的临床意义。诊断技术的优化、创新，和加以推广应用是关键。“微量平板 RIA 法检测 IAA”诊断试验，在综合传统技术的基础上，优化技术，并通过临床诊断研究，发现其性能，“微量平板 RIA 法检测 IAA”对糖尿病诊断的阳性预测值高达 94.33%；而当某受检对象“微量平板 RIA 法检测 IAA”阳性时，其患糖尿病与不患病机会的比值为 16.67，即患病概率是不患病概率的 16.67 倍。因而，发现此诊断试验具有很好的筛查和诊断价值。

文献表明，其临床实用性还在于，对 T_1DM 组进行年龄分层后发现，提示 IAA 可能在幼龄儿童起病的 T_1DM 中有很高的诊断价值。

由于建立的微量平板 RIA 法所需血清量少，易于自动化和适应大样本的检测，故可用于婴幼儿自身免疫性糖尿病的筛查。

三、研究结果用于自己的患者

（一）结果是否可提供给临床就诊患者

可以。回到章节前提出的临床问题，小明父母求助“能否有敏感、伤害小的检查方法进行筛查，根据结果及早发现及提醒”，考虑“微量平板 RIA 法检测 IAA”的可行性和可接受性，是可以推荐给这类儿童进行检测的。根据检测结果筛查，及时作出包括改变生活习惯等的干预措施。

这一诊断试验已由中南大学湘雅二医院国家代谢性疾病临床医学研究中心向其他各分中心推广应用，目前已成为国内 IAA 检测金标准。

（二）诊断试验结果是否改变对具体个体患病概率的估计

就章节前的临床问题，对该诊断试验的结果进行年龄分层后分析，发现 IAA 对于可能在幼龄儿童起病的 T_1DM 有很高的诊断价值。经文献查找，估计儿童糖尿病患病的验前概率为 0.21%。假设小明进行了“微量平板 RIA 法检测 IAA”，估计小明的验后概率如下。

如果小明检测结果为阴性，则患糖尿病的验后概率为 0.11%，患病的可能性下降了，从 0.21% 下降到 0.11%。具体计算过程如下：

验前比数 = 验前概率 /（1– 验前概率）=0.21%/（1–0.21%）=0.002 1

验后比数 = 验前比数 × 阴性似然比 =0.002 1 × 0.52=0.001 1

验后概率 = 验后比数 /（1+ 验后比数）=0.001 1/（1+0.001 1）=0.001 1=0.11%

如果小明检测结果为阳性，则患糖尿病的验后概率为 3.38%，患病的可能性增加了，从 0.21% 上升到 3.38%。具体计算过程如下：

验前比数 = 验前概率 /（1– 验前概率）=0.21%/（1–0.21%）=0.002 1

验后比数 = 验前比数 × 阳性似然比 =0.002 1 × 16.67=0.035

验后概率 = 验后比数 /（1+ 验后比数）=0.035/（1+0.035）=0.033 8=3.38%

对于成年人自身免疫性糖尿病而言，根据国家代谢性疾病临床医学研究中心数据，验前概率为 0.69%。如果成人受试者检测结果为阴性，患糖尿病的验后概率为 0.36%。如果成人受试者检测结果为阳性，患糖尿病的验后概率为 10.4%。

因此，“微量平板 RIA 法检测 IAA”结果可以改变对受试者患糖尿病概率的估计。

（三）诊断试验结果是否改变对受试者的处理

“微量平板 RIA 法检测 IAA”结果改变了具体个体患病概率的估计，阳性受试者应作为高度追踪对象，进行早期预防，如健康生活习惯的形成。

第三节　诊断试验临床思维与决策

医生在决定给患者做某项检查前应考虑以下几个方面：

1. 验前概率是多少，对患者诊断还有多大疑问，是否需要做这项检查。如果验前概率非常高或非常低，临床医生则可以考虑不做诊断试验。因为如果验前概率高于治疗阈值，即可立即开始治疗；而如果验前概率低于诊断阈值，则基本排除该病。因为试验即使阳性，也不可能是该病。

2. 该项检查如果漏诊或误诊会对患者带来多大危害？

3. 这项检查的似然比能否改变进一步临床决策。当然还应考虑做该项检查的危险性、费用及迫切性。对于是否需要做进一步试验，可根据以下情况决定：如果验前概率很高，试验结果阴性时，则假阴性的可能性很大，必须再做确诊试验；试验结果阳性时，即可肯定诊断，不必做进一步试验，除非该试验特异性特别低。如果验前概率很低，试验结果阳性时，则假阳性的可能性很大，不必须再做确诊试验；试验结果阴性时，即可排除该诊断，除非该试验敏感性特别低。

4. 有多项试验可供选择时，应该先选择无创检查，还应选择性价比较高的检查。在开每一张检查单时，应考虑做这项检查对于诊断的利与弊。如果检查有不良反应和风险，应根据患者情况考虑患者能否耐受，检查的风险是否大于可能得到的诊断带来的益处。做一些有风险的筛查，必须要让患者知情同意。在做检查前让每位患者了解为什么必须做这项检查，做这项检查的利与弊，检查结果对进一步诊断和治疗的意义。如果是自费项目，患者的经济状况能否负担也应考虑。与患者谈话内容应该有循证医学的证据。

5. 如何避免过度诊断　过度诊断是指由于医生给予患者的医疗超过患者疾病的诊断需要，给患者造成额外痛苦与经济上浪费的医疗行为。过度诊断是全球性医疗危害的公共安全问题。目前在临床上存在明显过度诊断的疾病主要是癌症。有学者比较，不久前公布的《北京市居民恶性肿瘤发病报告》和“美国 NIH 的监测和流行病学统计资料”，均发现存在甲状腺癌、前列腺癌的过度诊断的问题。分析其原因可为以下几点：

(1) 对新技术的追求非常强烈，各种新技术很快得到应用，这在一定程度上导致了某些疾病的过度诊断。

(2) 中国的医疗事故条例实行“举证倒置”，在紧张的医患关系环境下，医生为了避免漏诊或误诊，减少不必要的医疗纠纷或医疗事故，也会要求患者做过度或重复的检查。

(3) 患者或家属为了健康身不由己，要求医生开出全面或重复的检查项目等。针对这些原因，要避免过度诊断，我们在临床实践中应做到：①通过循证医学实践的方法，严格掌握新技术临床应用的价值，明确新诊断方法的优劣，负责地推荐给患者；②根据临床诊疗指南，建立明确的临床路径，规范各疾病诊断途径；③医务工作者应对患者多一份同情、多一些责任情怀、少一些敷衍塞责；④医疗管理部门采取措施加强对医疗机构及医务人员的执业校验与监管，规范诊疗服务行为。

（吴尚洁　陈雅琴）

推荐阅读资料

[1] 黄干，李璋巍，金河来，等．胰岛素自身抗体微量平板放射免疫法的建立与应用．中华核医学杂志，2009，29（1）：50-54.

[2] 王家良．临床流行病学.2版．上海：上海科学技术出版社，2001：258-270.

[3] 王吉耀．循证医学与临床实践.3版．北京：科学出版社，2012：184-195.

[4] 刘爱忠，黄民生．临床流行病学.2版..长沙：中南大学出版社，2010：51-66.

[5] 陈立章，吴尚洁．循证医学与实践．长沙：中南大学出版社，2012：21-37.

[6] STRAUS SE，GLASZIOU P，RICHARDSON WS，et al.Evidence-based medicine.4 th ed.Elsevier：Churchill Livingstone，2011.

[7] BRODERSEN J，SCHWARTZ L M，HENEGHAN C，et al.Over diagnosis：what it is and what it isn't.BMJ Evidence-Based Medicine，2018，23（1）：1-3.

第三章 临床治疗的循证实践

第一节 随机对照临床试验原文剖析

临床问题：一位76岁的老年男性，有高血压病史30多年，慢性肾病多年。最近其弟死于脑卒中。他本人长期规律服用2种降压药物，一种是血管紧张素转化酶抑制剂(ACEI)，另一种是钙拮抗剂(CCB)，血压控制在138~150/60~70mmHg。为了最大可能的减小发生脑卒中和心肌梗死的概率，他是否需要调整降压药物方案？把血压降到什么程度才相对安全？

PICO问题：

P：高血压合并慢性肾病的老年患者

I：收缩压控制的更低(强化治疗)

C：收缩压控制在正常范围(<140mmHg，标准治疗)

O：不良心血管疾病事件发生率

寻找证据：

以“高血压”“降血压药物”和“心血管病事件”(心血管死亡率、心肌梗死、卒中或心力衰竭)为检索词进行检索，检索Medline、Embase、Cochrane图书馆及Clinical Trials.gov，搜索随机对照试验。找到了13项随机对照试验。

查到文献后，首先阅读了题目和摘要，根据患者特征、研究问题、研究设计方案等选择合适的文献。以较新的、大样本、多中心的RCT研究——强化与标准血压控制的随机试验(SPRINT研究)为例说明对RCT原文质量及其研究结论的真实可靠性进行评价的过程。

在阅读本章节前，请先阅读第二篇第三章“治疗效果”，有助于深入理解。

一、文献题目和来源

1. 题目　A randomized trial of intensive versus standard blood-pressure control(SPRINT研究)
2. 来源　N Engl J Med.2015 Nov 26；373(22)：2103-16

二、研究目的及背景

高血压是导致冠心病、卒中、心力衰竭、慢性肾病和认知功能下降等不良健康结果的危险因素。观察性研究显示，血压高于115/75mmHg，患病风险逐渐增加。先前的研究表明，控制收缩压的升高可降低不良心血管事件的风险。然而，对于合并慢性肾病的高血压患者，降低心血管疾病发病率和死亡率的最合适血压控制目标并不确定。

三、研究设计方案

SPRINT是一项多中心、开放性、随机对照临床试验，比较两种治疗收缩压的策略：一种针对<140mmHg的标准目标，另一种针对<120mmHg的强化目标。CONSORT流程图如图3-3-1。美国国立卫生研究院(NIH)资助，通过伦理委员会审批，所有受试者均提供书面知情同意，并在Clinical Trials.gov注册登记，编号NCT01206062。在研究结果论文发布前，发表了研究方案。

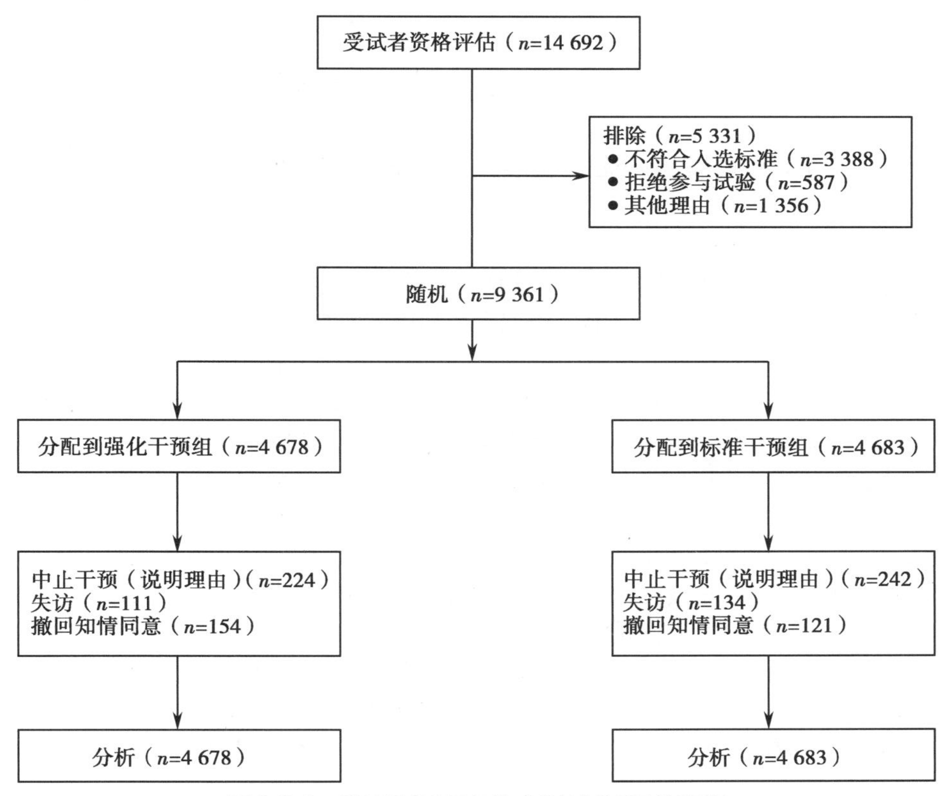

图 3-3-1　SPRINT 研究的 CONSORT 流程图

四、研究场所

遍布美国的 102 个临床中心，有独立的临床中心网络、协调中心、中心实验室、磁共振成像（MRI）阅读中心、心电图阅读中心和药品分发中心。确保结局测量的盲法客观无偏倚。

五、研究对象

诊断标准：原发性高血压。

主要纳入标准（including criteria）：①年龄≥ 50 岁。②缩压 130~180mmHg（治疗或未治疗）。③至少有以下一项额外的心血管疾病（CVD）风险，临床或亚临床 CVD（不包括卒中）；慢性肾病（估计肾小球滤过率 <60ml/（min·1.73m^2）；Framingham 风险评分为 10 年 CVD 风险≥ 15%；年龄≥ 75 岁。

主要排除标准（excluding criteria）：①卒中；②糖尿病；③多囊肾；④充血性心力衰竭（症状或射血分数 <35%）；⑤蛋白尿 >1g/d；⑥ eGFR <20 ml/（mi·1.73m^2）的慢性肾脏疾病；⑦ 依从性差。

详细的纳入和排除标准列于随论文同期刊发的补充附录中。

六、干预措施

采用分层随机化的方法，分层因素为研究中心。受试者被随机分为两组，治疗目标收缩压 <120mmHg 的强化治疗组和 <140mmHg 的标准处理组；分别接受标准治疗方案和强化治疗方案。

两组降压药物选择原则相同，推荐已证明的具有心血管获益的降压药，主要包括噻嗪类利尿剂（首选氯噻酮，作为一线药物）、血管紧张素转化酶抑制剂（ACEI）、血管紧张素受体阻滞剂（ARB）和钙拮抗剂（CCB，首选氨氯地平）。还包括袢利尿剂（用于合并晚期慢性肾病的受试者）、β- 受体阻滞剂（用于合并冠心病的受试者）、α 受体阻滞剂和醛固酮抑制剂，可以根据需要联合使用。药物联合应用方案是由研究者决定的。

两组受试者随访一致，前 3 个月每月 1 次，之后每 3 个月 1 次。唯一区别的是，强化治疗组目标是收缩压 <120mmHg，标准治疗组目标是 <140mmHg。

七、主要效应指标

主要结局指标是不良心血管病事件的复合终点，包括心肌梗死（MI）、不含 MI 的急性冠脉综合征、卒中、心力衰竭或心血管事件造成的死亡等。

次要结局指标包括全因死亡率，肾功能下降或终末期肾病的发展、痴呆、认知功能下降等。

八、样本量考虑与主要统计方法

样本量与把握度考虑：研究有规范的样本量估计。该试验计划招募期为 2 年，最长随访时间 6 年，估计失访率为每年 2%，目标招募受试者 9 250 名。研究者根据能够招募到的目标受试者，来计算不同假设条件下的试验把握度。5% 水平的双侧检验（α=0.05，two-side test），对于主要终点（首次发生的原发性心血管疾病事件复合终点），假设标准治疗组为每年 2.2%（P_0），强化降压组能够减少 20% 事件率（effect size，Δ），计算得出试验的把握度（power，1-β）为 88.7%；同样地，对于基线慢性肾病患者，假设 P_0=4%/年，Δ=20%，则 power=81.9%；对于基线年龄≥ 75 岁者，P_0=3.5%/ 年，Δ=25%，则 power=84.5%；如果以痴呆事件发生率作为终点，假设 P_0=3.1%/ 年，Δ=20%，则 power=96.3%。

统计分析方法：采用了意向治疗分析（ITT）方法。随访时间定义为末次随访或发生事件日期。按研究方案中的计划，使用 O'Brien-Fleming 法来控制总体Ⅰ类错误进行中期分析。主要统计分析方法为 Cox 比例风险模型。Cox 模型中，把干预组作为唯一的预测变量，临床研究中心作为分层因素。对研究方案中预先指定的亚组分析，通过 Cox 模型中添加亚组变量分析，并采用 5% 水平的似然比检验来检测相互作用，采用 Hommel 调整的 *P* 值。另外，作者按方案计划，进行几项敏感性分析，包括对缺失数据分析，假设几个“最坏情况”，比较几种不同缺失数据填补方式的结果是否一致，以及采用竞争死亡风险模型探索竞争风险。

九、主要研究结果

（1）血压：1 年时，强化治疗组的平均收缩压为 121.4mmHg，标准治疗组的平均收缩压为 136.2mmHg。

（2）主要终点：不良心血管病事件复合发生率，强化治疗组（每年 1.65%）显著低于标准治疗组（每年 2.19%）；*HR*（95%*CI*）为 0.75（0.64~0.89）；*P* <0.001。

（3）次要终点：强化治疗组的全因死亡率也显著降低，*HR*（95%*CI*）为 0.73（0.60~0.90）；*P* <0.001。

（4）不良反应：强化治疗组的低血压、晕厥、电解质异常、急性肾损伤或衰竭等严重不良事件的发生率均高于标准治疗组。

SPRINT 主要结果及其事件发生率和风险比见表 3-3-1。

表 3-3-1 SPRINT 主要结果及其事件发生率和风险比

	强化治疗组		标准治疗组			
	事件数	每年事件率 /%	事件数	每年事件率 /%	*HR*（95%*CI*）	*P* 值
主要结局（复合终点）	243	1.65	319	2.19	0.75（0.64~0.89）	<0.001
次要结局						
心肌梗死	97	0.65	116	0.78	0.83（0.64~1.09）	0.19
急性冠脉综合征（除外心肌梗死）	40	0.27	40	0.27	1.00（0.64~1.55）	0.99
卒中	62	0.41	70	0.47	0.89（0.63~1.25）	0.50
心力衰竭	62	0.41	100	0.67	0.62（0.45~0.84）	0.00
心血管病死亡	37	0.25	65	0.43	0.57（0.38~0.85）	0.01

十、结论

在心血管事件高风险但无糖尿病的高血压患者中，与收缩压 <140mmHg 的标准治疗组相比，<120mmHg 的强化治疗组所导致的致命和非致命性主要心血管事件发生率和全因死亡率均降低，但在强化治疗组中观

察到一些不良事件的发生率明显较高。

第二节　随机对照临床试验文献评价

该研究属于 RCT 设计，比较了 2 种降压方案对心血管事件高风险的高血压患者的治疗效果。

一、真实性的分析与评价

（一）研究对象是否真正的进行了随机分配，随机化方案是否做到了分配隐藏

是。SPRINT 研究采用了动态的中央随机化系统，按临床研究中心进行分层随机化。虽然该文中没有提到随机化隐藏，但是，通过使用中心计算机分配，已经最好地实现分配隐藏。

另外，从两组基线受试者的人口学特征和临床特征，几乎都均衡可比。可以认为，随机化过程执行得很好。

值得说明的是，他汀类药物的使用，两组间差异有统计学意义，$P = 0.04$。在大样本的研究中，基线特征偶尔出现某个变量组间不均衡（$P<0.05$），一般可视为偶然误差所致。

（二）治疗组和对照组除干预措施外，各组接受的其他方法是否一致

是。除了试验方案外，两组其他治疗、随访、结局指标测量等均相同。虽是开放标签设计（没有采用双盲或单盲），独立的临床中心网络和结局测量中心，但确保了两组受试者受到同等对待。

（三）所有纳入的研究对象是否均完成了随访，研究对象随访时间是否足够长

基本属于完整的随访。强化干预组脱落率 4.79%（224/4 678），标准干预组脱落率 5.17%（242/4 683）。

值得注意的是，研究计划随访 5 年。在预先设定的分析过程中，发现主要终点不良心血管事件复合发生率，强化治疗组（每年 1.65%）显著低于标准治疗组（每年 2.19%），$P <0.001$。试验在中位随访 3.26 年时提前终止。设计方案中的把握度估计是保守的。

（四）是否对研究对象、医师和研究人员采用盲法，是否对各组的结局指标公平客观测量

非盲法，受试者、医师都知道研究的分组情况。

结局测量采用了盲法，研究设有独立的中心实验室、心电图读取中心、磁共振成像阅读中心，确保结局指标评价与数据分析人员不知道分组情况，对各组的结局指标公平客观测量。另外，主要终点指标是不良心血管事件率，属于客观指标，不容易产生测量性偏倚。

（五）是否根据随机分组的情况对所有患者进行意向分析

是。研究采用了 ITT 分析，并且采用竞争风险模型进行了敏感性分析。

二、重要性的分析与评价

（一）评价效果的结局指标是否合理

SPRINT 研究的主要结局指标是一个不良心血管事件的复合终点，包括心肌梗死（MI）、不含 MI 的急性冠脉综合征、卒中、心力衰竭或心血管事件造成的死亡等。复合终点优点是增加了结局事件的发生率，一定程度上可以减少样本量和研究随访时间，减少研究的花费。但是，当复合终点中的某些结局组分临床意义不同时，应该“审慎”解读研究结果。

（二）治疗性研究效果的大小

根据研究结果，计算主要结局与次要结局的 *RRR* 与 *NNT* 见表 3-3-2，不良反应的 *RRI* 和 *NNH* 计算结果见表 3-3-3。

表 3-3-2　SPRINT 研究的主要结局和次要结局指标的 *RRR* 和 *NNT*

结局	事件率		中位随访 3.26 年时	
	强化治疗组 /%	标准治疗组 /%	*RRR*（95%*CI*）	*NNT*（95%*CI*）
主要结局				
心血管事件	5.2	6.8	24%（11~35）	61（42~138）

续表

结局	事件率		中位随访 3.26 年时	
	强化治疗组 /%	标准治疗组 /%	*RRR*(95%*CI*)	*NNT*(95%*CI*)
次要结局				
心血管事件造成的死亡	0.8	1.4	43%(15~62)	167(116~480)
心肌梗死	2.1	2.5	17%(9~36)	-
卒中	1.3	1.5	11%(25~37)	-
心力衰竭	1.3	2.1	38%(16~55)	127(87~301)
全因死亡	3.3	4.5	27%(10~39)	84(57~227)
肾脏不良事件复合终点(基线慢性肾病患者)	1.1	1.1	11%(86~58)	-
跌倒伤害	2.2	2.3	4.4%(24~27)	-

注:*RRR*(relative risk reduction)为相对危险度减少;*NNT*(number needed to treat)为需要治疗的患者人数,指得到 1 例有利结果需要强化治疗的病例数;*RRR*、*NNT* 和 *CI* 根据文章中的风险比和 / 或事件率计算得出。

表 3-3-3 SPRINT 研究的不良反应结局指标的 *RRI/NNH*

	事件率		中位随访 3.26 年时	
	强化治疗组 /%	标准治疗组 /%	*RRI*(95%*CI*)	*NNH*(95%*CI*)
不良反应	38.0	37.0	3.4%(2~9)	-
急性冠脉综合征	0.9	0.9	0(55~36)	-
eGFR 下降(基线慢性肾病患者)	3.8	1.1	244%(142~399)	38(23~64)
低血压	2.4	1.4	67%(23~126)	107(67~253)
晕厥	2.3	1.7	34%(1~78)	173(87~8 199)
急性肾损伤	4.1	2.5	65%(32~107)	62(43~111)
电解质异常	3.1	2.3	35%(5~72)	127(69~716)
心动过缓	1.9	1.6	19%(12~62)	-

注:*RRI*(relative risk increase)为相对危险度增加;*NNH*(number needed to harm)指需要强化治疗多少例患者,会出现 1 例副作用;*RRI*、*NNH* 和 *CI* 根据文章中的风险比和 / 或事件率计算得出。

(三) 治疗性研究效果是否进行了精确性估计

是。研究设计时计算了样本量,使把握度达到 80% 以上,并报道了主要结果的 *HR*(95%*CI*)。

三、实用性的分析与评价

(一) 能否将文献的研究结果用于自己的患者

该研究为多中心、大样本量研究,研究对象来自 102 个研究单位,9 361 例病例,样本量大,代表性好。诊断标准明确,有一个专门的专家小组复核事件终点,确保结局指标评价的客观性和准确性。入组标准中纳入了年龄≥ 75 岁的患者,与我们的患者临床特征相吻合。但是,本研究对象主要是美国白色人种、黑色人种、西班牙裔患者,并没有提及亚裔或华裔,存在明显的种族差异,导致结论的外推性较差。因此,研究结果用于我国患者时需要慎重。

此外,SPRINT 纳入的患者基线舒张压 >70mmHg,试验期间,即使在强化治疗组,舒张压也保持在 >65mmHg 的水平。而本例患者基线舒张压为 60~70mmHg,这类患者可能无法耐受激进的降收缩压治疗。

(二) 我们目前的医疗环境能否采用这种治疗方法

可以。

（三）评估治疗措施对患者的利与弊

强化治疗可以减少不良心血管病事件的发生率（*NNT*=61），即强化治疗 61 例患者，只有 1 例患者可以获益。另外，值得注意的是，虽然强化治疗与标准治疗的不良事件总体发生率相似，然而，接受强化治疗的患者出现低血压、晕厥、电解质异常和急性肾损伤的状况显著增加（表 3-3-3）。因此，选择强化降压治疗方案、实现较低的收缩目标时，需要密集的临床和实验室监测，以确保患者安全。另外，也需要考虑有关成本效益分析的更详细信息。

（四）患者的价值观和期望值

最佳的证据需要与临床医师的经验和患者的价值观相结合，医患共同决策，并需要门诊的随访，并进行后效评价。

第三节　随机对照临床试验临床思维与决策

SPRINT 应用 RCT 设计，比较了强化治疗组（收缩压 <120mmHg）与标准治疗组（收缩压 <140mmHg）的治疗效果与安全性。入选了 9 361 名 50 岁及以上的美国人，受试者基线收缩压水平为 130~180mmHg，心血管疾病的风险很高（有临床或亚临床心血管疾病、慢性肾病、Framingham 10 年风险评分≥ 15%、年龄≥ 75 岁，至少满足 1 项），但没有糖尿病、心力衰竭和卒中史。随访 3.26 年后，因效果显著，试验提前终止，收缩压强化治疗组达到了 122mmHg，标准治疗组为 135mmHg。强化治疗组主要的不良心血管事件减少了 25%（*NNT*=61），全因死亡率降低了 27%（*NNT*=84）。值得注意的是，卒中和心肌梗死没有显著减少。

SPRINT 是一项设计与实施非常规范的 RCT，从 GRADE 证据等级看，应为 A 级证据。基于这些数据的推荐级别，在临床实践中应该要考虑哪些患者会受益，患者的临床特征是否与之吻合。RCT 研究是疗效评价的金标准，其主要缺点是病例有严格的纳入标准，外部真实性比较差，导致结论的外推性较差。SPRINT 的受试者为心血管疾病高风险的高血压患者，在证据采纳前，需要明确界定这项研究中的高风险标准，如 SPRINT 对高风险的定义中，排除了患有糖尿病，卒中和心力衰竭的患者。如果研究结果推广到这样的患者中，应该审慎。此外，受试者主要是美国白色人种、非洲裔和西班牙裔，没有提到是否包括亚裔或者华裔，但是高血压的流行病学特征存在明显的种族差异；研究入选了依从性好的患者，也可能代表性不足。因此，把结果应用到我们的患者中，虽然符合这项研究中的高风险标准，但是也应该慎重。

SPRINT 中的血压测量方法是在 5min 休息期后，使用自动办公室血压（AOBP）设备平均 3 次读数。患者无人照看，以最大限度地减少白大衣效应。平均 AOBP 测量值比常规手动血压测量值低 5~10mmHg。如果我们的临床实践中使用手动办公室测量值，可能会出现过度降低血压的风险。

SPRINT 研究中，在选择降压药物时，强调长效药物（特别是 ACEI、噻嗪类利尿剂和 CCB）联合使用。这些药物在我们的临床实践中并无差距，但是，需要考虑有关不良反应及成本 - 效益分析等更详细的信息。

总之，高风险患者控制血压低于 120mmHg 似乎是明智的。我国高血压患者的血压治疗阈值和目标的设定也需要特别考虑，医患共同决策，对利益 - 风险进行个性化评估，并密切随访。

第四节　药物不良反应研究的原文剖析

临床问题：有一名 55 岁的男性患者，有慢性胃炎病史，2 个月前因急性冠脉综合征接受了经皮冠状动脉介入术（PCI）。术后心内科医师给予氯吡格雷 + 阿司匹林肠溶片，同时联合泮托拉唑，预防消化道出血。他从一位香港特别行政区的朋友处得知长期服雷贝拉唑一类药会引起胃癌，因此到消化科就诊，询问是否可以停止服用。

PICO 问题：

P：PCI 术后患者

I：服用质子泵抑制剂（proton pump inhibitors，PPIs）

C：空白对照（不用 PPIs 治疗）

O：胃癌发生率

寻找证据：

经过查阅药品说明书、各国药品监管机构的安全公告、药典等，仍不能回答此患者的问题。因此，以“质子泵抑制剂”和“胃癌”作为检索词检索。检索到文献后，首先阅读题目和摘要，根据患者特征、研究问题、研究设计方案等选择合适的文献。不同类型的研究设计对“真实性”的影响作用是不同的，不良反应的系统综述具有最高强度的证据。因此，这些系统综述应该成为我们文献检索的首选，特别是对于因为治疗引起的少见或罕见的不良反应，单个随机试验通常不能提供足够的样本量以发现罕见的不良事件。实际情况下，往往找得到相关的系统综述，进而需要检索一些满足于稍弱或次强的研究，如 RCT、队列研究、病例 - 对照研究、或与临床问题患者特征相同的单个病例随机对照试验（*N-of-1*），来解决评价不良反应的问题。

下面以一篇研究不良反应的文献为例，说明不良反应的评价方法在临床实践中的应用。

一、文献题目和来源

1. 题　目　Long-term proton pump inhibitors and risk of gastric cancer development after treatment for Helicobacter pylori：a population-based study

2. 来源　Gut.2018 Jan；67（1）：28-35

二、研究目的及背景

虽然已经证明根除幽门螺杆菌（Helicobacter pylori，Hp）可降低胃癌发生的风险，但即使在成功根除 Hp 后，有相当一部分个体仍会发展为胃癌。既往研究表明，在服用质子泵抑制剂（proton pump inhibitors，PPIs）的患者中，胃癌的风险增加，但这些研究都没有调整主要的混杂因素 Hp，因此，不能推断 PPIs 与胃癌之间存在因果关系。此研究目的是明确 Hp 根治后（剔除 Hp 混杂因素），使用 PPIs 是否会增加胃癌的发生率。

三、研究设计方案

这项研究是基于香港特别行政区医院管理局的临床数据分析和报告系统（CDARS）检索到的数据，开展的一项回顾性队列研究。

四、研究场所

CDARS 系统覆盖香港特别行政区有二级及三级医疗服务的 87%~94%，人口约为 730 万。共 42 家公立医院，47 个专科诊所及 73 个普通诊所纳入本研究。

五、研究对象

入选标准：2003 年 1 月 1 日—2012 年 12 月 31 日期间，在门诊接受了至少 7 天的克拉霉素三联疗法治疗 Hp 感染的患者，Hp 感染通过上消化道内镜检查、活检检查或尿素呼气试验进行诊断。排除标准：①未成年人，年龄 <18 岁；②三联法治疗前已诊断胃癌者；③三联法治疗后一年内诊断胃癌者；④随访结束前行胃切除术者；⑤三联法治疗失败者；⑥接受三联疗法时或在任何时候被诊断出的胃溃疡者；⑦ Hp 治疗后 12 个月内被诊断为患有胃癌的患者。

六、治疗方案

基于真实世界干预措施的回顾性队列研究，在克拉霉素的三联疗法持续时间 7~14 天基础上。研究组使用 PPIs 治疗；对照组不使用 PPIs 治疗。

七、主要结果的测量指标

主要终点指标：是否发生胃腺癌。胃癌的诊断日期被定义为胃癌检查或治疗的第一次住院日期。所有胃腺癌病例均根据 ICD-9 鉴定，由一组胃肠病学家审查并最终确定。所有重要的临床信息，包括患者的人口统计、住院、门诊和急诊科的就诊、诊断、实验室结果、手术、处方、药物配伍和死亡都记录在 CDARS 电子数据库。

八、统计方法

主要研究变量是接受 Hp 根除治疗后是否有 PPIs 治疗。采用多因素 Cox 比例风险模型，分析 PPIs 使用与胃癌发生的风险比（*HR*，95%*CI*），校正潜在的混杂变量（接受 Hp 根除治疗的年龄、性别、吸烟、饮酒、合并症和伴随药物）。为了更好地控制混杂因素，同时进行了倾向得分（propensity score）分析。

九、主要研究结果

1. 74 612 名患者最终筛出 63 397 名，中位随访时间 7.6 年，发现胃癌 153 名（0.24%）；其中，20.3% 为贲门癌，62.1% 为非贲门癌，17.6% 为肿瘤位置未明确，病例汇总情况见表 3-3-4。

表 3-3-4　Cheung 等研究使用 PPIs 与胃癌发生相关性的病例汇总

		胃癌		合计
		发生	未发生	
曾抗 Hp 治疗的患者中是否使用 PPIs	是	19	3 252	3 271
	否	134	59 992	60 126
合计		153	63 244	63 397

2. 长期使用 PPIs 增加了胃癌发病风险（*HR*=2.44，95%*CI*：1.42~4.20）。

3. 胃癌的发病风险随着使用 PPIs 的剂量和持续时间而增加，每日使用和使用时间≥ 1 年（*HR*=5.04，95%*CI*：1.23~20.61），≥ 2 年（*HR*=6.65，95%*CI*：1.62~27.26），≥ 3 年（*HR*= 8.34，95%*CI*：2.02~34.41）。

4. 与不用 PPIs 相比，使用 PPIs 的调整后绝对风险差异为每 10 000 人年增加 4.29（95%*CI*：1.25~9.54）例胃癌。

十、结论

即使在成功根除 Hp，长期使用 PPIs 仍与胃癌发生的风险增加相关，两者有明显的剂量反应和时间反应趋势。

第五节　药物不良反应研究文献评价

（一）研究设计类型是系统综述、RCT、队列研究、病例 - 对照研究或与临床问题患者特征相同的单个病例随机对照试验（*N–of–1*）中的哪一种

研究设计类型是基于大数据的回顾性队列研究。观察性研究不能推断观察到的不良反应或损害与干预措施之间存在的因果关系。

（二）患者是否有明确的分组，除了特定的治疗不同以外，其他所有重要方面的特征都相近

患者有明确的分组。研究基于大数据的回顾性队列研究，非随机对照试验，用 / 不用 PPIs 两组间的基线特征存在某些关键变量分布不均衡。研究者广泛评估了这些影响胃癌发生的潜在混杂因素，包括接受三联疗法时患者的年龄、性别、吸烟状况、饮酒、胃溃疡病史、十二指肠溃疡病史，其他合并症（包括糖尿病、高血压、血脂异常、肥胖、缺血性心脏病、心房颤动、充血性心力衰竭、卒中、慢性肾功能衰竭、肝硬化）和各种药物的使用，包括他汀类、二甲双胍、非甾体抗炎药、环氧合酶 -2（COX-2）抑制剂、H_2RA、氯吡格雷和阿司匹林等。在随后的统计分析中，采用了多因素回归进行了校正，同时采用倾向性得分分析，两种分析方法结果一致。

值得注意的是，只有已知并能测量的混杂因素才能被调整，此回顾性队列研究很可能存在研究者未知的或尚未测量但对结局有影响的组间不平衡现象。例如，假设慢性胃炎与 PPIs 的使用都与胃癌的发生相关，

则当比较使用和不使用 PPIs 导致癌症的危险性时，慢性胃炎是否是潜在的混杂因素，该研究并未辨别测量此变量。所以，在解释研究的结果时需要慎重。

（三）是否用同样的方式测量了两组的治疗和不良反应状况

是。两组的治疗和不良反应状况均采用相同的方法。

（四）是否客观地评价了不良反应，评价不良反应是否采用了盲法

是。主要终点指标是胃腺癌的发生。胃癌的诊断日期被定义为胃癌检查或治疗的第一次住院日期。所有胃腺癌病例均根据 ICD-9 鉴定，再由一组独立的胃肠病学家审查并最终确定。

（五）随访是否足够长（不良反应在此期间已足以发生）并且完整

基本是。该研究是回顾性队列研究，63 397 名符合条件的受试者分为服用（即暴露组）和不服用（非暴露组）PPIs，比较两组经过中位随访时间 7.6 年的随访后的结局。该队列中共有 3 271 名（5.2%）患者使用 PPIs，使用 PPIs 的中位数为 2.7 年（四分位数 1.5~5.1 年），其中，19 例（0.6%）发展为胃癌（每 10 000 人年 8.1 例）。中位随访时间达 7.6 年基本可以认定随访期合适，如果 PPIs 导致胃癌，在此段时期足以发生；而且研究排除了 Hp 治疗后 12 个月内被诊断胃癌的患者，排除了已患偏倚。

这项研究是基于香港特别行政区全港的健康资料库和医疗保健系统情况，基本可以推断不太可能因失访的情况危及研究结果的真实性。

（六）研究结果的精确性

从主要研究结果的 *HR*（95%*CI*）看，属于大样本数据，结果精确。

（七）我们自己的患者是否与文献报道的患者不同

我们自己的患者是否与报道研究中的患者有明显不同，文献研究仅探讨了对于有 Hp 感染者，即使在根除 Hp 后，长期 PPIs 可能增加胃癌的发病风险，“PPIs 致癌论”建立在“Hp 感染”的基础上。另外，研究虽然校正了缺血性心脏病、氯吡格雷和阿司匹林等因素对于胃癌发生的影响，但是没有相应的亚组分析结果。

（八）研究结果是否有助于治疗方案的制定，是否有助于对患者与亲属做出解释

仅供参考。首先，PPIs 的中位使用为 2.7 年后，PPIs 与非 PPIs 使用的调整后绝对风险差异为每 10 000 人年增加 4.29（95%*CI*：1.25~9.54）例胃癌。因此，虽然 PPIs 与 Hp 根治后胃癌的发生率在统计学上显著相关，但绝对风险不高，临床意义并不大。其次，对于 PCI 术后亚组人群并没有分析其结果。第三，目前广泛用于临床的 PPIs 有 5 种，分别为奥美拉唑、艾司奥美拉唑、兰索拉唑、雷贝拉唑和泮托拉唑，这 5 种 PPIs 作用不尽相同，本文没有做进一步的分析。

第六节　药物不良反应研究临床思维与决策

本文为一篇较好的大数据队列研究报告，覆盖香港特别行政区所有二级、三级医疗服务的 87%~94%，人口约为 730 万，保证了样本的代表性，减少了选择性偏倚；而且在采用经典的 Cox 回归分析基础上，再进行了倾向性评分，做了敏感性分析，属于高质量观察性研究。所不足的是因为观察性研究固有的局限性，不能做因果推论。另外，作者也未提及统计学显著性差异与临床意义的差别，以及绝对风险与相对风险的不同。

此外，对于 PPIs 与胃癌相关性的研究，已经有若干探讨服用 PPIs 与胃癌发生关系的病例 - 对照研究和队列研究见诸报道，部分显示了相关性，但也有部分研究没有发现存在相关性，Meta 分析也不能得到肯定的结果。

由于胃灼热和胃溃疡是氯吡格雷可能引发的副作用，因此使用氯吡格雷的患者同时使用 PPIs 可防止或减轻相关症状。《抗血小板治疗中国专家共识》推荐有消化道出血和溃疡病史的患者，应该尽量选择与氯吡格雷相互作用少的 PPIs，如泮托拉唑。

当研究同一问题，但不同的文献有不同的结论时，临床医师在看文献的时候要从设计方案是否合理、研究对象的纳入和排除标准是否不同、治疗方案是否有差异、随访时间长短、结局判断标准等各个方面考虑，综合判断文献的科学性和实用性，进行临床决策。

临床医师接诊类似的患者后，一定而且必须与患者深入沟通，知道患者最关注什么，告诉患者从已知的研究做出推论的强度有多少；若继续用药对患者会造成多大的危险；而若停止服药，是否也会带来不良结果。

结合患者独特的关注角度，让患者参与决策制定的过程。绝大多数的医患矛盾均是信息不平衡、沟通不够造成的。患者的意见是循证决策的重要组成部分，与患者共同决策，一方面帮助患者更好地理解可供选择的方案，从而形成知情后的最佳决策，另一方面也可以减少医患矛盾。

（金雪娟　朱畴文）

推荐阅读资料

[1] 中华医学会心血管病学分会．抗血小板治疗专家共识．中华心血管病杂志，2015，41(3)：183-194.

[2] Sprint Research Group.A randomized trial of intensive versus standard blood-pressure control.N Engl J Med，2015，373(22)：2103-2116.

[3] CUSHMAN WC，EVANS GW，BYINGTON RP，et al.ACCORD study group.effects of intensive blood-pressure control in type 2 diabetes mellitus.N Engl J Med，2010，362：1575-1585.

[4] RABI DM，PADWAL R.Intensive lowering of blood pressure：should we SPRINT？ CMAJ，2016，188(15)：1067-1068.

[5] CHEUNG KS，CHAN EW，WONG A，et al.Long-term proton pump inhibitors and risk of gastric cancer development after treatment for Helicobacter pylori：a population-based study.Gut，2018，67(1)：28-35.

[6] BRUSSELAERS N，WAHLIN K，ENGSTRAND L，et al.Maintenance therapy with proton pump inhibitors and risk of gastric cancer：a nationwide population-based cohort study in Sweden.BMJ Open，2017，7(10)：e017739.

[7] TRAN-DUY A，SPAETGENS B，HOES AW，et al.Use of proton pump inhibitors and risks of fundic gland polyps and gastric cancer：systematic review and meta-analysis.Clin Gastroenterol Hepatol，2016，14(12)：1706-1719.

第四章　预后研究的循证实践

临床问题：有一名10岁男孩，发热、全血细胞减少，多部位骨髓增生减低，诊断为重型再生障碍性贫血(SAA)。确诊后他的父母和临床医师要选择进行免疫抑制治疗或者骨髓移植治疗，哪种治疗方法的生存时间更长，并发症更少，哪些因素可以影响生存预后？

PICO 问题：

P：重型再生障碍性贫血

I：骨髓移植治疗

C：免疫抑制治疗

O：长期生存率(OS)、无失败生存率(FFS)、无事件生存率(EFS)、预后因素

寻找证据：

以“再生障碍性贫血”“移植”“免疫抑制”为检索词进行检索，检索到预后的文献后，首先阅读题目和摘要，根据患者特征、研究问题、研究设计方案等选择合适的文献，例如有多篇SAA预后的文献，选择较新的、大样本、有两种治疗方法进行比较的文献，对其质量及其研究结论是否真实可靠进行评价。

下面选择一篇研究预后的文献为例，举例说明预后评价方法在临床实践中的应用。在阅读本章节前请先阅读第二篇第四章，有助于深入理解。

第一节　回顾性队列研究原文剖析

一、文献题目和来源

1. 题目　First-line treatment for severe aplastic anemia in children: bone marrow transplantation from a matched family donor versus immunosuppressive therapy

2. 来源　Haematologica.2014；99(12)：1784-1791

二、研究目的及背景

通过回顾性分析日本儿童再生障碍性贫血研究组接受免疫抑制治疗(IST)患儿和在日本造血细胞移植协会注册过的接受骨髓移植(BMT)患儿，进行治疗效果(长期生存率和无失败生存率)的分析对比，并与既往的疗效进行纵向比较，了解SAA的治疗效果。主要研究重点在儿童SAA两种主要治疗方法的预后。

三、研究设计方案

采用回顾性队列研究的设计方案(图3-4-1)。

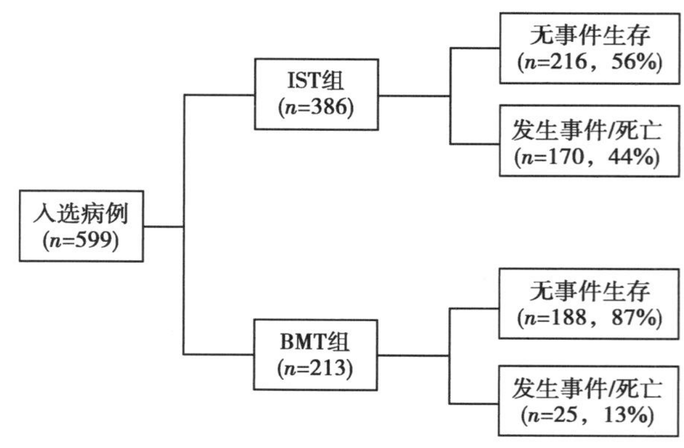

图3-4-1　回顾性队列研究设计流程图
(IST：免疫抑制治疗；BMT：骨髓移植。)

四、研究场所

病例来自日本移植登记统一管理计划纳入的多家

医院、日本儿童再生障碍性贫血研究小组领导的两个连续性、前瞻性、多中心临床试验。

五、研究对象

1. 诊断标准（diagnostic criteria）　采用获得性再障诊断和治疗指南中的诊断标准。

2. 纳入标准（including criteria）　1992—2009 年日本移植登记统一管理计划注册的进行同胞供体骨髓移植的儿童，以及日本儿童再生障碍性贫血研究小组领导的两个前瞻性多中心试验纳入的儿童，为连续样本。

3. 排除标准（excluding criteria）　>17 岁；存在克隆性细胞遗传学异常；Ham 试验 / 蔗糖试验阳性；夜间阵发性血红蛋白尿症且有临床症状。

4. 样本量（sample size）　599 例，IST 组 386 例，BMT 组 213 例。

六、治疗方案

1. BMT 组　采用大剂量环磷酰胺为主的预处理方案，然后进行家庭成员人类白细胞抗原（HLA）相合的骨髓移植。

2. IST 组　抗胸腺球蛋白（ATG）+ 环孢霉素治疗。

七、主要结果的测量指标

主要结局指标为：10 年生存率、10 年无失败生存率、6 个月完全缓解（CR）率 / 部分缓解（PR）率、移植成功率和预后因素。

确诊之日至死亡或末次随访日期为总体生存时间（OS）。治疗失败指死亡、移植失败、第二肿瘤、复发、进展、发生克隆性疾病（如阵发性睡眠性血红蛋白尿）等；无失败生存时间（failure-free survival，FFS）为未发生上述失败事件的生存时间。预后因素主要包括一线治疗方案（IST 或 BMT）、治疗时间（1992—1999 年或 2000—2009 年）、年龄及与每个治疗方案相关的变量。

八、统计方法

生存率用 Kaplan-Meier 法计算，组间比较用对数秩和检验，绘制 Kaplan-Meier 生存曲线，*Cox* 回归模型进行多因素分析。

九、主要研究结果

1. CR 率 /PR 率　IST 组在可评估患者中，6 个月 CR 率为 23.2%(87/375)，6 个月 PR 率为 40.3%(151/375)；BMT 组移植成功率为 98%(209/213)。

2. 10 年生存率与 10 年无失败生存率　IST 组 386 名患者的中位随访时间为 106 个月（22~224 个月），10 年生存率为 88%（95%*CI*：86%~90%），10 年无失败生存率为 56%（95%*CI*：54%~59%）。BMT 组 213 名患者的中位随访时间为 101 月（18~213 月），10 年生存率为 92%（95%*CI*：90%~94%），10 年无失败生存率为 87%（95%*CI*：85%~90%）。即两种治疗方法的 10 年生存率没有显著差异，但从 10 年无失败生存率来看，BMT 显著优于 IST（*P*<0.000 1）（图 3-4-2）。

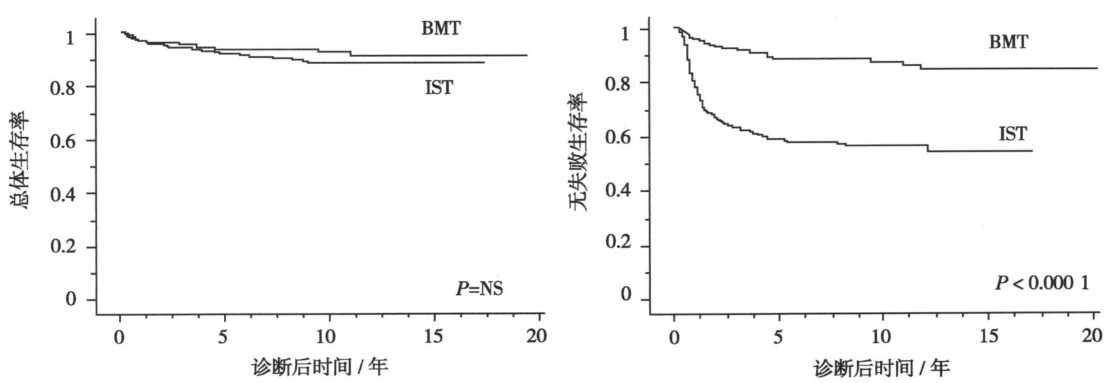

图 3-4-2　两种治疗方法总体生存率和无失败生存率的比较
（IST：免疫抑制治疗；BMT：骨髓移植。）

3. 影响预后的因素　确诊时的年龄、性别、病因、严重程度、诊断与治疗的间隔时间、治疗时段（1992—1999 年或 2000—2009 年）、预处理方案、移植物抗宿主病（GVHD）预防方案等可能影响预后的因素中，对于 IST 组，唯有确诊时年龄 <10 岁对 10 年生存率的影响有积极意义，<10 岁和≥ 10 岁的 10 年生存率分别为 93%（95%*CI*：91%~95%）和 82%（95%*CI*：78%~86%），*P*=0.012，且在多因素分析中得到验证（表 3-4-1），但确诊时的年龄对于 10 年无失败生存率却没有显著影响。相对于选择 BMT，选择 IST 疗法是 10 年无失败生存率的唯一不良因素（*P*<0.000 1）。

表 3-4-1　599 例重型再生障碍性贫血的多因素分析结果

预后因素	*HR*	95% *CI*	*P*
总体生存			
一线治疗选择 BMT	1.619	0.881~2.977	>0.05
治疗时间在 2000—2009 年	1.536	0.556~2.753	>0.05
年龄 <10 岁	2.207	1.240~3.927	0.007
无失败生存			
一线治疗选择 BMT	4.497	2.935~6.891	<0.000 1
治疗时间在 2000—2009 年	1.090	0.812~1.464	>0.05
年龄 <10 岁	1.113	0.833~1.488	>0.05

十、结论

免疫抑制治疗和骨髓移植患者的总体生存率没有差异，但免疫抑制治疗患者的无失败生存率明显低于骨髓移植患者，且一线免疫抑制治疗是无失败生存率的唯一不良因素。故有 HLA 相合同胞供者的 SAA 儿童患者应首选 BMT。

第二节　回顾性队列研究文献评价

一、观察预后的研究对象是否都处于同一起始队列，研究的对象是否能代表被研究疾病的目标人群

是。纳入病例有明确的诊断标准和排除标准，避免了诊断水平不一致造成的误诊。均以重型再生障碍性贫血确诊之日为起点计算生存时间，都是新发的住院病例，有统一的起始时间，属于同一起始队列。

是。研究对象来自日本移植登记统一管理计划和日本儿童再生障碍性贫血研究小组，为全国多中心研究，样本为 1992—2009 年诊断的所有 SAA 患者，属于连续样本，不是选择性样本，且样本量较大，基本能够代表日本儿童 SAA 人群。

二、随访时间是否足够，随访是否完整

是。该研究是回顾性队列研究，随访时间从诊断至死亡或 2012 年 7 月 30 日，中位随访时间为 106 个月，最长随访时间为 224 个月，接近 19 年。本文计算 10 年生存率，随访时间足够长，但是如果要计算 15 年或 20 年的生存率，随访时间就不够长了。

文中未提及失访率。根据经验推测，因为是登记中心和临床试验的病例来源，应该有完整的随访系统。

三、判断结局有无客观标准，是否采用了盲法

是。主要结局指标是 10 年 OS，OS 的观察指标为死亡或存活，属于硬指标，能客观判断结局。无失败生存（FFS）中的“失败”有明确的定义。

未采用盲法，但是由于观察指标 OS 不容易受主观影响，不采用盲法对生存不会有测量偏倚。随访时间长，采用盲法可行性差。

四、是否对影响预后研究的重要因素进行了统计学的校正?

是。该研究先采用单因素分析,再采用 Cox 回归多因素分析,校正了多个混杂因素。发现对于 IST 组,确诊时年龄 <10 岁对 10 年生存率的影响有积极意义;对于 BMT 组,预处理方案加用抗胸腺球蛋白(ATG)对 10 年生存率的影响有积极意义。选择一线 IST 疗法是对 10 年无失败生存率的唯一不利因素。

五、报告预后研究的结果是否完整

是。详细报道了 10 年生存率,10 年无失败生存率,有 Kaplan-Meier 生存曲线和对 OS 及 FFS 的单因素分析结果、Cox 模型多因素分析结果。报道结果比较完整。

六、研究结果的精确性如何

样本量较大,精确性好。该研究对关键结果如 OS 及 FFS 均报道了 95% *CI* 和具体 *P* 值。

七、我们自己的患者是否与文献报道的患者非常不同

基本没有。本文篇首提出的临床问题中患者年龄 10 岁,诊断 SAA,该文献为日本移植登记统一管理计划和日本儿童再生障碍性贫血研究小组的数据,患者与文献报道的病例临床背景相似,中国人与日本人同为亚洲人群,在 SAA 方面目前未报道有地域差异,可以采用文献的结果。只要没有非常不同的临床背景,如年龄、病情轻重、特殊并发症等,就可以应用文献的结论。

八、研究结果是否有助于治疗方案的制定和是否有助于对患者及其亲属作出解释

是。该文研究有重要的临床意义和实用性。对 10 年生存率、10 年无失败生存率及影响生存的预后因素作了较客观、可信的评价,对临床医师及患者家属了解重型再生障碍性贫血预后及预后因素都有重要价值。结合文献和中国 SAA 治疗指南,对本文的患者提出治疗建议:如果有 HLA 相合的同胞供者,首选 BMT 治疗。但是中国家庭独生子女较多,很难有同胞供者,本文只介绍同胞供者 BMT 的结果,对于非同胞供者或半相合供者的长期结果还需要其他文献证据支持。

第三节　回顾性队列研究临床思维与决策

本文为一篇较好的预后研究报告,日本多家医院多中心协作,大样本研究,且为连续样本,保证了样本的代表性,减少了样本偏倚。而且采用规范的生存分析统计方法,属于高质量证据级别。所不足的是未提及失访率,IST 全部使用马源 ATG,对于使用兔源 ATG 的区域其推广性受到限制。

临床医师接诊类似的患者后,一定而且必须与家属深入沟通,告知患者的短期疗效(如 CR 率和移植成功率),也要告知长期疗效(如 5 年、10 年生存率和无失败生存率),家属和患者知道这些信息后可以主动参与循证临床决策,患者的意见是循证决策的重要组成部分,这样一方面有利于家属和患者积极配合治疗,另一方面也可以减少医患矛盾。

临床医师应用这些证据治疗患者后,还应该对这些结果应用的效果进行评价,即后效评价。如这个患者实际预后是否如文献所述?如果这个患者的预后特别差或特别好,要及时总结经验教训,积累到一定的病例也可以自己进行预后研究,只有这样医学才会进步,证据才会越来越多。任何一个临床医师都是证据的应用者,同时也是证据的生产者。

由于中国家庭以独生子女较多,很难有同胞供者,所以该文在中国的应用有一定的局限性。检索其他文献,发现韩国进行了 42 例小样本的 IST 与非亲属供者造血干细胞移植(HSCT)效果的比较,结论也是 HSCT 优于 IST。所不足的是回顾性队列研究的证据强度比较低,样本量过小,且为单中心研究,代表性有所局限,亦没有报道临床结局的 95%*CI*,精确性不高,属于低质量证据级别。

国内有研究对 52 例 SAA 应用 IST 与 HLA 半相合供体 HSCT 进行了预后比较,结论支持半相合供者预后优于 IST。虽然该研究是回顾性队列研究,是单中心研究,而且未采用多因素分析较正混杂因素,未报道 95%*CI*,精确性不高,属于低质量证据级别。但是该文献为我国北京大学人民医院的数据,患者与文献报道

的病例临床背景相似，报道了 10 年生存率、10 年 FFS 及影响生存的预后因素，对临床医师及患者家属进行治疗方法的选择有重要价值。

综合以上三篇文献的结论与代表性，本例的 SAA 患儿如果有同胞供体，首选同胞供体 HSCT，次选 HLA 相合非同胞供体 HSCT，也可考虑半相合供体 HSCT，结合患方意愿和经济情况，也可考虑 IST。

当研究同一问题，但不同的文献有不同的结论时，临床医师在看文献的时候要考虑其设计方案是否合理、研究对象的纳入和排除标准是否不同（是连续病例还是选择性病例）、治疗方案是否有差异、随访时间长短、结局判断标准等各个方面，综合判断文献的科学性和实用性，进行临床决策。

（王小钦）

推荐阅读资料

[1] YOSHIDA N，KOBAYASHI R，YABE H，et al.First-line treatment for severe aplastic anemia in children：bone marrow transplantation from a matched family donor versus immunosuppressive therapy.Haematologica，2014，99（12）：1784-1791.

[2] Y CHENG，Z XU，Y ZHANG，et al.First-line choice for severe aplastic anemia in children：transplantation from a haploidentical donor vs immunosuppressive therapy.Clinical Transplantation，2017（1）：e13179.

第五章　生命质量研究的循证实践

临床问题 1：中年女性，因患慢性肾小球肾炎，肾功能不全终末期，长期接受血液透析治疗。慢性疾病状态及长期不能中断的治疗对患者的影响远不止生理功能受损，心理、家庭和社会负担如何体现？带着这一问题，我们进行生命质量量表制定的循证实践。

PICO 问题 1：

P：慢性肾病透析患者

I：肾脏疾病生命质量 36 项简表（KDQOL-36）

C：生命质量调查 12 项简表（SF-12）

O：KDQOL-36 是否能被用于透析患者生命质量的评价

临床问题 2：青年男性患者，双手远端指间关节肿痛 6 个月，有银屑病史 4 年，间断口服塞来昔布 0.2g，每日 2 次，关节症状仍控制较差，关节活动受限逐渐加重，影响握持、穿衣，情绪低落，就诊风湿免疫科，诊断为“银屑病关节炎”。专科医师调整治疗方案口服塞来昔布 0.2g，每日 2 次，联合口服氨甲蝶呤 15mg，每周 1 次，持续治疗。目前患者生命质量受到影响，但其严重程度如何评价，与正常人群、类风湿关节炎患者比较，银屑病关节炎对患者生命质量的影响表现在哪些方面？带着这一问题，我们进行生命质量评价的循证实践。

PICO 问题 2：

P：银屑病关节炎（psoriatic arthritis，PsA）患者

I：生命质量评价指标

C：正常人群、类风湿关节炎（rheumatoid arthritis，RA）患者

O：银屑病关节炎患者生命质量的特征

寻找证据：

首先依据检索策略，进行文献检索，针对临床问题 1，以“quality of life”“end-stage renal disease”和“dialysis”为检索词；针对临床问题 2，以“quality of life”和“psoriatic arthritis”为检索词，在 Cochrane 图书馆查阅相关系统综述，未检索到相关文献，在 PubMed 数据库中搜寻前瞻性观察性研究。

第一节　生命质量量表形成型文献原文剖析

一、文献题目和来源

1. 题目　Psychometric properties of the kidney disease quality of life 36-item short-form survey（KDQOL-36）in the United States

2. 来源　Am J Kidney Dis.2018，71（4）：461-468

二、研究目的

在美国大样本量的透析患者中评估肾脏疾病专用量表 KDQOL-36 的信度和效度。

三、研究设计方案

基于在透析患者中开展的医学教育调查研究项目的数据进行二次分析，完成 KDQOL-36 量表输入，该量表的质量评价指标见表 3-5-1。

表 3-5-1　KDQOL-36 量表质量的评价指标

概念	定义	检验方法	结果解释
信度	在相同条件下，测量得到结果相同的能力，如同一 HRQOL 水平的患者，测得相同的分值	Cronbach alpha 系数	系数越高，信度越好；信度≥0.70 时，组间比较信度较好
因子结构	某个概念能被一组问题 / 条目所代表，如有关肾脏疾病如何影响患者生活能力的一些问题能代表肾脏疾病的总体效应	验证性因子分析	高“负荷”表明这些问题能更大程度地代表某个潜在概念
结构效度	测量工具对想要代表概念的代表程度，这取决于该测量工具与某个期望相关的概念是否实际相关，如生命质量的不同方面被期待彼此相关	测量工具间相关系数；“已知组”分析	测量工具间相关性越高，效度越好；“已知组”分析结果支持先验假设

四、主要结果的测量指标

KDQOL-36 评估慢性肾病透析患者生命质量的因子结构、信度和结构效度。

五、主要研究结果

共 70 786 例患者被纳入研究，平均年龄 61 岁。

1. 信度　KDQOL-36 肾脏疾病负担、临床症状与问题、疾病效应等 3 个亚量表显示出较好的内部一致性信度，Cronbach alphas 系数 0.8~0.9，透析中心内的重测信度也较理想 0.75~0.83。

2. 因子结构　通过相关性分析反映各项条目能否代表其计划代表的某个亚量表，结果显示有些条目如 i16（家庭负担）、i28（通路 / 导管位置的问题）与计划代表的亚量表关系最小。此外，一些条目与所在的亚量表以外的亚量表存在强联系，如 i31（完成家务活动的能力），隶属于效应量表，相关系数达 0.6，但与负担和症状 / 问题等量表的相关系数同样达到 0.47 和 0.53。这些结果表明 KDQOL-36 的亚量表即提供了专有的信息，彼此间又高度相关。

3. 结构效度　KDQOL-36 的亚量表与 SF-12 的生理功能和心理功能亚量表比较，两者之间存在强相关。

六、结论

KDQOL-36 可以作为评估慢性肾病透析患者健康相关生命质量的有效工具。

第二节　生命质量量表形成型文献的评价

目前缺乏有关生命质量量表形成型文献的质量评估体系，但量表的制定需遵循严格的流程，并进行信度、效度和可行性等检验后，才能用于临床。

一、量表制定的流程

根据美国食品及药品管理局颁布的健康相关生命质量量表制定指南，量表的制定包括明确主题、测量工具概念性框架、条目数量、疾病人群、使用人群、数据收集的方式、应答选项、应答时间窗、监督模式、评分、权重、格式化、应答率、翻译或文化调适等方面。

本研究中应用的 KDQOL-36 因是组合了疾病专用量表 134 项 KDQOL 工具、79 项 KDQOL-SF 和普适量表 SF-12 等量表，并进行了简化，故未提供量表制定的详细流程。但清楚地表明该量表的条目数为 36 条，在慢性肾病透析患者中应用，数据来源于笔录，条目的应答选项和评分。该量表被翻译成 25 种不同的语言。

二、量表质量的评价

生命质量量表形成型文献必须包括信度、效度和可行性等量表质量的评价指标，以明确该量表的可靠性、真实性和可操作性。新建量表、更新已有量表、引进国外量表翻译并文化调适后、拓展新的适应证等情况时，均需检验量表的质量。此外，对量表质量检验结果的分析需注意综合判断，不能仅靠单一指标，如量表在评估某种特定疾病时，通常会存在一些条目应答困难，而使得基于这些条目的检验结果不理想，这时不能简单否定该量表不适用于这种疾病，而应结合多项指标、其他条目的检验结果及与其他量表进行比较等，来综合判断该量表的质量。

慢性透析患者是 KDQOL-36 扩展应用的人群，因此本研究进行了因子结构、信度和结构效度等检验，一些条目如 i28（通路 / 导管位置的问题）与亚量表的相关性较弱，去除 i28 后亚量表的内部一致性反而提高了。但总体来说，KDQOL-36 能用于评估慢性透析患者的生命质量，且优于普适量表 SF-12。

第三节　生命质量量表应用型文献原文剖析

一、文献题目和来源

1. 题目　Health-related quality of life in patients with psoriatic and rheumatoid arthritis：data from the prospective multicentre NOR-DMARD study compared with Norwegian general population controls

2. 来源　Ann Rheum Dis，2018，77（9）：1290-1294

二、研究目的

比较银屑病关节炎患者和挪威普通健康人群、类风湿关节炎患者生命质量的差异，并观察银屑病关节炎患者和类风湿关节炎患者经过治疗以后生命质量的改善情况。

三、研究设计方案

在挪威开展的一项前瞻性观察性多中心改变病情抗风湿药物研究中，比较首次注册的银屑病关节炎患者和类风湿关节炎患者及普通健康人群的 SF-36 量表的测量结果，来分析疾病人群的生命质量特征。

四、主要结果的测量指标

应用 SF-36 量表和 SF-6D 量表，对银屑病关节炎患者、类风湿关节炎患者的基线状况、改变病情抗风湿药物治疗后 3 个月、6 个月，以及正常人群的生命质量进行评价。

五、主要研究结果

银屑病关节炎患者、类风湿关节炎患者与健康总人群比较，生命质量所有亚量表评分均显著下降，尤其是生理功能方面，无论是总分还是与其相关的亚量表得分，均下降约 40%，精神状态总分及情绪、精神健康亚量表得分下降程度较轻。银屑病关节炎患者虽然总体健康评分不如类风湿关节炎患者，但在生理功能和情绪方面优于类风湿关节炎患者（表 3-5-3）。经过 3~6 个月改变病情抗风湿药治疗后，银屑病关节炎患者和类风湿关节炎患者的生命质量均得到一定程度改善。随着治疗时间的延长，改善逐渐明显。但表 3-5-2 清晰地显示银屑病关节炎患者在躯体疼痛、活力和精神健康方面的好转远不如类风湿关节炎患者。

表 3-5-2　应用 SF-36 和 SF-6D 评估总人群、类风湿关节炎、银屑病关节炎的生命质量

变量	总人群	RA	PsA	P 值
生理功能总分	50.0（10.1）	29.7（9.9）	30.5（9.5）	$<0.001^{*\&}$ $0.02^{\#}$
精神状态总分	50.0（10.2）	46.8（11.3）	47.1（11.4）	$<0.001^{*\&}$ $0.59^{\#}$

续表

变量	总人群	RA	PsA	*P* 值
SF-6D	0.8(0.14)	0.60(0.12)	0.61(0.12)	<0.001*& 0.17#
生理功能	49.4(10.8)	27.7(14.5)	30.5(13.5)	<0.001*&#
角色生理	49.6(10.3)	32.9(9.1)	34.0(9.9)	<0.001*& 0.001#
躯体疼痛	49.6(10.3)	33.5(7.5)	33.6(7.2)	<0.001*& 0.96#
总体健康	49.6(10.3)	37.5(9.5)	36.8(9.7)	<0.001*& 0.02#
活力	49.8(10.3)	39.6(10.1)	39.3(10.3)	<0.001*& 0.69#
社交能力	49.5(10.5)	39.1(12.6)	39.5(12.3)	<0.001*& 0.59#
情绪	49.8(10.2)	40.2(13.6)	41.6(13.6)	<0.001*& 0.002#
精神健康	49.8(10.3)	44.3(11.5)	44.7(11.1)	<0.001*& 0.63#

注:RA 为类风湿关节炎;PsA 为银屑病关节炎;*RA 与总人群比较;& PsA 与总人群比较;# RA 与 PsA 比较。

表 3-5-3　银屑病关节炎和类风湿关节炎治疗后生命质量的改善

变量	治疗 3 个月后平均变化值(95%*CI*)			治疗 6 个月后平均变化值(95%*CI*)		
	RA	PsA	*P* 值	RA	PsA	*P* 值
生理功能总分	4.7 (4.3~5.0)	4.4 (3.9~4.9)	0.42	5.6 (5.2~6.0)	5.4 (4.8~5.9)	0.49
精神状态总分	1.8 (1.4~2.1)	1.5 (1.0~2.0)	0.41	2.5 (2.2~2.9)	2.1 (1.5~2.6)	0.18
SF-6D	0.04 (0.03~0.04)	0.03 (0.03~0.04)	0.06	0.04 (0.04~0.05)	0.04 (0.03~0.05)	0.42
生理功能	4.6 (4.2~5.0)	4.6 (4.2~5.2)	0.93	5.8 (5.4~6.3)	6.3 (5.6~7.0)	0.26
角色生理	4.2 (3.8~4.6)	4.3 (3.7~4.8)	0.83	5.6 (5.2~6.1)	5.6 (5.0~6.2)	0.91
躯体疼痛	5.8 (5.5~6.1)	5.1 (4.6~5.5)	0.004	6.7 (6.3~7.0)	5.8 (5.3~6.3)	0.005
总体健康	1.4 (1.1~1.7)	1.3 (0.9~1.7)	0.61	1.7 (1.4~2.1)	1.3 (0.9~1.8)	0.17
活力	3.8 (3.5~4.2)	2.8 (2.3~3.4)	0.002	4.7 (4.3~5.1)	3.9 (3.3~4.4)	0.02
社交能力	3.7 (3.3~4.1)	3.3 (2.8~3.9)	0.31	4.7 (4.3~5.1)	4.4 (3.8~5.0)	0.39
情绪	2.2 (1.8~2.7)	2.8 (2.1~3.4)	0.20	3.1 (2.6~3.6)	3.4 (2.7~4.2)	0.44
精神健康	2.5 (2.2~2.8)	1.9 (1.4~2.4)	0.008	3.2 (2.9~3.6)	2.5 (2.0~3.0)	0.02

注:RA 为类风湿关节炎;PsA 为银屑病关节炎。

六、结论

银屑病关节炎、类风湿关节炎等炎性关节病对患者的生命质量影响很大，并表现在生理功能、角色功能、社交能力、情绪、精神健康等多个维度上，但不同疾病对不同维度的影响程度存在差异，如银屑病关节炎对生理功能的影响小于类风湿关节炎。传统的改变病情抗风湿药能在一定程度上改善炎性关节病患者的生命质量，但银屑病关节炎受益程度不如类风湿关节炎，尤其是在躯体疼痛、活力和精神健康方面。

第四节　生命质量评价应用型文献评价

生命质量研究文献的质量目前尚无系统的评估体系，但随着生命质量在临床与临床研究中越来越受到重视，美国食品药品监督管理局（FDA）直接要求临床试验需包含生命质量评价，以证明其有效性。许多生命质量研究的国际组织和专家致力于制定相关推荐或指南，以推动高质量的生命质量研究及其结果报道，现以临床试验 CONSORT 声明扩展版（2013 年）专列的患者报告结局（patient report outcomes，PROs）的报告规范为例，对举例文献的质量进行分析。

一、CONSORT 声明中有关 PROs 的报告规范

CONSORT 声明为规范临床试验的文献报道而设计开发，在国际上被广泛应用后，临床试验的质量及其报告质量有了大幅提高，在 2013 年又新增了有关 PROs 的内容，强调需清楚标识 PROs 作为研究终点，其形成的背景和原理，是否进行过信效度评价及如何在研究中被使用（表 2-5-7）。

二、根据 CONSORT 声明分析举例的文献报道

1. 标题与摘要　本篇报道在题目和摘要中直接明了地点明将围绕生命质量展开研究，是主要研究终点。

2. 介绍　虽然在介绍里，并没有描述该研究中使用的 PROs 评价工具 SF-36 和 SF-6D 的原理和具体内容，但提及了普适量表 SF-36 和 SF-6D 已在银屑病关节炎和类风湿关节炎的生命质量评价中被广泛应用。

3. 方法学　因为本篇报道属于生命质量量表应用型研究，因此并没有提及信效度检验方面的内容，而是针对两种关节炎疾病患者的生命质量受损程度及对治疗的反应性开展研究。另外，方法学中具体描述了生命质量量表采集时间和样本量，但没有提及采集方式。

4. 随机化　因本项研究并非随机对照研究，故统计学部分没有相关信息，但详细介绍了相关的统计方法，包括对年龄、性别、疾病活动度等混杂因素进行了校正，以保证研究结果的真实性。

5. 结果　在该部分描述中，对有关 PROs 基线和治疗后的数据均进行了详细介绍，进行了治疗前后的比较，并对 SF-36 和 SF-6D 的亚量表逐项描述，能有效区分患者哪些方面受到了影响，如生理、心理、社会角色等及其程度。本报道中还应用的雷达图清晰直观地显示患者人群生命质量的受损情况及对治疗的反应性。

6. 讨论　本篇报道讨论了 SF-36 和 SF-6D 评估两种关节炎疾病患者生命质量的临床应用价值，以及对不同疾病的不同影响，具有较好的临床普及性和实践前景；但也解释了普适量表在关节炎患者生命质量评估中可能存在的局限性。

综上，该研究精确度高，SF-36 和 SF-6D 对炎性关节炎的生命质量评估具有较高的可行性，与正常健康人群相比，差异度较大，能有效反应银屑病关节炎、类风湿关节炎等疾病对患者生命质量的影响程度，并且治疗前后也存在显著性差异，具备动态追踪患者生命质量变化的能力。

第五节　生命质量研究临床思维与决策

生命质量研究区分为评估指标形成型研究和评估指标应用型研究，本章节以量表为例，只有高质量、严谨开展量表制定的研究，才能有效应用量表完成生命质量评估，而在扩大样本量应用过程中，有助于发现不足，从而为形成新的、评估效力更高的量表提供科学依据。因此，两个领域的研究设计截然不同，但相辅相成，推动生命质量研究的不断创新与发展。

第一项研究基于大样本量的患教项目，通过信度和效度检验，并与普适量表比较，明确了疾病专用量表 KDQOL-36 用于评估慢性透析患者生命质量的适用性和优效性，这为临床选择合适的量表提供了科学数据。

第二项研究为前瞻性多中心患者队列研究，样本量大，具有一定代表性，并设置了阳性对照和阴性对照，对可能的混杂因素进行了校正，提高了研究的真实性。选取了普适量表 SF-36 在不同疾病人群及健康对照人群之间进行比较，确保了组间的可比性，有效显示了银屑病关节炎患者生命质量评分显著低于健康人群，与类风湿关节炎患者也存在部分差异，对生理功能和情绪等方面影响较轻，但通过 3~6 个月的治疗后，类风湿关节炎患者恢复更快。因此，前瞻性多中心患者队列研究对生命质量的动态观察和对疾病的转归判断具有重大意义，尤其以经典疾病作为参照，能有效提高生命质量评估的效度，并为认识罕见病、新类型疾病的生命质量特征提供直观的、可比的数据。但也需要注意的是，不同疾病间的显著差异值是否具有临床意义，目前尚无定论，以待相关的研究进行论证并确定最小临床重要差异值。

通过查阅疾病相关生命质量的相关文献，可以帮助临床医师了解该疾病患者生命质量的特征及可能受影响的方面，并了解现有的或新开展的治疗措施能否改善生命质量，有助于患者病情的全面控制。目前虽然缺乏关于生命质量文献的质量系统评估体系，但与其他研究类型相似，同样需要注意研究对象的特点、研究方法的可行性、研究结果的可靠性和普及性等方面，判断能否将研究结果用于自己的患者，以及如何进行生命质量评估。

（马莉莉　姜林娣）

推荐阅读资料

[1] PEIPERT JD, BENTLER PM, KLICKO K, et al. Psychometric properties of the kidney disease quality of life 36-item short-form survey (KDQOL-36) in the United States. Am J Kidney Dis, 2018, 71 (4): 461-468.

[2] MICHELSEN B, UHLIG T, SEXTON J, et al. Health-related quality of life in patients with psoriatic and rheumatoid arthritis: data from the prospective multicentre NOR-DMARD study compared with Norwegian general population controls. Ann Rheum Dis, 2018, 77 (9): 1290-1294.

第六章　临床经济学的循证实践

临床问题:精神科医疗过程中,医师经常需要考虑各治疗措施对患者造成的经济负担。如一名长期服用五羟色胺再摄取抑制剂的40岁中年男性焦虑障碍患者问医生:"服用这类药物治疗焦虑障碍一年要多少钱?"要回答这个问题,就需要在各种治疗措施中寻找证据,那么这些证据的真实性如何,结论是否可信,患者的情况又是否适用呢?

PICO问题:

P:40岁中年男性,患有焦虑障碍

I:服用五羟色胺再摄取抑制剂(治疗焦虑障碍的一线药物)

C:未服用五羟色胺再摄取抑制剂

O:发生焦虑

寻找证据:

我们以"五羟色胺再摄取抑制剂"和"焦虑障碍"为检索词进行检索,检索到临床经济学评价相关的文献后,首先阅读题目和摘要,根据调查对象特征、研究问题、研究设计方案等选择合适的文献,经过检索和查阅,发现系统的临床经济学评价研究的文献较少,少量文献中有一篇临床经济负担的文章,设计较严谨,再次对该文献进行评价。

在阅读本章前请先阅读第二篇第六章,有助于深入理解。

第一节　临床经济学评价原文剖析

一、文献题目和来源

1. 题目　北京市城区精神病医院焦虑障碍患者疾病经济负担初步调查
2. 来源　中华精神科杂志,2008,41(4):216-219

二、研究目的与设计方案

为了解我国焦虑障碍患者疾病经济负担的现状,为制定相关卫生经济政策和疾病防治策略提供依据,本研究对北京市城区精神病医院焦虑障碍(仅包括广泛性焦虑障碍、强迫性障碍和惊恐障碍)患者的疾病经济负担进行研究。

设计方案:本研究设计为横断面研究。

三、研究场所

在北京城区随机抽取2家二级甲等精神病医院和2家三级甲等精神病医院作为调查现场。

四、调查对象

1. 诊断标准　符合国际疾病分类第10版(international classification of disease-10,ICD-10)中广泛性焦虑障碍、强迫性障碍和惊恐障碍的诊断标准。

2. 纳入标准　①来院就诊符合诊断标准的患者;②交流无障碍,对病情、治疗和花费情况、家庭其他情况较为了解，能提供可靠信息；③患者及其照料者知情同意，签署书面知情同意书。排除标准：伴有其他躯体疾病和精神疾病，与焦虑障碍造成的费用不易区分者。由经过统一培训的精神科主治医师及以上级别，对门诊和住院的焦虑障碍患者进行筛选，将符合研究标准的病例作为研究对象。

3. 排除标准　资料不完整者、2006 年前已经死亡者。

4. 样本量　根据疾病经济负担研究的样本量计算公式计算得出，应调查患者 146 例，其中二级精神病医院 60 例，三级精神病医院 86 例。

五、暴露和结局

疾病经济负担测算：患者的疾病经济负担包括直接经济负担和间接经济负担。直接经济负担包括直接医疗费用和直接非医疗费用两部分，其中直接医疗费用包括门诊费用和住院费用；直接非医疗费用包括因就诊额外增加的交通、住宿和餐饮的费用。在本研究中，间接经济负担仅包括患者及其照料者因病引起工作时间减少所致的经济损失。根据北京市 2006 年国民经济和社会发展统计公报公布，北京市 2006 年人均国内生产总值为 49 505 元，按 1 年 12 个月、每月 22 个工作日、每个工作日以 8h 计算，每小时日折合为 23.4 元。按照人力资本法，根据北京市日均国内生产总值，将患者及其照料者的间接经济负担转化成货币形式。各项指标的计算公式如下：①年人均直接医疗费用＝单次人均门诊医疗费用 × 月均就诊次数 ×12+ 单次人均住院医疗费用 × 年人均住院次数；②年人均非医疗费用＝因就诊额外支付的年人均交通费 + 因就诊额外支付的年人均住宿费 + 因就诊额外支付的年人均餐费；③年直接经济负担＝年人均直接医疗费用 + 年人均直接非医疗费用；④年间接经济负担＝（患者人均误工天数 + 家属因陪护患者人均误工天数）× 2006 年北京市日均国内生产总值；⑤年疾病经济负担＝年直接经济负担 + 年间接经济负担。

六、主要统计方法

调查数据经过整理、核查，采用 Epidata3.0 软件建立数据库，并运用 SPSS15.0 统计软件进行分析。门诊费用和住院费用呈偏态分布，采用中位数和四分位数间距描述其集中趋势；比较二级和三级精神病医院患者的门诊费用，采用两个独立样本的非参数 Mann-Whitney U 检验，确定不同级别精神病医院患者的门诊费用差异是否有统计学意义。

七、主要研究结果

1. 患者卫生服务利用一般情况　在 174 例中，其中人均门诊次数为 8.4 次 / 年，人均住院次数为 0.3 次 / 年；90 例（51.7%）同时接受药物治疗和心理治疗，79 例（45.4%）单纯接受药物治疗，5 例（2.9%）单纯接受心理治疗。

2. 焦虑障碍患者的疾病经济负担　表 3-6-1 显示，焦虑障碍患者的年人均疾病经济负担为 16 509 元。住院患者的年人均疾病经济负担约为门诊患者年人均经济负担的 4 倍。住院患者的直接经济负担占总经济负担的比例为 63.0%，与门诊患者的间接经济负担所占比例相当。

在 174 例的年人均疾病经济负担中，广泛性焦虑障碍患者为 9 467 元，惊恐障碍患者为 31 450 元，强迫障碍患者为 6 440 元。

3. 焦虑障碍患者的单次门诊费用和单次住院费用情况　表 3-6-2 显示，在单次门诊费用中，医疗费用所占的比例低于非医疗费用的比例，其中药物费用所占比例最高，在单次住院费用中，医疗费用所占的比例高于非医疗费用的比例，诊疗费用的比例最高，而药物费用占单次住院费用的 19.7%。

表 3-6-1　精神病医院焦虑障碍患者年人均疾病经济负担分布

项目	人均经济负担		占患者年收入的比例 /%	占家庭年收入的比例 /%
	费用 / 元	构成比 /%		
	门诊患者（$n = 142$）			
总经济负担	9 642	100.0	39.6	16.2
直接经济负担	3 623	37.6	14.9	6.1
直接医疗费用	2 077	21.5	8.5	3.5

续表

项目	人均经济负担		占患者年收入的比例 /%	占家庭年收入的比例 /%
	费用 / 元	构成比 /%		
直接非医疗费用	1 546	16.0	6.4	2.6
间接经济负担	6 019	62.4	24.7	10.1
		住院患者（$n=32$）		
总经济负担	37 978	100.0	156.1	63.6
直接经济负担	23 915	63.0	98.3	40.1
直接医疗费用	21 648	57.0	89.0	36.3
直接非医疗费用	2 267	6.0	9.3	3.8
间接经济负担	14 063	37.0	57.8	23.6
		焦虑障碍患者（$n=174$）		
总经济负担	16 509	100.0	67.8	27.7
直接经济负担	10 490	63.5	43.1	17.6
直接医疗费用	71 392	43.2	29.3	12.0
直接非医疗费用	33 512	20.3	13.8	5.6
间接经济负担	6 019	36.5	24.7	10.1

表 3-6-2　精神病医院焦虑障碍患者单次门诊费用和单次住院费用状况

项目	单次门诊费用			单次住院费用		
	中位数 / 元	四分位间距 / 元	构成比 /%	中位数 / 元	四分位间距 / 元	构成比 /%
医疗费用	209	304	48.8	15 244	5 299	88.4
药物费用	200	327	39.5	3 475	2 846	19.7
检查费用	0	0	2.8	3 763	1 650	21.1
诊疗费用	9	31	6.5	5 368	1 741	31.2
护理等费用	-	-	-	2 835	1 211	16.4
非医疗费用	7	74	51.2	1 814	1 068	11.6
交通费用	5	49	26.8	310	500	2.9
住宿费用	0	0	14.6	80	200	1.2
餐费	0	13	9.8	1 166	608	7.5
单次费用	254	469	100.0	16 893	6 298	100.0

注："-"表示单次门诊费用中没有护理等费用的项目。

第二节　临床经济学文献评价

一、结果是否正确

（一）是否提供了完整的经济学分析

是。本研究提供了北京市城区精神病医院焦虑障碍患者疾病经济负担的主要分析结果。

(二) 是站在谁的立场上进行评价

本研究的立场包括社会、卫生保健系统、卫生服务提供者和患者等多个方面。

(三) 是否选择了合适的对照,比较了所有相关的临床措施

本研究不是不同卫生措施的比较,而是比较门诊费用和住院费用,并比较了直接费用和间接费用、直接医疗费和直接非医疗费用等。

(四) 成本和效果的测量是否正确

成本可分为直接成本和间接成本。两者又分别包括卫生服务内和卫生服务外的成本。卫生服务系统内的直接成本是指与治疗干预有关的直接医疗费用,包括药物、检查、诊疗、护理的费用,卫生服务系统外的直接成本是指与治疗有关的非医疗成本,如患者的交通费、住宿费、餐费;卫生服务系统内的间接成本是指患者及其照料者因病引起工作时间减少所致的经济损失,根据北京市人均国内生产总值计算每个工作日折合的金额;按照人力资本法,根据北京市日均国内生产总值,将患者及其照料者的间接经济负担转化成货币形式。

(五) 成本和效果资料是否进行增量分析

本研究是成本测量,不涉及增量,不涉及效果测量。

(六) 是否进行了敏感性分析

本研究只进行了成本测量,计算了各种成本,因此不必进行敏感度分析。

(七) 估计成本和效果是否来源于干预人群

本研究是焦虑障碍患者疾病负担的横断面调查,不是干预性研究,因此估计成本和效果来源于北京市城区精神病医院的焦虑障碍患者。

二、结果是什么

(一) 增量成本和效果是什么

本研究是成本测量,不涉及增量。

(二) 各亚组增量成本和效果有无不同

本研究未进行亚组比较。

(三) 允许变化的不确定结果是什么

本研究未开展成本变化指标的分析。

三、结果是否适用于我的患者

(一) 治疗的收益或益处是否超过了成本或危害

本研究是焦虑障碍患者疾病负担的横断面调查,不涉及效果或效益测量。

(二) 我的患者是否有相似的临床结果

本研究为针对北京市城区精神病医院焦虑障碍患者的横断面调查,不涉及具体临床病情和结果。

(三) 我的患者是否有相似的成本

本研究的调查对象为北京市城区精神病医院 174 例焦虑障碍患者,其研究结果可为类似患者提供基础数据。

第三节 临床经济学研究临床思维与决策

一、临床经济学评价的分析角度

卫生经济学评价可以从多种角度进行,如从医院的角度、从政府的角度、从社会的角度、从个人的角度。从什么角度分析对理解一项研究的结果非常重要,因此在进行分析评价之前,应该首先确定评价分析的角度。

二、临床经济学评价受时间的影响

有时临床经济学评价中涉及的方案可能会持续几年甚至几十年,在不同的时间发生投入和产出。不同时间发生的投入和产出所具有的经济意义是不一样的。因此在进行投入和产出的比较时,应该将不同时

间发生的投入和产出折算为同一时间的投入和产出，也就是消除时间对投入和产出的影响，从而便于进行比较。

三、临床经济学文献评价的内容

临床经济学文献评价的内容如下：①明确研究问题，包括明确研究目的、报告对象和目标人群，应明确评价的用途和药物的适用人群，纳入标准及排除标准。②选择合适的研究角度。研究角度包括社会、卫生保健系统、第三方付费者（医疗保险）、卫生服务提供者和患者等多个方面。③确定对照，理想情况下新药应该与目前最适用于成本效果分析的方法进行比较，一般是与常规治疗或最低成本治疗方法比较。④选择研究设计与分析方法。⑤应根据研究角度确定评价的成本范围，成本可分为直接成本和间接成本。⑥进行贴现，如果研究的时间超过 1 年，就应该对成本进行贴现（discount），推荐采用 3% 的贴现率和做贴现率为 0~10% 变化时的敏感度分析。⑦计算平均和增量成本效果比。⑧敏感度分析，计算成本和效果的各种参数、贴现率都可进行敏感度分析。⑨评价结论，根据投入和产出分析的结果及其判别原则，确定待评价的方案是否可行，或者从多个备选方案中选择一个最佳方案。

（黄悦勤）

推荐阅读资料

[1] 黄悦勤 . 临床流行病学 .4 版 . 北京：人民卫生出版社，2014 ：171-187.

[2] 操小兰，黄悦勤 . 焦虑障碍经济负担研究的系统评价 . 中国心理卫生杂志，2008，22（10）：719-723.

[3] 操小兰，黄悦勤，刘肇瑞 . 北京市城区精神病医院焦虑障碍患者疾病经济负担的初步调查 . 中华精神科杂志，2008，41（4）：216-219.

[4] WORLD HEALTH ORGANIZATION.Guidelines for estimating the economic burden of diarrheal disease with focus on assessing the costs of rotavirus diarrhea.Geneva：World Health Organization，2005 ：5-7.

第七章 Meta 分析的循证实践

临床问题：患者男，20 岁，因感全身不适，发热 3 天，头疼 1 天，发作性意识不清半天入院。查体，高热 39.4℃，心率 100 次 /min，律齐，血压 90/60mmHg，呼吸 16 次 /min，未吸氧状态下指脉血氧饱和度 95%。面色苍白，间断遵嘱。格位斯哥评分 12/15 分，眼睛 3 分，发声 4 分，动作 5 分。双上肢和下肢可见紫色皮疹，牙龈有出血。神经系统查体颈项明显强直。患者表现为发热，意识障碍，脑膜刺激征，上述表现为经典的细菌性脑膜炎体征。如未及时的诊断及治疗，病死率非常高。在所有辅助治疗细菌性脑膜炎控制蛛网膜下腔炎症的药物中，糖皮质激素是唯一被临床认可的药物。糖皮质激素可以削弱炎症反应，减轻脑水肿，但是意见尚不统一。国外的研究相对较多，国内有关糖皮质激素在细菌性脑膜炎中的运用资料不多，其调查病例数少，无大规模临床研究，治疗效果尚难定论。因此，我们想弄清楚糖皮质激素是否能降低细菌性脑膜炎的病死率，减少听力丧失和神经系统后遗症。

PICO 问题：

P：细菌性脑膜炎患者

I：糖皮质激素

C：安慰剂

O：脑膜炎病死率、神经后遗症

寻找证据：

从临床情境中我们可以看出这是一个有关治疗效果的问题。医疗卫生干预的效果评价主要采用 RCT 研究设计，在面对此问题时，我们首先可能做的是检索、阅读和评价有关的高质量临床试验，从中找到有关问题的证据，据此做出合理的决策。但是也经常会发现，就某一具体临床问题可能存在几篇甚至几十篇文献，需要花费很多的时间来筛选和阅读，而且有很多时候不同的研究显示的结果经常不同甚至相反，使决策者不知所从。

系统综述 /Meta 分析就是这样一种可以提供综合性结论的研究。它针对一个特定的临床问题，收集所有相关的研究（包括各种语言发表的文章），整合起来进行全面和客观的分析，从而得出关于该问题的综合性高质量结论。它是一种在原始研究基础上的二次文献研究。有的系统综述中运用了 Meta 分析（一种统计学定量整合的方法）来综合原始研究的结果。因此，过去又把使用这种统计学方法的综述称作 Meta 分析。目前普遍认为，来自多个随机对照试验的系统综述提供了有关治效果最好的证据。在飞速发展的信息时代，系统综述是临床医生、研究人员和医疗卫生决策者获得现有最好证据的捷径。

检索系统综述 /Meta 分析时，我们首先推荐 Cochrane Library，也就是先检索 Cochrane 系统综述，如没有再检索非 Cochrane 系统综述，如在 UpToDate、Clinical evidence、Best evidence、PubMed 等数据库中进行检索。根据 PICOS 的原则，以其包含的 5 个基本要素作为关键词，Meningitis、glucocorticoid、corticosteroid、dexameth、mortality risk、systematic review、Meta analysis 等。通过 Cochrane Library 检索出了一篇由 Matthijs C Brouwer 等发表的系统综述：Corticosteroids for acute bacterial meningitis.Cochrane Database of Systematic Reviews.2015.12.

第一节 Meta 分析原文剖析

在本书第二篇第七章中给出了用于评价系统综述 /Meta 分析质量的报告规范：PRISMA 声明。下面我们按照系统综述 / Meta 分析优先报告的条目 PRISMA 声明（preferred reporting items for systematic reviews and Meta analyses，PRISMA）对所检索到文献进行解读。

一、标题

Corticosteroids for acute bacterial meningitis，这是一篇 Cochrane 系统综述，其属循证医学中最高质量的证据。这是 Cochrane 系统综述的题目格式之一，只规定了干预组的药物，而未规定对照组药物。

二、摘要

该系统综述提供了结构式摘要，包括背景、目的、资料来源、纳入研究的标准、研究对象和干预措施、研究质量评价和数据综合的方法、结果、局限性、结论和主要发现、证据的质量等。

急性细菌性脑膜炎是脑膜的感染（膜系统大脑和脊髓），它往往造成听力丧失（hearing loss）。尽管可以使用足量的抗生素治疗，但是对于 5%~40% 的儿童和 20%~50% 的成年人，细菌性脑膜炎仍是致命的。细菌性脑膜炎是由细菌引起的，这种细菌通常从耳朵或呼吸道感染蔓延。糖皮质激素是一种可以减少感染所引起炎症的药物。脑膜炎的动物实验研究中已显示，细菌性脑膜炎可加重对中枢神经系统的损伤，而使用糖皮质激素联合抗生素的研究得出了相反的结果。本研究想了解使用糖皮质激素治疗细菌性脑膜炎是否比安慰剂效果更好。证据的检索时间为从 2015 年 2 月至今，纳入了 25 项试验，其中包括 4 121 名患有急性细菌性脑膜炎的受试者。其中 7 项试验受试者为成人（16 岁以上），2 项试验受试者包括儿童和成人，其余试验受试者均为儿童。在 22 项研究中使用的糖皮质激素为地塞米松，其他 3 项试验使用了氢化可的松或泼尼松。9 项研究在低收入国家开展，16 项研究在高收入国家中开展。这篇系统综述研究回顾了治疗成人和儿童急性细菌性脑膜炎使用糖皮质激素对死亡率、听力损失和 / 或神经后遗症（如听力丧失、神经功能缺损）影响的证据。

三、前言

文章介绍了系统综述研究的理由和依据。在动物实验研究中，随着蛛网膜下腔炎性过程的加重，脑膜炎的预后恶化。使用皮质类固醇治疗可减少脑脊液（CSF）中的炎症反应，逆转脑水肿和改善预后。这些病理生理学的见解促使研究者把皮质类固醇作为急性细菌性脑膜炎的辅助治疗。在 20 世纪 60 年代，两个 RCT 评估了皮质类固醇在细菌性脑膜炎患者中的作用。但是 20 世纪 90 年代进行的 RCT，结果相互矛盾。21 世纪又在马拉维和南美洲进行了两次儿童试验，在欧洲、越南和马拉维进行了三次成人试验。欧洲试验在所有患者中都显示出有益的效果，对肺炎球菌性脑膜炎的死亡率和不利结果影响最明显。越南试验仅对细菌性脑膜炎患者显示出有益的效果，其他试验没有显示出有益的效果。2010 年，对来自这五项试验的患者进行个体患者数据的 Meta 分析，以确定哪些患者辅助性地塞米松亚组有效。在这项 Meta 分析中，在任何预先指定的亚组中均未发现地塞米松的辅助作用。然而，一项术后分析显示，使用地塞米松治疗的幸存患者听力损失有所减少。许多试验的结果是不确定的，并且大多数研究相对较小。在研究人群、研究设计、糖皮质激素的时间和剂量方面，试验有很大差异。Cochrane 系统综述和 Meta 分析有助于解释这些不同的结果。

这篇系统综述通过对研究对象、干预措施、对照措施、结局指标和研究类型（participants、interventions、comparisons、outcomes、study design，PICOS）5 个方面为导向的问题，提出了所需要解决的清晰明确的研究问题，即使用糖皮质激素是否比安慰剂对于细菌性脑膜炎的辅助治疗效果更好。

四、方法

（一）方案和注册

这篇系统综述是 2015 年对之前研究的更新。

（二）纳入标准

该系统综述按照 PICOS 原则作为纳入研究的标准，并给出了合理的说明。

研究设计方案：随机对照试验。

研究对象：任何年龄段的获得性细菌性脑膜炎患者。

干预措施：任何类型的辅助皮质类固醇治疗。

结局指标：病死率、听力损失、神经后遗症。

（三）信息来源

文中对于所有文献信息的来源描述很明确，在文中的各个部分均有所体现。

（四）检索

文中说明了所有数据库的检索方法，包含所有检索策略的使用（图 3-7-1）。

（五）研究选择

文章说明了纳入研究被选择的过程，由两名研究人员独立对纳入的文献进行筛选，遇到分歧协商解决，对于排除的研究给出了原因。

（六）资料提取

文中描述了资料提取的方法。由两名研究人员根据预先的计划独立提取数据。所提取的数据包括研究设计、纳入标准、患者特征、进行研究的国家、干预措施和结果指标等，并通过讨论解决分歧，并在数据不清楚或丢失的情况下与相应的出版物作者联系。

Appendix 3. MEDLINE (Ovid) search strategy

1 exp Meningitis/
2 meningit*.tw.
3 exp Neisseria meningitidis/
4 exp Haemophilus influenzae/
5 Streptococcus pneumoniae/
6 ("N. meningitidis" or "H. influenzae" or "S. pneumoniae").tw.
7 ("neisseria meningitidis" or "haemophilus influenzae" or "streptococcus pneumoniae").tw.
8 or/1-7
9 exp Adrenal Cortex Hormones/
10 corticosteroid*.tw,nm.
11 glucocorticoid*.tw,nm.
12 exp Steroids/
13 steroid*.tw,nm.
14 exp Dexamethasone/
15 (dexamethasone* or hydrocortisone* or prednisolone* or methylprednisolone*).tw,nm.
16 or/9-15
17 8 and 16

图 3-7-1　在 Medline 中的检索策略

（七）单个研究存在的偏倚

描述了用于评价单个研究偏倚的方法。对于每个研究，采用 Cochrane 风险偏倚评价工具对每个纳入的原始研究进行质量评价。

（八）概括效应指标

说明了主要的综合结局指标。使用 *RR* 与 95% *CI* 作为评价治疗效果的指标。

（九）结果综合

描述了结果综合的方法。采用 Revman5.3 对数据进行分析，用假设检验的方法检验纳入研究是否存在异质性，用 I^2 来衡量纳入研究的异质性大小。如不存在异质性，采用固定效应模型的 Mantel Haenszel 方法进行合并效应量的分析；如纳入研究存在异质性，使用随机效应模型。

（十）研究偏倚

文中描述了采用漏斗图来评估是否存在选择性偏倚。

（十一）其他分析

文中在方法学部分说明了如何进行亚组分析与敏感性分析。

研究对儿童和成人、致病微生物、低收入和高收入国家、皮质类固醇使用时间和研究质量进行亚组分析。定义了两个年龄组：16 岁以下的患者和 16 岁及以上的患者。定义了三类致病菌：流感嗜血杆菌、脑膜炎奈瑟菌和肺炎链球菌。研究中分析了分为低收入和高收入国家的两个子集中的研究。低收入国家的联合国人类发展指数低于 0.7，高收入国家的指数为 0.7 或更高［联合国人类发展指数（UNHDI）2009 年］。根据“偏倚风险”表中的得分，原始研究按照方法学质量分为高、中、低三类。

五、结果

（一）研究选择

本篇研究最初检索 4 421 篇文献，排除掉重复发表的文献，剩余 3 559 篇进入初筛，40 篇研究符合纳入标准，15 篇研究被排除，并给出了被排除文献的原因，最终纳入 25 篇原始研究，但未提供文献筛选的流程图。

（二）研究特征

文中纳入的文献由纳入研究特征表来说明每一个被提取资料的研究特征（表 3-7-1）。

表 3-7-1　研究资料特征表

条目	具体内容
GANS J，BEEK D.Dexamethasone in adults with bacterial meningitis.New England Journal of Medicine，2002	
研究方法	双盲、随机对照试验
研究对象	年龄大于 16 岁的符合 CSF 诊断标准的细菌性脑膜炎患者，共计 301 名参与者(169 名男性，132 名女性；157 名接受地塞米松治疗，144 名接受安慰剂治疗)，来自荷兰、比利时、丹麦、奥地利、德国

续表

条目	具体内容
干预措施	地塞米松 40mg/d，静脉滴注，4d；使用抗生素之前或与抗生素一起使用
结局指标	死亡率、神经后遗症、不良事件（带状疱疹 / 真菌感染、胃肠道出血、高血糖）

（三）研究内部偏倚风险

该系统综述对每篇纳入的原始研究的质量进行了评价，并给出了相关数据结果，以发表在新英格兰医学杂志的一篇文献为例（表 3-7-2）。

表 3-7-2　纳入研究的质量评价

偏倚风险	作者判断	支持的理由
GANS J，BEEK D.Dexamethasone in adults with bacterial meningitis.New England Journal of Medicine，2002		
随机分配方案（选择风险）	低风险	计算机生成随机序列
分配方案隐藏（选择风险）	低风险	详细说明分配方案被隐藏
盲法（实施风险、测量风险）	低风险	采用了双盲的方案
结果数据的完整性（随访偏倚）	低风险	研究中没有失访的研究对象
选择性报告研究结果（报告风险）	低风险	研究中采用意向性治疗分析
其他偏倚来源（其他风险）	低风险	无其他偏差迹象

（四）研究的结果

这篇系统综述报告针对所有结局指标，每个研究的结果绘制了森林图，对每一个 Meta 分析的结果进行了详细的说明（包括可信区间和异质性检验的结果）（图 3-7-2）。

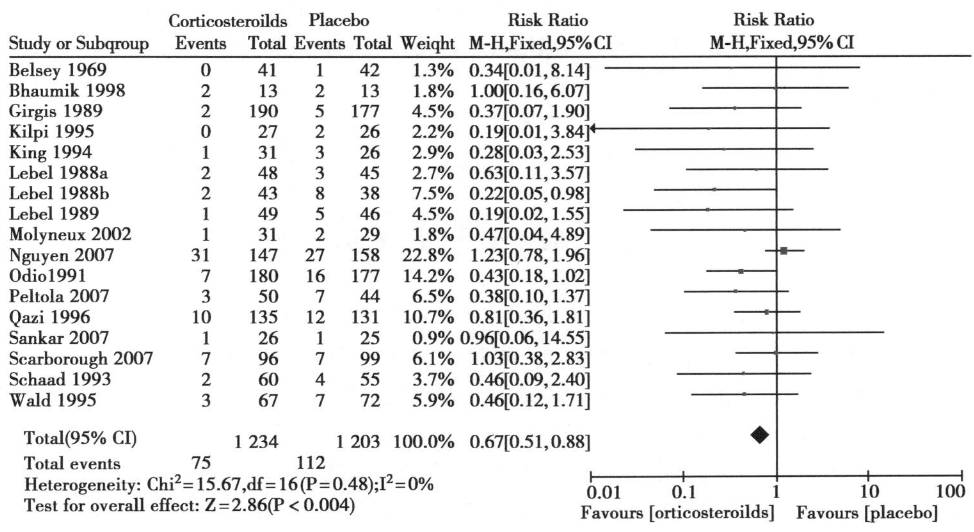

图 3-7-2　系统综述中的森林图

（五）研究间偏倚

文中未制作漏斗图。

（六）其他分析

本研究进行了敏感性分析和亚组分析。

六、讨论

（一）证据总结

这篇纳入的25项研究包括4 121名受试者。4项研究被评为高质量而没有偏倚风险，14项被评为中等质量，7项为低质量，整体分析为中等程度的偏倚风险。9项研究在低收入国家开展，16项在高收入国家中开展。

本系统综述发现，与安慰剂组相比，糖皮质激素地塞米松不能明显降低病死率（17.8% 对比 19.9%）。使用糖皮质激素治疗患者，严重的听力丧失率明显降低（6.0% 对比 9.3%），任何听力丧失（13.8% 对比 19.0%）和神经后遗症（17.9% 对比 21.6%）也有所降低。对不同细菌导致脑膜炎的分析表明，由肺炎链球菌（*S.pneumoniae*）引起的脑膜炎使用糖皮质激素治疗致死率较低（29.9% 对比 36.0%），而对流感嗜血杆菌（*H.influenzae*）和脑膜炎奈瑟菌（*N.meningitidis*）]引起的死亡率没有影响。在高收入国家，使用糖皮质激素可降低严重听力丧失、任何听力丧失和短期的神经后遗症，而在低收入国家的糖皮质激素治疗没有效果。糖皮质激素可以降低由流感嗜血杆菌引起小儿脑膜炎的听力丧失率（4% 对比 12%），而不会降低其他细菌引起的脑膜炎所致的听力丧失。地塞米松可增加反复发热率（28% 对比 22%），但与其他不良事件无关联。

（二）局限性

本研究详细探讨了研究层面和结局层面的局限性及系统综述的局限性。如研究中说明现有的研究没有解决四个重要问题：皮质类固醇治疗的最小持续时间、皮质类固醇的类型、肠外抗生素治疗开始后的最大时间长度及皮质类固醇治疗的长期效果。

（三）结论

给出对结果的概要性的解析，并提出对未来研究的提示。

七、资金

该系统综述没有描述资金来源。

总体来看，这篇系统综述写作非常符合 PRISMA 声明的各个项目要求，报告质量很好。

知识点

PRISMA 声明：目的在于帮助作者改进系统综述 /Meta 分析的撰写和报告，同时也可用于已发表系统综述 /Meta 分析的严格评价，实践中根据 PRISMA 声明中 27 个条目清单逐一对照。然而，PRISMA 声明并非测量系统综述 /Meta 分析质量的工具。

第二节　Meta 分析文献评价

系统综述 /Meta 分析的质量评价工具主要有 AMSTAR 量表、OQAQ 量表和 CASP 清单。目前，AMSTAR 运用较多的领域有同类系统评价研究、测量工具方法学研究、卫生技术评估，以及被专业期刊编辑作为推荐工具等。OQAQ 量表不涉及发表质量和研究的重要性，主要针对系统评价中容易产生偏倚的几个关键环节。CASP 清单不仅评价了方法学质量，更考虑了研究的适用性，因此，更适合用于使用系统评价 /Meta 分析结果进行实践时的评价。本书侧重于循证临床实践，因此建议采用 CASP 清单进系统综述 / Meta 分析文献的质量评价。下面，我们利用 CASP 清单对检索到的这篇 Cochrane 系统综述进行质量评价。

一、研究结果可靠性

（一）系统综述是否定义了一个清晰明确的问题

通过阅读系统综述的题目、研究目的及摘要，发现该系统综述的临床问题是“从不同致病菌、儿童和成人、低收入国家与高收入国家、皮质类固醇的给药时间和研究质量评价糖皮质激素对细菌性脑膜炎的治疗效果”。临床问题具体、明确，与临床情景中的问题非常相关。

（二）系统综述纳入的研究设计类型合适吗

根据研究目的，该系统综述设定了原始研究的纳入标准，包括研究对象、干预措施、对照措施、结局指标和研究设计类型 5 个方面。

1. 研究对象　任何年龄和任何临床条件的社区获得性细菌性脑膜炎患者。

2. 干预措施　社区获得性细菌性脑膜炎患者使用抗生素治疗，并随机接受任何类型的皮质类固醇辅助治疗。

3. 对照措施　安慰剂。

4. 结局指标　主要的结局指标是死亡率、听力损失、神经后遗症。次要结局指标包括胃肠道出血、反应性关节炎、心包炎、带状疱疹或单纯疱疹病毒感染、真菌感染和持续性发热（定义为在开始适当的抗生素治疗之后持续超过 5 天的发热）。

5. 研究设计类型　此临床问题是一涉及疗效的问题，随机对照试验是最佳研究设计。因此该系统综述纳入的研究类型为随机对照试验。没有对是否采用盲法、发表状态及发表语言进行限制。

总之，该系统综述中纳入了对于疗效评价问题来说最佳的研究类型，研究对象定义准确，有明确的纳入标准，干预措施、对照措施合理，结局指标纳入了决策相关的重要结局。据此可见，原始研究的纳入标准是合适的。

（三）该系统综述是否纳入了所有的相关文献

通过阅读该系统综述可以看出，作者对于原始文献的检索是较为全面的，对常用的医学文献数据库均进行了检索：Cochrane 临床对照试验注册中心（The Cochrane Controlled Trials Register）、美国生物医学文献数据库（Medline）、荷兰医学文摘电子版（Embase），Web of Science、CINAHL and LILACS 等数据库，检索时间截止到 2015 年 2 月。没有对语言进行限制，而且在文中详细地列出了每一个数据库中的检索策略。此外，作者还使用不同的检索方法相互结合，除了电子数据库检索之外，还进行了相关文章的参考文献目录检索，且与原始研究的作者及医药公司联系，以获取相关的其他研究。对于检索的结果，作者也做了明确的描述。为了避免偏倚，该系统综述由 2 名研究人员独立筛选和确定纳入标准。本篇研究最初检索 4 421 篇文献，排除掉重复发表的文献，剩余 3 559 篇进入初筛，40 篇研究符合纳入标准，15 篇研究被排除并给出了原因，最终纳入 25 篇原始研究，该系统综述没有绘制“漏斗图”。

综上所述，该系统综述对于相关研究的检索是较为全面的。

（四）系统综述制作者是否对纳入研究的质量进行了充分的评价

该系统综述对纳入的每项研究均采用 Cochrane 协作网偏倚风险评价工具进行了质量评价，主要评价指标为：随机分配的方法、分配方案隐藏、盲法、结果数据的完整性、选择性报告研究结果等。在 25 项研究中，有 4 项研究被评为高质量、14 项为中等质量、7 项为低质量，这篇系统综述纳入的原始研究质量比较高，因此整体证据质量为中等（图 3-7-3）。

	Random sequence generation (selection bias)	Allocation concealment(selection bias)	Blinding (performance bias and detection bias)	Incomplete outcome data (attrition bias)	Selective reporting (reporting bias)	Other bias
Bademosi 1979	?	−	−	−	?	−
Belsey 1969	?	?	+	−	−	−
Bennett 1963	?	+	+	−	−	?
Bhaumik 1998	+	−	−	−	?	−
Ciana 1995	?	−	−	−	−	?
de Gans 2002	+	+	+	+	+	+
DeLemos 1969	+	+	+	+	−	−
Girgis 1989	+	−	−	−	−	−
Kanra 1995	+	+	+	−	−	−
Kilpi 1995	+	−	−	+	−	−
King 1994	+	+	+	+	−	?
Lebel 1988a	+	+	+	+	−	?
Lebel 1988b	+	+	+	+	−	?
Lebel 1989	+	+	+	+	−	−
Mathur 2013	+	+	−	+	+	−
Molyneux 2002	+	+	+	+	+	+
Nguyen 2007	+	+	+	+	+	+
Odio 1991	+	+	+	+	−	?
Peltola 2007	+	?	+	+	+	?
Qazi 1996	+	+	+	+	−	−
Sankar 2007	+	+	+	+	+	?
Scarborough 2007	+	+	+	+	+	+
Schaad 1993	+	+	+	−	−	?
Thomas 1999	+	+	+	−	−	−
Wald 1995	+	+	+	+	−	?

图 3-7-3　纳入研究质量评价结果

(五) 对纳入研究的结果进行 Meta 分析是否合适

该系统综述根据主要结果指标及次要结果指标进行了 Meta 分析，纳入的原始研究异质性不明显(图 3-7-4)。

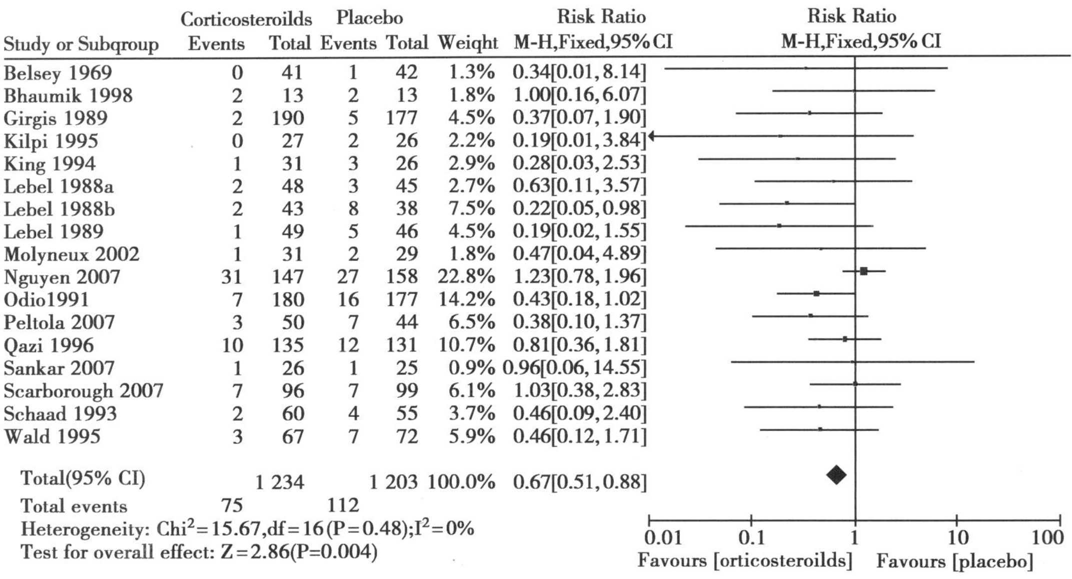

Study or Subqroup	Corticosteroilds Events	Corticosteroilds Total	Placebo Events	Placebo Total	Weight	Risk Ratio M-H,Fixed,95% CI
Belsey 1969	0	41	1	42	1.3%	0.34[0.01, 8.14]
Bhaumik 1998	2	13	2	13	1.8%	1.00[0.16, 6.07]
Girgis 1989	2	190	5	177	4.5%	0.37[0.07, 1.90]
Kilpi 1995	0	27	2	26	2.2%	0.19[0.01, 3.84]
King 1994	1	31	3	26	2.9%	0.28[0.03, 2.53]
Lebel 1988a	2	48	3	45	2.7%	0.63[0.11, 3.57]
Lebel 1988b	2	43	8	38	7.5%	0.22[0.05, 0.98]
Lebel 1989	1	49	5	46	4.5%	0.19[0.02, 1.55]
Molyneux 2002	1	31	2	29	1.8%	0.47[0.04, 4.89]
Nguyen 2007	31	147	27	158	22.8%	1.23[0.78, 1.96]
Odio1991	7	180	16	177	14.2%	0.43[0.18, 1.02]
Peltola 2007	3	50	7	44	6.5%	0.38[0.10, 1.37]
Qazi 1996	10	135	12	131	10.7%	0.81[0.36, 1.81]
Sankar 2007	1	26	1	25	0.9%	0.96[0.06, 14.55]
Scarborough 2007	7	96	7	99	6.1%	1.03[0.38, 2.83]
Schaad 1993	2	60	4	55	3.7%	0.46[0.09, 2.40]
Wald 1995	3	67	7	72	5.9%	0.46[0.12, 1.71]
Total(95% CI)		1 234		1 203	100.0%	0.67[0.51, 0.88]
Total events	75		112			

Heterogeneity: $Chi^2=15.67, df=16 (P=0.48); I^2=0\%$

Test for overall effect: Z=2.86(P=0.004)

图 3-7-4 听力丧失分析森林图

二、研究结果是什么

本系统综述发现，与安慰剂组相比，糖皮质激素地塞米松不能明显降低病死率(17.8% 对比 19.9%)。但是使用糖皮质激素治疗可以显著降低严重的听力丧失率(6.0% 对比 9.3%)，任何听力丧失和神经后遗症也有所降低。由肺炎链球菌(*S.pneumoniae*))引起的脑膜炎使用糖皮质激素治疗致死率较低(29.9% 对比 36.0%)，而对流感嗜血杆菌(*H.influenzae*))和脑膜炎奈瑟菌(*N.meningitidis*))引起的死亡率没有影响。

ER-3-7-1 Meta 分析森林图的解读(难点微课)

三、研究结果适用性

(一) 研究结果是否适用于当地人群

由于国内对此项研究资料匮乏，该系统综述参考文献多为国外文献。但国内国外情况有所差异，国内的临床实践可借鉴其研究结果，也期待国内有更多此类研究，对于本章的临床情景，可根据该系统综述提供的证据及患者的实际情况和意愿决定是否采用糖皮质激素作为辅助治疗。

(二) 考虑所有的重要结局了吗

该系统综述考虑了重要的结局指标，包括死亡率、听力损失、神经后遗症、胃肠道出血、反应性关节炎、心包炎、带状疱疹或单纯疱疹病毒感染、真菌感染和持续性发热等。

知识点

1. AMSTAR 质量评价工具　运用较多的领域有同类系统评价研究、测量工具方法学研究、卫生技术评估，以及被专业期刊编辑作为推荐工具等。

2. OQAQ 量表　不涉及发表质量和研究的重要性，主要针对系统评价中容易产生偏倚的几个关键环节。

3. CASP 清单　不仅评价了方法学质量，更考虑了研究的适用性，因此，更适合用于使用系统评价/Meta 分析结果进行实践时的评价。

第三节 Meta 分析临床思维与决策

循证医学关键就在于证据及其质量。目前认为最可靠证据是大样本随机对照试验（RCT）和以 RCT 为基础的 Meta 分析。其在全面搜集所有相关临床试验研究基础上，通过科学的方法筛选出合格的研究，继而对合格的研究进行综合分析和统计学处理，形成较单个研究更为可靠的分析结果，最后把结果以严谨、简明形式予以公布，用于指导临床决策过程。其优点是通过增大样本含量来增加结论的可信度，解决研究结果的不一致性，它是文献的量化综述，是以同一课题的多项独立研究的结果为研究对象，在严格设计的基础上，运用适当的统计学方法对多个研究结果进行系统、客观、定量的综合分析。

一、Meta 分析的意义

Meta 分析的最大优点是可以对多个同类型研究进行同质性检验和合并分析，Meta 分析在医学科研中具有以下特殊作用。

（一）提高统计分析效能

由于把许多具有可比性的单个研究结果进行合并分析，提高了对初步结论的论证强度和效应的分析评估力度。

（二）分析多个同类研究的分歧和原因

对多个临床试验结果不尽一致或存在分歧时，通过异质性检验和合并分析可以寻找有关原因，便于做出更科学的结论。

（三）引出新见解

回答单个临床试验中尚未提及或是不能回答的问题，寻求新的假说。

（四）节省研究费用

Meta 分析比大规模临床试验代价低廉，甚至更为可行。

（五）有助于循证医学的开展

Meta 分析是获取和评价大量文献的科学方法，特别是在当今信息爆炸的时代，Meta 分析有助于临床医生对文献进行再分析、判定与评价，从而在有限的时间内获取更多所需的信息。

案例 3-7-1：早产是新生儿死亡（65%）的主要原因，而胎肺发育不成熟致新生儿呼吸窘迫综合征是早产儿死亡的主要原因。临床上治疗先兆早产的药物大致分为 7 类：糖皮质激素、非甾体抗炎药、镁制剂、β_2 受体激动剂、钙离子通道阻滞剂、催产素受体拮抗剂和抗生素类。1987 年以前，多数产科医生并未认识到皮质类固醇短程疗法治疗先兆早产的显著疗效。1987 年英国 Cochrane 中心和国际 Cochrane 协作网创始人 Iain Chalmers 爵士研究发现，第一篇有关该疗法的 RCT 发表于 1972 年，此后 10 余年，先后有 7 篇有关该疗法的 RCT 发表，但结果不一致，没有可靠的证据说明该疗法到底有无效果。1989 年，Iain Chalmers 等人根据这 7 篇 RCT 结果撰写的系统综述在 *Effective Care in Pregnancy and Childbirth* 一书中公布，结果表明：短程使用皮质类固醇可有效降低新生儿死于早产并发症的危险。1990 年，同样的内容登载在英国妇产科杂志上（*British Journal of Obstetrics and gynaecology*）。1994 年，美国国立卫生研究院（National Institutes of Health，NIH）制定了官方政策，鼓励使用此法。其推广使用，不仅使欧洲新生儿死亡率下降 30%~50%，且每个婴儿节省 3 000 余美元，仅此一项美国每年可节省 15.7 亿美元，成为循证临床实践的成功范例之一。

二、临床应用 Meta 分析时的注意事项

在临床实践中，临床医生需要有效地整合已有的信息，从而为合理的决策提供依据。系统综述具有偏倚程度小，证据可信强度高的特点，综合性强，特别是当众多试验结果相互矛盾时，系统综述可以为临床医师提供一个快速、可靠、综合的证据。然而，仅仅阅读 Meta 分析的摘要和结论不足以作为决策的依据。Meta 分析是一种研究方法，与其他研究一样，存在偏倚和随机误差。低质量的 Meta 分析可能得出错误的结论，因而误导实践。因此，阅读一篇 Meta 分析时，如同阅读随机对照试验一样，需要应用一定的原则对其质量、结果和适用性进行评价，才能用作决策的证据。一篇 Meta 分析的质量常常取决于原始研究收集

的全面程度和质量，以及提取和分析数据的方法。因此，应用 Meta 分析的证据时，首先要回答的问题是该 Meta 分析的研究问题是否与自己决策面对的问题相关；其次是评价 Meta 分析的方法学质量，也就是判断其结果的可信度；然后提取和解释综述的结果；最后依据 Meta 分析的证据，结合患者的需要和意愿，做出合适具体患者的决策。

三、Meta 分析的临床决策

Meta 分析几乎应用于所有临床医学学科的研究与卫生决策，如丹麦一篇关于孕妇例行超声波检查价值的系统综述导致丹麦卫生委员会取消了对孕妇进行例行超声波检查的建议。澳大利亚乳腺癌 Cochrane 协作专业评价组帮助澳大利亚制定了以循证医学为基础的关于晚期乳腺癌的诊治指南，在北美由政府资助的循证实践中心也使用 Cochrane 图书馆作为其证据报告的信息来源，Meta 分析应用于临床决策过程就是循证医学临床实践的过程。

（一）确定一个需要回答的问题

提出一个恰当的临床问题十分重要，是 Meta 分析循证实践的第一步，也是关键所在。一个构架完好的问题，可以帮助我们缩短寻找证据的时间，快速检索找到适合的证据，并且易于评价和应用。注意灵活准确的运用 PICO 原则构建临床问题，这在循证临床实践中至关重要。

（二）寻找回答临床问题的最佳证据

一项 Meta 分析综合了有关一个实践问题现有的最好的相关研究，对证据的质量进行了系统客观的评估，提供了比任何单项研究更综合、更精确、更可靠的信息，并探索在什么条件下一项干预措施会更有效。Meta 分析将研究证据和医学实践的距离拉近了一大步，有了 Meta 分析，医学实践者就可以越过检索和收集原始文献的障碍，避免分析和整理原始研究结果的困难，直接利用现有最好的综合证据。Cochrane Collaboration 就是一个以 Meta 分析的方法收集和总结医学应用性研究证据为主要使命的国际性协作组织。它的主要任务是以系统评价的方式收集、总结和传播研究证据，从而加速科学研究成果在实践中的应用。Cochrane Library 已成为现今最重要的系统评价文献库。检索系统综述 /Meta 分析时，首先要检索 Cochrane Library，如没有再检索非 Cochrane 系统综述，如在 UpToDate、Clinical Evidence、Best Evidence、PubMed 等数据库中进行检索。

（三）评价所获得的证据

找到 Meta 分析文献后的任务是评价其质量，就是找出研究报告中与临床决策有关的信息，评价信息的可信度，评价信息的临床实践意义，进而利用这些信息进行临床决策。一篇科学的论文报告，并不是所有的信息都与临床决策有关，读者必须从中找到与临床实践有关的信息。评价临床研究证据可分为 3 个方面：①真实性；②重要性；③适用性。研究的结果是核心，但只有真实的结果才有可利用的价值，真实性由研究质量决定。真实的有意义的结果未必会在所有不同的患者中得到重复，因此决策的时候必须对研究结果在具体患者中的适用性进行判断。我们建议在评价系统综述 /Meta 分析的质量时，最好能够采用相应的报告规范结合一种方法学质量的评价工具进行，以相互补充。

（四）应用证据

通过证据的检索与评价，也许已经有了答案，会知道证据的质量如何，是否有重要的临床意义，患者与研究中的研究对象是否相似。同时，也清楚研究中的干预措施在当地的可行性如何，患者和家属的意愿怎样。将这些信息与专业技能和临床经验整合在一起，才能合理地做出患者满意的临床决策。在这里要特别强调，在临床实践中应用证据务必遵循个体化的原则，具体情况具体分析，切记生搬硬套。同时还要考虑患者的意愿及具体医疗环境和条件，只有三者统一，才可能做出最佳决策。

（五）后效评价

在将证据与患者的个体因素结合做出临床决策并实施后，要对整个医疗过程进行总结评价，我们应认真的总结以从中获益，达到提高医疗质量的目的。

Meta 分析在医学领域的应用，为医学实践和科研提供了新的理论和方法。Meta 分析可以定性和定量地综合分析多个研究结果，得出更为科学、合理和可信的结论，因而成为循证医学科学获取、评价和应用最佳证据的重要手段，也可作为医学科研项目管理、评价的手段之一。由于 Meta 分析属于描述性二次分析，存在混杂偏倚、文献报道偏倚，在医学实践和科研中应该正确认识并合理应用 Meta 分析。

知识点

1. Meta 分析的优点是通过增大样本含量来增加结论的可信度，解决研究结果的不一致性，它是文献的量化综述，是以同一课题的多项独立研究的结果为研究对象，在严格设计的基础上，运用适当的统计学方法对多个研究结果进行系统、客观、定量的综合分析。

2. Meta 分析是一种研究方法，与其他研究一样，存在偏倚和随机误差。一篇 Meta 分析的质量常常取决于原始研究收集的全面程度和质量，以及提取和分析数据的方法。

3. Meta 分析应用于临床决策过程　①确定需要回答的问题；②检索 Meta 分析研究证据；③评价所获得的 Meta 分析质量；④结合临床环境应用 Meta 分析进行临床决策；⑤后效评价。

（祁艳波　姚业祥）

推荐阅读资料

[1] 曾宪涛，黄伟，田国祥 .Meta 分析系列之九：Meta 分析的质量评价工具 . 中国循证心血管医学杂志，2013，2(5)：3-5.

[2] MOTHER D，LIBERATI A，TETZLAFF J，et al.Preferred reporting items for systematic reviews and meta-analyses：the PRISMA statement.Academia and the Profession，2009，151(4)：264-269，W64.

[3] BROUWER MC，MCINTYRE P，PRASAD K，et al.Corticosteroids for acute bacterial meningitis.Cochrane Database of Systematic Reviews.2015，Issue 9.Art.No：CD004405.DOI：10.1002/14651858.CD004405.pub5.

第八章　临床实践指南的循证实践

临床问题：患者女，28 岁，首次妊娠 7 个月，常规体检时发现血小板 $34 \times 10^9/L$，多次复查血小板均在 $28 \times 10^9/L$~$36 \times 10^9/L$，皮肤黏膜无出血点，偶有刷牙后牙龈少量出血，胎儿发育正常。既往体健，无血小板减少病史，无其他疾病。经仔细检查，排除其他疾病引起的血小板减少，诊断为免疫性血小板减少性紫癜（immunologic thrombocytopenic purpura，ITP）。请血液科医生会诊，协助治疗，血液科医生的意见不统一，有的倾向于用泼尼松治疗，或大剂量静脉丙种球蛋白（IVIG）治疗，也有的倾向于不给予任何治疗，只是观察血小板变化。目前存在的临床问题有：①现患者妊娠 7 个月，合并 ITP，无明显出血倾向，是否应该给予治疗，是否需要用泼尼松治疗，是否需要用 IVIG 治疗；②血小板计数维持在多少以上可以减少分娩时母亲和胎儿的出血并发症；③应该采取什么分娩方式保证母婴平安；④新生儿需要哪些监护和治疗。

PICO 问题：

P：妊娠，ITP 患者，新生儿

I：泼尼松，IVIG

C：不用药物治疗

O：出血发生率，分娩方式（剖宫产，经阴道产）

第一节　临床实践指南的检索与选择

一、在 PubMed 中检索

用检索式“purpura，thrombocytopenic，idiopathic”[MeSH Terms]OR “immune thrombocytopenia”[Text Word]，限定在 guideline，检索 PubMed 数据库，共检索到 8 个指南。阅读题目，排除非英文文献和儿童 ITP 指南，发现与本案例密切相关的指南为 2011 年发表在 *Blood* 杂志的美国血液学会循证指南“The American Society of Hematology 2011 evidence-based practice guideline for immune thrombocytopenia”。

二、在国外各种指南网站中检索

在国际指南网络（GIN）、英国国家医疗保健研究所（NICE）、苏格兰指南网络（SIGN）、美国国立指南文库（National Guideline Clearinghouse，NGC）中进行检索，也可以检索到相关的指南。如 NGC（www.guideline.gov）中可以检索到与免疫性血小板减少症（ITP）相关的指南 8 个，阅读题目发现相关性均不如上述美国血液学会制定的指南。由于 NGC 只收录最新 5 年的指南，所以 2011 年发表的这个美国指南并没有收录在内。

三、在中文数据库中检索

在中文常用数据库进行检索，找到一篇 2016 年发表的专家共识《中国成人原发性免疫性血小板减少症诊断和治疗专家共识（2016 年版）》，属于专家共识，不属于循证指南，内容比较简单，其中也没有包括妊娠 ITP 的治疗，所以不采用。

第二节　临床实践指南的评价和应用

通过上述检索，找到较新、最相关的美国指南进行阅读和评价。

一、指南的制定方法

该指南采用严格的系统综述的方法制定指南。指南小组通过 Embase 和 Medline 数据库检索了 1996—2009 年间的相关临床问题。1996 年美国血液学会首次发表了有关 ITP 的指南，主要以 RAND 积分法和专家共识为主制定指南。本次指南在 1996 年的基础上，主要检索 1996 年后新的文献证据和推荐变化。

检索时如果没有找到相关问题的系统综述，则检索 RCT 文献。如果没有 RCT，则检索队列研究、病例 - 对照研究或病例分析。为了保证证据质量，剔除病例数小于 50 例的成人 ITP 病例分析，剔除病例数小于 25 例的儿童 ITP 和继发性 ITP 病例分析。该文献检索的方法依据苏格兰指南网络小组（SIGN）的建议。

推荐意见经过多次指南小组会议投票和审查后决定。最后由外部同行评议小组来评价其外部真实性。所以该 ITP 指南属于循证指南，推荐意见可靠。

二、评价指南的真实性和质量

评价该指南可以从两个方面进行评价：真实性和实用性。真实性主要包括该指南是否包括近 12 个月以来最新的、最全面的文献证据，并采用科学的方法如系统综述等，对这些证据进行分析、评价和分级；每一条推荐证据均有推荐分级、文献出处。该指南采用科学的方法对证据进行检索、合成，提出推荐等级。实用性主要指是否包含了全部可能应用的人群，如儿童、孕妇等特殊人群；是否包含了生命质量、成本费用等各种患者关心的结局指标。该指南包含了各种特殊人群，结局指标中也包括了生命质量等多种结局，但是没有进行成本 - 效益分析，没有对费用进行分析。

同时采用 AGREE Ⅱ对该指南进行评价，包括 6 个方面 23 个条目：指南范围和目的、参与人员、严谨性、清晰性、应用性和独立性。总体评价该指南质量较高，制定方法严谨，结论可信，实用性强，6 个领域的标准化分值均很高（表 3-8-1）。4 名评价人员的总体评分均为 7 分，均是推荐应用。

表 3-8-1　应用 AGREE Ⅱ评价工具对美国 ITP 指南的评分

	评价员 1	评价员 2	评价员 3	评价员 4	总分	标化百分比 /%
领域 1. 范围和目的	19	20	18	19	76	88.9
领域 2. 参与人员	18	19	19	19	75	87.5
领域 3. 严谨性	50	52	51	53	206	90.6
领域 4. 清晰性	19	20	18	19	76	88.9
领域 5. 应用性	26	27	24	26	103	94.8
领域 6. 独立性	12	12	14	13	51	91.5

三、指南推荐意见和等级

美国 ITP 循证指南中有专门章节提到关于妊娠过程出现 ITP 的治疗意见。

成人新诊断 ITP 的一线治疗方法

- 血小板 $<30\times10^9/L$ 时需要给予治疗（推荐等级 2C）
- 长期的糖皮质激素治疗疗效优于短期激素治疗或 IVIG 治疗（推荐等级 2B）
- IVIG 和激素联合应用可以更快速地提高血小板计数（推荐等级 2B）
- 如果激素有应用禁忌证，IVIG 或 anti-D（合适的患者）可以作为一线治疗方法（推荐等级 2C）
- 如果应用 IVIG，初始剂量为 1g/（kg·次），需要时可以重复应用（推荐等级 2B）

妊娠妇女合并 ITP 的治疗

- 妊娠妇女需要治疗时可以选择糖皮质激素或 IVIG（推荐等级 1C）
- 生产方式由产科情况决定（推荐等级 2C）

(一) 案例的第一个临床问题为是否需要治疗,什么治疗最佳

指南中指出,目前还没有 RCT 研究比较治疗和不治疗的后果有何不同,所有的推荐意见都是基于观察性研究。糖皮质激素如泼尼松和 IVIG 都没有致畸性,对孕妇是安全的,需要时可以应用。糖皮质激素有可能增加妊娠糖尿病和产后精神障碍的发生风险。没有关于 CD20 单抗应用于这类患者的报道,只有少数关于 Anti-D 的个案报道。如果糖皮质激素和 IVIG 均无效,血小板持续减少有致命出血倾向,可以考虑脾切除,一般在妊娠 3 个月之后进行手术安全性较高,但引起胎儿流产的可能性增加。指南推荐:如果需要治疗则首选 IVIG 和糖皮质激素(推荐等级 1C),IVIG 剂量为每次 1g/kg,泼尼松剂量为每天 1mg/kg。推荐等级为强推荐,但证据等级为 C。

血小板计数下降到多少应该进行治疗,目前还没有定量,一般根据临床出血倾向、治疗获益等综合判断。成人初发 ITP 的治疗阈值为血小板 $<30\times10^9/L$(推荐等级 2C),孕妇可以参照执行。推荐等级为弱推荐,证据等级为 C。

(二) 第二个问题是产前血小板维持在多少以上才是比较安全的,才可以减少出血并发症

血小板多少才是安全的麻醉和生产阈值,指南中对这个问题没有明确的推荐,因为现在没有明确的结论,也没有确切的证据支持。又在 NGC 网站检索到了荷兰血小板输注的指南,该指南指出硬膜外麻醉时血小板的安全阈值是血小板计数 $>50\times10^9/L$(推荐等级 C),可以作为参考。

(三) 第三个问题是分娩方式何种最佳

妊娠妇女合并 ITP 患者,分娩方式主要由产科情况而定(推荐等级 2C),综合考虑产妇出血情况、麻醉、血小板计数等决定,经阴道生产或剖宫产都是可行的。

(四) 第四个问题是新生儿需要什么处理

美国指南中认为,ITP 母亲分娩的新生儿血小板计数与出血没有十分明确的因果关系,发生新生儿出血的概率非常低,因而没有明确的推荐建议。荷兰血小板输注的指南中提出对于这类新生儿需要至少检测 5 天的血小板计数,如果 $<50\times10^9/L$ 需要治疗,首选的治疗是输注 IVIG(推荐等级 C)。

四、应用指南

根据上述证据,结合本例患者,制定治疗方案:

1. 因为该患者血小板 $>30\times10^9/L$,所以目前不需要用泼尼松治疗,应密切观察有无出血倾向,每周随访血小板计数,如血小板持续 $<30\times10^9/L$,可以给予泼尼松或 IVIG 治疗。
2. 分娩前根据血小板计数,决定是否预防性输注浓缩血小板。如果血小板 $<50\times10^9/L$,则输注一个单位的浓缩血小板,使血小板计数 $>50\times10^9/L$,减少麻醉和生产时的出血风险。
3. 分娩时根据血小板计数、产科情况和患者意愿选择分娩方式,经阴道分娩和剖宫产均可行。
4. 每天连续检测新生儿的血小板计数,连续一周,如果 $<50\times10^9/L$ 需要给予 IVIG 治疗。

五、后效评价

随访此患者,未予特殊药物治疗,血小板计数维持在 $>30\times10^9/L$,无出血倾向,根据患者及家属意愿,选择剖宫产,术后无明显大出血。新生儿健康,血小板计数正常,未予治疗。

第三节 临床实践指南临床思维与决策

在实际临床工作中,临床医生应用指南应注意以下技巧:

1. 明确该指南制定的方法,一项真正的、以循证为基础的指南较非循证指南的可靠性更强。循证指南的核心是系统全面地收集证据,对证据质量进行评价和分级,根据证据的级别,以及临床实际情况、医疗资源、成本效益、患者价值观等全面权衡利弊后提出指南的推荐意见及其强度。
2. 了解并分析指南中的证据水平与推荐建议强度,并明确它们之间的关系,以便判断推荐意见的可靠程度。不同指南可能采用不同的证据分级系统,如一项关于免疫性血小板减少症(ITP)的英国指南,采用的是牛津循证医学中心的分级方法,用"A 级推荐,I 类证据"来表达"如果儿童有广泛皮肤黏膜出血症状,应该应用大剂量泼尼松治疗,剂量为 4mg/(kg·d)"这条推荐意见。而美国 ITP 指南采用的是 GRADE 证据分级

系统，用“1B（强推荐，证据等级为B）”来表达“如果儿童ITP需要治疗，可以采用静脉用丙种球蛋白（0.8~1g/kg）或短疗程的糖皮质激素作为一线治疗”这条推荐意见。

3. 依据推荐意见强度确定是否应用于临床。如果患者的病情符合指南推荐，应该尽量采用指南的建议，特别是强推荐的意见，证据等级来自A级的指南意见更要优先考虑和应用，没有特殊的理由不应该拒绝。如果是弱推荐或证据等级很低，可以考虑不应用。

4. 当有多个指南的推荐意见不同时，要结合本国国情、患者意愿、医疗条件等综合考虑。例如，美国ITP指南认为血小板计数与新生儿出血发生率没有明确的因果关系，25%新生儿的血小板计数 $<150 \times 10^9/L$，发生大出血的概率很低，有的新生儿血小板计数正常，但仍发生蛛网膜下腔出血。所以美国指南认为没有证据支持所谓分娩前后安全的阈值，也没有对新生儿血小板计数提出安全阈值。但是荷兰指南提出麻醉、新生儿安全的血小板阈值为 $>50 \times 10^9/L$。结合中国国情，医患关系比较紧张，临床医生应该采用比较保守的安全阈值，即检测新生儿血小板计数，使之 $>50 \times 10^9/L$，小于该值时应该给予治疗。所以，临床医生处理患者时，要结合临床实际、个体患者、医疗环境等因素综合判断，进行临床决策，不能一味依赖指南，也不能置之不理。有多个指南意见，且意见不一致时，要科学、合理决策。

5. 如何应用国外指南？国外许多指南制定严谨、质量可靠，深受广大医生的喜爱，但在应用时要注意国内的适用性。由于不同国家或地区间文化、组织的差异，即使基于相同的证据，也可能会导致推荐意见的差异，这意味着在一定环境下产生的指南，可能并不适合于另一环境，需要结合国情改编后应用。如美国输血指南提出对于慢性贫血成人患者的输血指征是血红蛋白 $<70g/L$，但是国内由于血源紧张和患者对长期输血的恐惧心理，一般都是 $<60g/L$ 才输血，多数患者可以耐受，没有显著的不良反应。

6. 注意消除指南的实施障碍，避免指南使用不足。指南在实施过程中总会遇到一些障碍：①社会因素障碍，像某些新的治疗措施社保不予支付；②个人因素障碍，如医生过度自信，盲目使用指南；③环境因素障碍，被医药宣传信息误导，脱离指南、习惯性给予常规治疗等。

在应用指南过程中，应充分重视个人沟通能力的重要性，加强与患者及家属的沟通交流，既可增加患者及家属对指南应用的理解，也是临床医生正确使用指南、进行个体化临床决策的基础。应用指南时应充分体现循证医学的理念，即根据患者的具体临床情况，将当前所获最佳证据与临床技能和经验相结合，考虑成本-效益比及当地卫生资源的实际情况，并在充分尊重患者及其亲属的价值取向和意愿的基础上，做出最佳的、综合性临床决策。

（王小钦）

推荐阅读资料

NEUNERT C，LIM W，CROWTHER M，et al.The American Society of Hematology 2011 evidence-based practice guideline for immune thrombocytopenia.Blood，2011，117（16）：4190-4207.

第九章　循证临床决策的实践

临床问题 1：男性，60 岁，诊断为骨髓增生异常综合征（MDS）6 个月，重度贫血（血红蛋白 50g/L），需要每 2 周输血 400ml（2 个单位），检测血清铁蛋白为 4 000μg/L（正常参考值 30~400μg/L），诊断为输血后的铁过载，应该给予去铁治疗。目前有持续皮下注射的去铁胺和口服的地拉罗司两种药物可以选择，选择何者为更好。

PICO 问题 1：

P：输血依赖的铁过载患者

I：口服去铁药物

C：持续皮下注射去铁药物

O：铁蛋白下降效果、依从性、药物成本、不良反应、生存时间

临床问题 2：Mary 是一个画家，在她 50 多岁时，腿部出现了疼痛和僵硬的症状，医师诊断为帕金森病，建议进行治疗，并告诉她需要对治疗方案作出选择。但是 Mary 不愿接受这个事实，并拒绝去看门诊和接受治疗。一年后，患者症状加重，影响到作画，于是 Mary 再次就诊，寻求医师的帮助，希望可以选择合适的药物。

PICO 问题 2：

P：帕金森病患者

I：左旋多巴

C：抗胆碱能药物

O：震颤、僵直等症状的控制

下面以医患共同决策（SDM）的 4 个步骤分别对上述问题进行循证临床决策。

第一节　去铁治疗铁过载的循证临床决策

一、医师和患者决定同时参与进行共同决策

医师：MDS 患者往往有重度贫血，需要经常输血，输血 >20 个单位后非常容易发生铁过载，即血清铁蛋白 >1 000μg/L，铁过载对心、肝、胰腺等脏器功能有损害，导致心力衰竭、肝纤维化、糖尿病等并发症。你现在铁蛋白是 4 000μg/L，是正常的 10 倍以上，需要积极治疗。

患者：MDS 本身生存期也不是很长，平均就 3 年左右，我可以不要治疗铁过载吗？这些并发症发生的时候我可能不在了。

医师：有观察性研究发现，治疗铁过载可以延长 MDS 患者的生存期，你是低危型 MDS 患者，生存期比较长，所以指南推荐意见为强推荐，还是建议治疗。

患者：我原来不知道输血多了，还会有铁过载的问题，也不知道有这么多并发症，既然可以延长生存期，我肯定要积极治疗，也愿意一起讨论治疗方法。

二、医患双方交流和分享医疗信息

医师：目前有每天持续皮下注射 8~12h 的去铁胺和每天口服 1 次的地拉罗司 2 种方式可以选择。我会

把这 2 种药物的优缺点告诉你，你可以自己选择，有什么问题可以问我，你也可以去查一些资料。

患者：以前我没有听说过这 2 种药物，我关心的是哪种药物效果更好一点，副作用更小一点，费用如何？

医师：我列了一张表格，可以供你参考（表 3-9-1）。

表 3-9-1　去铁胺和地拉罗司的比较

	地拉罗司	去铁胺
治疗效果	没有直接比较这 2 种药物的临床试验，但是临床观察认为效果相似，2 种药物都是指南推荐的药物	用药的历史久于地拉罗司，疗效比较肯定
不良反应	肝、肾功能损害，皮疹，消化道出血；要定期检查肝、肾功能，肾功能严重不良时禁用	不良反应少见，长期大剂量应用可能有视力、听力减退，要定期查视力和听力
用药方式	非常方便，每天 1 次，口服	不方便，每天持续皮下或静脉注射 8~12h，需要输液泵，可能影响睡眠
费用	自费，每月大约 2 万元	医保可以报销

患者：要治疗多久？

医师：治疗的目标是铁蛋白 <1 000μg/L。因为你现在铁蛋白很高，而且目前无法脱离输血，所以要长期应用，可能要几年。

患者：我回去研究一下，与家里人讨论一下。

三、医患双方讨论治疗倾向和偏好，权衡利弊

医师：你倾向于选择哪种药物？

患者：我有点矛盾，不能决定。我睡眠不好，每天晚上打 8~12h 的针，而且要长期打，我很难接受。我倾向于口服药物，但是价格太贵，全部要自费，而且要长期应用，可能要用几年，每年 20 多万，我很难承受，又想用医保可以报销的去铁胺。医师您的意见是什么？

医师：如果费用你可以承受，我建议你用口服药物，比较方便，不良反应也是不多见的。如果你费用不能承受，就选择去铁胺。或者你先试试去铁胺，看看你是否可以接受每天打针，输液泵对睡眠的影响不是很大，习惯了会好的，疗效和安全性都是好的。

患者：那我就选择去铁胺，先试试，如果不习惯再换为口服药。

四、共同决策、实施和随访

按照指南推荐的标准剂量，给予患者去铁胺治疗，用输液泵每天晚上睡觉时注射 8h。每月随访 1 次，检查血常规，观察不良反应，每半年检查视力和听力。如果出现不良事件或者患者的意愿改变，重新进行 SDM，调整方案，进行治疗和随访（图 3-9-1）。

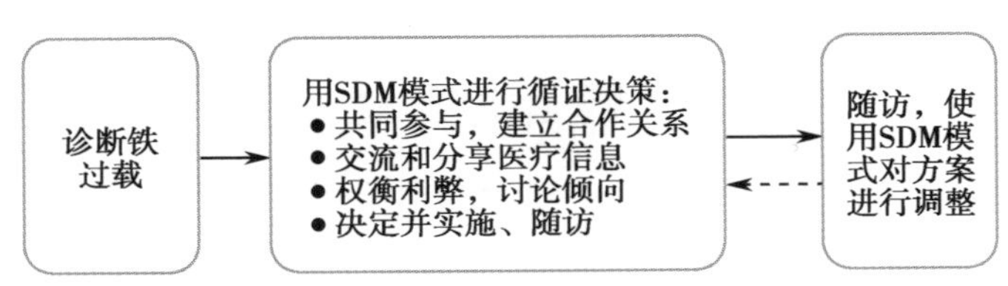

图 3-9-1　应用共同决策（SDM）模式进行循证决策

第二节　帕金森病治疗选择的循证临床决策

一、医师和患者决定同时参与进行共同决策

Mary 一年前刚诊断帕金森病时不愿意治疗和随访，所以当时不可能进行共同决策，而一年后患者治疗

意识坚定，可以进入 SDM 阶段。

二、医患双方交流和分享医疗信息

医师向 Mary 明确了治疗的可选方案，并解释了原理和利弊。医师告诉 Mary，这个疾病的产生因为她的脑部无法产生足够的多巴胺。治疗方案主要有 2 种：一种是服用多巴胺受体激动剂或者左旋多巴，来增加脑中的多巴胺；这个方案见效慢，对 Mary 现有的震颤和僵直症状缓解不佳，但能减缓疾病进展，长期疗效评价好。另一种是服用抗胆碱能药物，能明显减缓震颤，但长期疗效不佳。Mary 拿不定主意。

Mary 自己进行了相关内容的学习，和丈夫讨论，与朋友们商量，甚至加入了帕金森病的病友群，向与自己情况类似的患者进行咨询，并就疑问寻求了医生的解答，询问医师的意见。这是 Mary 自己主导的比较、沟通和学习的过程。

三、医患双方讨论治疗倾向和偏好，权衡利弊

医师建议用多巴胺受体激动剂，因为它能减缓疾病进程，长远来看效果更佳，还能够保留左旋多巴作为药效不佳的替代，从医学角度来看是更优的选项；而 Mary 则偏向抗胆碱能药物，因为她作为一个画家，控制住震颤是她最重要的诉求。Mary 在多次的沟通交流中获得了大量的信息，并逐渐明确了自己的想法和意愿，形成了初步的治疗偏向。

四、共同决策，实施和随访

医师了解到 Mary 要在近几个月内为一个画展完成一系列的画作，这对她很重要，因此充分沟通后，双方达成一致，先服用抗胆碱能药物至少 6 个月，之后再根据具体情况修改或调整计划。这是一个理想的偏好整合的过程（图 3-9-2），医师了解了患者 Mary 的意愿和想法，并予以了尊重，同时结合自己的专业知识，将两个方案结合起来，得到了双方都满意地方案。

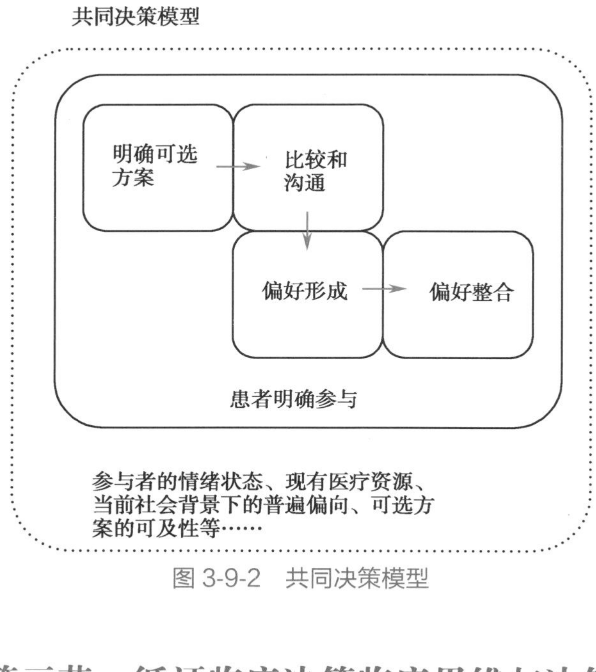

图 3-9-2　共同决策模型

第三节　循证临床决策临床思维与决策

每一个患者都有自己的价值观和倾向性，在进行决策前，需要临床医师对每一个治疗选择进行优劣比较，根据患者的要求，最终达成治疗方案。SDM 是以患者为中心的医疗模式，其特点是患者和临床医师的合作关系，医患充满信任，发挥患者的主观能动性，使患者在治疗过程中处于积极地位，依从性高，有助于治疗效果的最大化。如上述临床问题 1，每天持续皮下注射 8~12h，许多人很难坚持，依从性差，疗效就差。患者

自己参与选择的治疗方案，依从性会比较高。

SDM 模式与目前临床上的“知情同意”有所相似，但两者并不完全相同，SDM 是一个过程，需要临床医师与患者不断地交流，而“知情同意”只是一个结果，往往是医师决定好后通知患者(告知式)，决定权多数还是在医师手中。

SDM 模式非常适合于有多种选择的临床领域，特别是慢性病领域，急性疾病由于病情急、变化快，很难有时间让患者和家属去思考，患者如果意识不清，只能由家属决定，患者丧失了决定权，这是 SDM 在急性疾病中应用的局限性。

SDM 的实施需要医师和患者的合作，对临床医师有了更高的要求，临床医师和患者已经远远超过了医患的关系，临床医师需要将自己“医生”身份转变为“朋友”身份，这对临床医师而言或许是一大挑战。对临床医师掌握循证医学证据、应用证据的能力也有了更高的要求，如医师对最新文献、最新指南的掌握，对证据等级的熟悉程度，对很多数据的了解程度，都决定了是否可以成功开展 SDM。SDM 对于患者的理解能力和学习能力也有比较高的要求，如果患者文化程度不高，理解能力不强，就存在着应用的局限性。

目前也有许多的决策辅助工具可供临床医师和患者选择，这些决策辅助工具进一步推进了 SDM 的实施，如临床决策辅助支持系统。有一些在线的网络工具，输入患者的具体资料数据，可以算出疗效的概率、生存的概率等，帮助患者做出选择。医师可以自己制作一些图、表、视频等帮助患者理解证据，比较不同方案之间的差异，有利于帮助患者做出正确的选择。但是这些工具都是以提供最佳证据为主，而循证决策的三大要素中，证据只是一个要素，另外还需要医师和患者这两个要素，而最终的决定权在于患者。

（王小钦）

推荐阅读资料

[1] KILLICK SB，CARTER C，CULLIGAN D，et al.Guidelines for the diagnosis and management of adult myelodysplastic syndromes.British Journal of Haematology，2014，164，：503–525.

[2] ELWYN，LLOYDAA，MAY C，et al.Collaborative deliberation：a model for patient care.Patient Educ Couns，2014，97(2)：158-164.

索　引